Prof. Dr. Ingo Froböse

ANTI BAUCH FETT FORMEL

Bibliografische Information der Deutschen Nationalbibliothek
Die Deutsche Nationalbibliothek verzeichnet diese Publikation in der Deutschen Nationalbibliografie. Detaillierte bibliografische Daten sind im Internet über https://dnb.de abrufbar.

Für Fragen und Anregungen
info@m-vg.de

Wichtige Hinweise
Dieses Buch ist für Lernzwecke gedacht. Es stellt keinen Ersatz für eine individuelle medizinische Beratung dar und sollte auch nicht als solcher benutzt werden. Wenn Sie medizinischen Rat einholen wollen, konsultieren Sie bitte einen qualifizierten Arzt. Der Verlag und der Autor haften für keine nachteiligen Auswirkungen, die in einem direkten oder indirekten Zusammenhang mit den Informationen stehen, die in diesem Buch enthalten sind.

Ausschließlich zum Zweck der besseren Lesbarkeit wurde auf eine genderspezifische Schreibweise sowie eine Mehrfachbezeichnung verzichtet. Alle personenbezogenen Bezeichnungen sind somit geschlechtsneutral zu verstehen.

Originalausgabe
8. Auflage 2024

Türkenstraße 89
80799 München
Tel.: 089 651285-0

Mitarbeit am Text: Gela Brüggemann
Redaktion: Ulrike Reinen
Umschlaggestaltung: Marc-Torben Fischer
Umschlagabbildung: shutterstock/YagudinaTatyana
Abbildungen im Innenteil: Marco Grundt Fotografie, außer: shutterstock/evaspure_2781: 57; shutterstock/Oksana Mizina: 59; shutterstock/Goskova Tatiana: 60; shutterstock/Stepanek Photography: 61; shutterstock/Karl Allgaeuer: 63; shutterstock/Maria Tebriaeva: 64; Sebastian Bahr: 176
Model: Clara c/o FREISTIL Sportmodels
Satz: Daniel Förster
Druck: Florjancic Tisk d.o.o., Slowenien
Printed in the EU

ISBN Print 978-3-7423-2429-0
ISBN E-Book (PDF) 978-3-7453-2192-0
ISBN E-Book (EPUB, Mobi) 978-3-7453-2191-3

Prof. Dr. Ingo Froböse

ANTI BAUCH FETT FORMEL

Wie du den gefährlichen Krankmacher loswirst und deine Gesundheit nachhaltig verbesserst

riva

INHALT

VORWORT

Liebe Leserin, lieber Leser,

es freut mich sehr, dass du bei meiner 30-Tage-Anti-Bauchfett-Formel dabei bist. Eine Entscheidung für die Gesundheit ist immer eine gute Entscheidung. Diese Formel ist das Ergebnis unzähliger Informationen, die ich über die Jahrzehnte als Sportwissenschaftler in Sachen Bauchfett, Muskelmasse und Ernährung gesammelt und so kombiniert habe, dass keine Lücke für ein Scheitern bleibt. Ich gebe zu, das Konzept hat es in sich, schließlich soll es ja auch funktionieren, aber du kannst es schaffen und wirst am Ende glücklich über den persönlichen Erfolg sein. Und das, während du fröhlich weiterschlemmst, denn das geht tatsächlich – man muss nur wissen, wie.

Ich möchte dir die Hintergründe für die Entstehung von Bauchfett – und wie du es wieder loswirst – vermitteln. Außerdem werde ich dir spannende Fakten zum Thema Muskelmasse und wie du deinen Körper regelrecht umformen kannst liefern. Danach geht es an den Trainingsplan. Zur besseren Handhabung sind die Übungsabläufe im anschließenden Kapitel ausführlich erklärt. Leckere Anti-Bauchfett-Rezepte und eine Einkaufsliste für die kinderleichte Umsetzung des Ernährungsteils dürfen natürlich nicht fehlen. Ein Vorteil dieses komplexen Konzeptes ist, dass du danach wirklich weißt, wie es geht: Anti-Bauchfett heißt richtiges Training und richtige Ernährung. Mit diesem Programm wirst du in 30 Tagen nicht nur einen flacheren Bauch haben, du wirst auch ein fitterer, vitalerer und schönerer Mensch sein und im Besitz der Werkzeuge, um dieser neue Mensch zu bleiben. Denn wie wir alle wissen: Nur in einem gesunden Körper steckt auch ein gesunder Geist. Diesen ganzheitlichen Gesundheitszustand wünsche ich dir von Herzen.

Dein Ingo Froböse

IN 30 TAGEN BAUCHFETT LOSWERDEN – GEHT DAS?

Ein Trainingsprogramm, das in 30 Tagen einen flachen Bauch zaubert – das muss Hochleistungssport sein. Ja, das Training hat es in sich, zumindest für Neueinsteiger und Menschen, die nur unregelmäßig trainieren. Wenn du zu dieser Gruppe gehörst, solltest du vorab einen Check beim Arzt durchführen, genauso wie im Falle einer bekannten Vorerkrankung. Aber keine Sorge, das Niveau ist zwar hoch, aber es wird niemanden umhauen. Außerdem gilt bei diesem wie bei allen anderen Trainings auch: Die eigenen Grenzen bestimmen das Training! Um wirklich etwas zu erreichen und die eigene Figur stark zu verändern, muss man in gewissem Maß an seine Grenzen gehen, die Komfortzone verlassen, wie es so oft heißt.

Neueste Forschungen widerlegen den Nutzen von hochintensivem Training, bei dem einem schlecht wird und man blau anläuft. Denn dabei werden Stresshormone freigesetzt. Der Körper denkt, dass man sich in einer Fight-or-Flight-Situation befindet und fliehen muss, weil das Leben bedroht ist. Die Stresshormone, die dabei ausgeschüttet werden, wirken sich äußerst negativ auf den gesamten Organismus aus, schädigen Organe und irritieren den Fettstoffwechsel. Die Ideologie hinter meiner Anti-Bauchfett-Formel basiert auf einem Training, das dich zwar an deine Grenzen bringt, aber nicht darüber hinaus. Ich gehe sechsmal in der Woche eine Stunde mit meiner Frau laufen. Unser Motto: leichte Unterforderung, sodass wir uns noch gut unterhalten können und uns später unter der Dusche nicht schwindelig wird. Denn nur dann trainieren wir in einem für den Körper effektiven, aber immer noch gesunden Bereich.

In Sachen Ernährung möchte ich dir ans Herz legen: Höre auf, gegen das Fett zu kämpfen, denn diesen Kampf wirst du verlieren! Vergiss das Kalorienzählen, vergiss überteuerte Produkte mit wenig Fett. Die einzige Lösung für nachhaltiges und umfassendes Verändern der Figur ist eine Steigerung der Muskelmasse und damit eine Stimulation und Veränderung des Stoffwechsels.

Die Anti-Bauchfett-Formel legt daher großen Wert auf gesunde Ernährung, kombiniert mit den neuesten Erkenntnissen aus der Sportwissenschaft, und wird so zu einem Konzept ohne Scheitern. Die Muskeln spielen dabei eine Hauptrolle, das sickert langsam in die Köpfe der Menschen. Manch einer ertappt sich vielleicht trotzdem dabei, den vermeintlich schnelleren und vor allem weniger schweißtreibenden Wegen zum Wunschgewicht nachgehen zu wollen.

Dabei ist das Geheimnis eines flachen Bauchs so einfach, dass es nachvollziehbarerweise schwerfällt zu glauben, den kürzesten Weg vor sich zu haben. Aber hier ist er: Jeden Tag einige Minuten Training mit den richtigen Übungen und dazu fünf Lebensmittel weglassen – und jeder (!) kann in Kürze einen flachen Bauch und eine vitalere Ausstrahlung erreichen, ohne zu hungern. Denn die Kraftwerke der besten Diät heißen Muskeln. Sie sind der Garant für ein erfolgreiches Anti-Bauchfett-Training.

Mit diesem Buch erfährst du alles über diese Powerpakete. Wissen, das dir hilft, es richtig anzugehen, und das du nicht überall erhältst. Tauche mit mir in die Wunderwelt des menschlichen Körpers ein: Es geht um weiße und rote Muskelzellen und warum sie unterschiedliches Training benötigen, warum Muskelzellen Verwandlungskünstler sind und wie du dir diese Eigenschaft beim Anti-Bauchfett-Training zunutze machen kannst. Du erfährst, wie leicht es ist, richtig zu essen, ohne zu hungern, nämlich indem du ein paar ganz einfache Stellschrauben feinjustierst, die aber am Ende einen riesigen Effekt auf dein Bauchfett haben werden – es nämlich in Windeseile schmelzen zu lassen. Und obwohl hier eine geballte Ladung Spezialwissen vermittelt wird, kommt keine Langeweile auf, denn mit dem Wissen startest du in einen Trainingsplan, der richtig Spaß machen kann – wenn du dich darauf einlässt.

1

WISSEN MACHT SCHLANK

In diesem Kapitel lernst du die Hintergründe der 30-Tage-Anti-Bauchfett-Formel kennen und erhältst viele Tipps, um das beste Ergebnis mit der Anti-Bauchfett-Formel zu erreichen. Du erfährst, warum Bauchfett nicht nur lästig, sondern sogar ungesund ist und wie Fett den Hormonstoffwechsel und damit deinen Antrieb und die Fettverbrennung beeinflusst. Außerdem geht es um die größten Unterstützer beim Abnehmen: die Muskeln. Nicht zuletzt wird das Thema Ernährung verdeutlichen, warum du nicht hungern, sondern essen musst, um abzunehmen, und welche Nahrungsmittel du besser meidest.

BAUCHFETT – ENTSTEHUNG UND URSACHE

Den Bauchumfang reduzieren, Fett abbauen und dann schlank bleiben – das geht wirklich und ist eigentlich ganz einfach, wenn man die Hintergründe kennt. Viele Diäten bauen auf falschen Tatsachen auf und können gar nicht funktionieren. Damit du nicht mehr von falschen Versprechen irregeführt werden kannst: hier die Fakten.

Welche Prozesse führen zu übermäßigem Bauchfett?

Viele Wege führen nach Rom und viele Theorien aus Wissenschaft und Forschung versuchen, die vermehrte Entstehung von Fett am Bauch zu erklären. Fest steht, dass nicht jeder Mensch gleich viel Bauchfett ansetzt. Doch weniger die Gene als die Gewohnheiten sind hierfür verantwortlich. In erster Linie hat Bauchfett mit erhöhter Kalorienzufuhr zu tun. Wenn man mehr Kalorien zu sich nimmt, als man verbraucht, setzt man Fett an. Aber warum ausgerechnet am Bauch?

Speckmantel im Dienste der Arterhaltung

Evolutionsbedingt sind wir Menschen mit Fettdepots ausgestattet. Ein eigentlich genialer Schachzug zum Erhalt unserer Spezies, denn so können wir phasenweise auch Hungersnöte überstehen. Eine Strategie, die uns Menschen, die wir schlank aussehen wollen, in der westlichen Konsumgesellschaft der Neuzeit allerdings einiges an Selbstdisziplin abverlangt, werden wir doch an jeder Straßenecke und auf all unseren Social-Media-Kanälen rund um die Uhr mit Angeboten von duftenden Köstlichkeiten bombardiert. Hinzu kommt, dass unsere Gesetzeslage leider erlaubt, die gesunde Wahrheit so weit zu verdrehen, dass ungesunde und dick machende Lebensmittel als gesund angepriesen werden dürfen. Wer sich nicht selbst informiert und sich auf die Werbung verlässt, wird regelrecht aufs Glatteis geführt. Ein Umstand, der durch Kennzeichnungspflicht und Aufklärung glücklicherweise zunehmend verbessert wird.

Am Bauch befindet sich also ein natürliches Fettdepot. Wenn der Körper Energie in Form von Nahrung übrig hat, wandelt er diese in Fett um und lagert sie ein – am Bauch, an Hüfte, Po und Oberschenkeln. Wenn man sich wenig bewegt, also wenig Energie verbraucht, füllt sich das »Lager« am Bauch. Andersherum – wenn man wieder mehr Energie verbraucht, leeren sich die Depots, das Fett schmilzt, der Bauch wird flach. Eigentlich ganz einfach. Doch bei den meisten Menschen ist das Fett am Bauch selbst nach wochenlangem Training immer noch da oder wurde weniger schnell abgebaut als an den übrigen Körperteilen.

Bauchfett und die Produktion von Fettgewebshormonen

Die Auswertung neuester wissenschaftlicher Studien bestätigt die Vermutung, dass unser Fettgewebe ein riesiges endokrines Organ ist. Etwa einhundert verschiedene Faktoren sind bekannt. Hormone, die im Fettgewebe produziert werden, heißen Adipokine und beeinflussen Abläufe im Fettstoffwechsel (Metabolismus) zum Teil auf direkte Art und Weise. So hemmen sie beispielsweise den Glukosetransport oder stören die Insulinwirkung. Die Social-Media-Kanäle sind voll von Illustrationen des »Hormonbauchs«. Hintergrund ist, dass sich die Hormonproduktion im Laufe des Lebens und des Lebenswandels entsprechend einstellt – manchmal zu Ungunsten der Figur –, vor allem in der Körpermitte. Bei ungünstiger Produktionslage sabotieren die Hormone den Fettabbau. Ein Grund für den verzögerten Fettabbau in der Körpermitte kann Stress sein und hier allen voran das Hormon Cortisol. Aber auch andere Botenstoffe beeinflussen das Bauchfett.

Cortisol – dick durch Stress

Wenn man dauerhaft unter Stress steht, sei es durch berufliche und private Doppelbelastung, Probleme in der Partnerschaft, Trauer, Trauma oder auch selbst gemachten Stress durch zu viel Kaffeekonsum, dann produzieren die Nebennieren Cortisol im Übermaß. Cortisol ist nichts Schlechtes, im Gegenteil. Es ist ein Hormon, das wir sogar dringend benötigen – denn es funktioniert wie ein Schutzschild bei Belastungen und Entzündungen und hilft dem Gehirn Glukose als Energiequelle zu nutzen. So nimmt es auch Einfluss auf den Blutzuckerspiegel und den Fettstoffwechsel. Das Stresshormon mobilisiert Zucker, der zu Bauchfett umgewandelt wird, regt den Appetit an und dämpft die Sättigung. Der

Hintergrund ist evolutionsbedingt und tief in uns verankert, um die Art zu erhalten: Stress heißt Notsituation. Vielleicht müssen wir wegrennen, weil gleich der Säbelzahntiger um die Ecke kommt, also muss der Körper schnell Energie bereitstellen. Dafür brauchen wir Zucker, der in Energie umgewandelt wird. Um Zucker aufzunehmen, brauchen wir Appetit darauf. Also: Kommando Heißhunger – und die Cortisol-Produktion wird angekurbelt. Kein Wunder also, dass Cortisol auch als das »Dickmacherhormon« bezeichnet wird. Und mehr als das. Ein dauerhaft erhöhter Cortisol-Spiegel wird auch mit einer Erhöhung des Interleukin-6-Wertes in Verbindung gebracht, einer Signalsubstanz des Immunsystems, die mit Herzinfarkten in Verbindung gebracht wird.

Adipokine – das fragile System der Fettgewebshormone

Das Peptidhormon ist dafür verantwortlich, Traubenzucker aus dem Blut in die Zellen zu schleusen, sorgt also für die Treibstoffgewinnung des Körpers. Außerdem stört ein Ungleichgewicht an Adipokinen kardio-vaskuläre Prozesse und beeinträchtigt also die optimale Funktion des Herz-Kreislauf-Systems.

Leptin – das Sättigungshormon

Das Hormon ist der größte Widersacher der Anti-Bauchfett-Formel. Ist der Hormonspiegel im Blut hoch, empfangen wir das Signal: »Ich bin satt.« Bei Übergewichtigen ist diese Funktion gestört, da der Körper bei dauerhaft erhöhtem Leptinspiegel eine Art Resistenz gegen das Hormon entwickelt. Bei dieser »Down Regulation« ist der Hunger nach der Nahrungsaufnahme nur reduziert, aber die Betroffenen empfinden kein vollständiges Sättigungsgefühl mehr.

Adiponektin – Regulator von Insulin und Cholesterin

Genauso wie Leptin spielt auch Adiponektin eine wichtige Rolle im Hormonhaushalt der Fettzellen. Das Hormon beeinflusst die positive Wirkung von Insulin und erhöht das HDL-Cholesterin, weil es den Zuckerstoffwechsel und den Fettstoffwechsel gleichermaßen unterstützt. Das Problem: Bei Übergewicht geht diese schützende Wirkung verloren, denn der Spiegel des Hormons im Blut verhält sich umgekehrt proportional zur Fettmasse: Je mehr Fettmasse, desto weniger Adiponektin. Wer diesem Missverhältnis kein Ende bereitet, läuft Gefahr, Diabetes oder das metabolische Syndrom zu entwickeln – Übergewicht, Bluthochdruck, Zucker- und Fettstoffwechselstörungen in Kombination.

Östrogen – fördert die Produktion von Fettgewebe

Nicht zuletzt zu dem vielleicht bekanntesten dieser Hormone: Östrogen. Es mag überraschen, dass es nicht nur in den Ovarien, Hoden oder Nebennieren gebildet wird, sondern auch im Fettgewebe. Zudem steigt der Spiegel dieses Hormons proportional zur Fettmasse. Folge: Übergewichtige Männer entwickeln Brüste, übergewichtige Frauen hingegen klagen in den Wechseljahren weniger über Beschwerden, da der Östrogenspiegel nicht so weit absinkt wie bei schlanken Frauen. Doch für Menschen, die abnehmen möchten, entsteht ein Teufelskreis, denn Östrogen fördert die Produktion von Fettgewebe.

Subkutanes oder viszerales Fett – das ist der Unterschied

Bei Mann und Frau ist die Fettverteilung unterschiedlich. Zum einen ist der Fettanteil bei einem weiblichen Körper höher (25 bis 30 Prozent bei Frauen, 20 bis 25 Prozent bei Männern). Zum anderen lagern weibliche Körper Fett in anderen Körperregionen ab als männliche Körper. Frauen deponieren Fett an Oberschenkeln, Brüsten und Gesäß, während Männer ab einem gewissen Alter am Bauch, den Lenden und im Nacken Fettgewebe speichern.

Auch hier liegt die Begründung in der Arterhaltung – die Natur hat sich etwas dabei gedacht: Bei Frauen ist die Gebärfähigkeit zentrale Aufgabe im Sinne der Arterhaltung. Fettpolster im Bauchraum würden diese Fähigkeit möglicherweise einschränken. Die primäre Aufgabe von Männern im Sinne der Arterhaltung ist das Jagen – hierfür braucht der Mann muskulöse Oberschenkel, denn wer erfolgreich jagen will, muss schnell rennen können. Vor diesem Hintergrund wurden die Fettspeicher beim Mann eine Etage nach oben verlegt.

Geschlechterunabhängig verlagert sich mit zunehmendem Alter das Verhältnis zwischen körperlicher Aktivität und Nahrungsaufnahme. Der Körper kommt – was die Fettspeicherung betrifft – an seine Grenzen. Die subkutanen Polster, die sich direkt unter der Haut befinden, sind gefüllt, der Speicherplatz muss erweitert werden. Die einzige Alternative sind viszerale Fettspeicher. Viszerales oder auch intraabdominales Fett wird im Bauchraum gelagert und umschließt dort Organe wie Magen, Darm und die Leber, auch Herz und Lunge können betroffen sein. Zu einem gewissen Grad ist ein bisschen Fett selbst hier nicht weiter bedenklich, hat es doch in geringem Maße eine Schutz- und Stützfunktion. Doch wird der Fettanteil zu hoch, beeinträchtigt es die Funktion der Organe. Außerdem verhält sich dieses Fett anders als das subkutane Fett, das ausschließlich als stille Energiereserve unter der Haut schlummert. Das Fett im Bauchraum hingegen ist aktiv und gilt als riskanter Motor des metabolischen Syndroms, weil es unter anderem diverse Hormone, aber auch entzündungsaktive Substanzen produziert. Dieses Problem betrifft vor allem Männer. Bei Frauen finden sich deutlich weniger krank machende Substanzen im Gewebe von Brust, Gesäß und Hüfte.

Um selbst einschätzen zu können, wie es um den riskanten Anteil des Bauchfettes steht, kann der Bauchumfang gemessen werden. Die Diabetes-Förderung hat als Richtwert 80 Zentimeter Bauchumfang für Frauen und 94 Zentimeter für Männer angegeben. Wer unterhalb dieser Obergrenze liegt, bei dem liegt das Risiko, ein metabolisches Syndrom zu entwickeln, im Normbereich. An der Grenze zum riskanten Bereich bedeutet das aber nicht Entwarnung, auch jetzt ist Gegensteuern angesagt, denn hat sich erst einmal eine bestimmte Menge viszerales Fett gebildet, wird man es schwieriger wieder los als subkutanes Fett. Sprich: Wer seinen Fettstoffwechsel in Schwung bringt, nimmt nicht zwangsläufig da ab, wo es am sinnvollsten wäre, nämlich an den viszeralen Bauchfettdepots, sondern baut zunächst subkutane Fettpolster ab, denn so funktioniert der Körper.

Wie kann man den evolutionären Fallstrick des Fettstoffwechsels umgehen?

Mehrere Studien belegen, dass die effektivste Methode, um viszerales Fett abzubauen, eine Kombination aus Ausdauer- und Muskeltraining plus Ernährungsumstellung ist. Laut Prof. Kuno Hottenrott bedeutet der Faktor Intervallfasten hierbei eine Differenz von drei Kilogramm über einen Zeitraum von drei Monaten. Eine Trainingsgruppe absolvierte in der Studie drei- bis viermal pro Woche Ausdauertraining und nahm über einen Zeitraum von drei Monaten im Schnitt 3,4 Kilo ab. Eine weitere Gruppe baute zusätzlich Intervallfasten in ihren Trainingsplan ein. Die Teilnehmer dieser Gruppe nahmen im Schnitt sechs Kilo Körpergewicht ab.[1] Auf das Thema Intervallfasten gehe ich deshalb an späterer Stelle noch ein.

Gezielt am Bauch abnehmen – geht das?

Die klare Antwort ist Nein. Ein Sixpack wird eher in der Küche gemacht als im Kraftraum, denn Fette werden nur systemisch verbrannt. Du musst durch eine Kombination aus Krafttraining und Ausdauertraining die gesamte Fettverbrennung in Schwung bringen. Aber wer sich nicht zusätzlich kalorisch vernünftig ernährt, hat ein Problem, denn dann ist da zwar ein Sixpack unter der Fettschicht, aber man sieht es nicht und vor allem ist das ungesunde Fett immer noch da.

Wie eben erläutert, werden zunächst die subkutanen Fettpolster verbraucht, wenn der Energiebedarf durch Training erhöht und die Energiezufuhr durch Ernährungsumstellung und eventuell Intervallfasten gedrosselt wird. Welche subkutanen Depots der Körper hierfür zuerst angeht, kann man nicht steuern. Erst wenn genügend Schichten subkutanes Fett abgebaut sind, werden die Bauchmuskeln sichtbar – sofern sie bereits aufgebaut sind. Diese können dann mithilfe von gezieltem Bauchmuskeltraining deutlicher herausgearbeitet werden, sodass sie noch stärker sichtbar werden. Wenn man über ein gewisses Maß an Training hinausgeht, in Bezug auf Länge und Intensität, beginnt auch der Abbau des viszeralen Fettes, das sich vor allem im Bauchraum ansammelt, sodass nun in diesem Bereich deutliche Fortschritte sichtbar werden.

Die Anti-Bauchfett-Formel ist das Handwerkszeug für eine dauerhaft gute Figur und gesunde Fitness.

Ein weiterer Effekt, der den Eindruck erweckt, man könne gezielt am Bauch abnehmen, ist, dass sich der Fettabbau und der Muskelaufbau umgekehrt proportional verhalten. Wenn beides in Schwung kommt, Fett verschwindet und Muskeln wachsen, werden nach einer gewissen Zeit Bauchmuskeln immer deutlicher sichtbar. Um diesen Wendepunkt zu erreichen, heißt es, dranzubleiben. Mindestens drei- bis viermal pro Woche Ausdauertraining von 60 bis 80 Prozent (100 Prozent gleich Leistungsobergrenze) sowie Muskelaufbautraining und Intervallfasten an ein bis zwei Tagen pro Woche sind hierfür nötig, und zwar das ganze Jahr über.

Die Körperkomposition so verändern, dass sich Muskelmasse aufbaut

Zunächst möchte ich hier mit einem Mythos aufräumen: Mehr Training bedeutet mehr Muskelmasse. Das stimmt so natürlich nicht. Viel hilft nicht viel. Beim Training wird Gewebe zerstört. Manche dieser Verletzungen spürt man in Form von Muskelkater. Zerstörtes Gewebe braucht zum einen »Baustoffe«, um Reparaturarbeiten leisten zu können. Und hierfür ist der Körper vor allem auf Eiweiß angewiesen, weshalb ich nach dem Training Eiweißshakes empfehle (siehe ab Seite 27). Zum anderen brauchen Muskelwachstum und Fettabbau Pausen! Ganz wichtig, denn zerstörte Zellstrukturen lassen sich bis zu 72 Stunden Zeit, um zu regenerieren. Deshalb teilen sich die Profis ihr Training in Muskelgruppen ein. So können sie jeden Tag eine Partie stark trainieren, ihr 72 Stunden Pause gönnen und trotzdem am nächsten Tag wieder trainieren – dann eben eine andere Muskelgruppe. Also: Muskelmasse durch Pause.

Mit dieser Anti-Bauchfett-Formel soll in 30 Tagen eine Menge bewegt werden, deshalb gelten hier etwas andere Regeln, weil du das System Fettabbau erst einmal kräftig aktivieren solltest. Aber wenn du langfristig, also über die 30 Tage hinaus, trainierst, solltest du dich unbedingt an diese Pausenzeiten halten.

MUSKELN – DEIN PERSONALTRAINER

Manche Frauen haben immer noch Sorge, dass intensives Training zu Einbußen in Sachen Weiblichkeit führen kann. Zu viel Bizeps, zu große Oberschenkelmuskeln. Fakt ist: Ohne den Muskelaufbau zu aktivieren, kann man in 30 Tagen nicht gesund abnehmen. Doch Training heißt nicht gleich übermäßige Muskeln. Wie Muskeln beim Abnehmen helfen und warum Muskelaufbau in vielerlei Hinsicht gut für den Körper ist, erfährst du hier.

Muskeln in Zahlen

Muskeln sind nicht nur die Kraftpakete des Körpers. In ihren intelligenten Zellen steckt das Potenzial zu mehr Gesundheit, mehr Wohlbefinden und nicht zuletzt, mithilfe deines Willens, die Möglichkeit, den Körper zu formen, den du dir wünschst. Wenn du verstehst, wie diese Zellen funktionieren, kannst du noch erfolgreicher trainieren und somit schneller an dein Ziel gelangen: einen flachen Bauch.

Doch Muskeln sind nicht nur die wichtigsten Unterstützer dieses Vorhabens, ihr Wirken ist auch absolut spannend und vielseitig. Sie schützen die Organe, beeinflussen den Stoffwechsel, verbrennen Nährstoffe und stellen Energie für all deine Bewegungen bereit. Sie wärmen dich, produzieren wichtige Botenstoffe, regulieren die Gehirnfunktion und fördern die optimale Funktion deines Immunsystems.

Der kräftigste Muskel ist der *Musculus gluteus maximus* – der Gesäßmuskel. Der kleinste: der *Musculus stapedius* – ein weniger als einen Millimeter kleiner Muskel im Innenohr. Der längste Muskel ist mit 40 Zentimetern der *Musculus sartorius* – der Oberschenkelmuskel. Insgesamt bringt die Muskulatur im Durchschnitt 20 bis 30 Kilogramm auf die Waage und verbrennt im Ruhemodus etwa 260 bis 390 Kilokalorien in 24 Stunden – sie macht quasi schlank im Schlaf. Na ja, nicht ganz, denn abnehmen tut man schließlich nur, wenn man weniger Kalorien aufnimmt, als man verbraucht.

Wie die großen Muskelgruppen beim Abnehmen helfen

Muskeln sind der Turbomotor des Stoffwechsels. Sie verbrennen im Idealfall bis zu 550 000 Kilokalorien aufs Jahr gerechnet – im Normalzustand und ohne Training. Wer regelmäßig Sport treibt, verdoppelt diesen Effekt nahezu. Doch wie funktioniert diese Leistungssteigerung? Nehmen wir als Beispiel einen Rennwagen: Je mehr Hubraum und PS die Maschine hat (Anzahl der Muskelzellen, Ausdauer und Kraft), desto mehr Benzin (Kalorien) verbraucht das Auto. Erhöhst du die Muskelmasse, was geschieht, indem du mehr trainierst und dem Körper damit einen Wachstumsreiz zur Produktion von mehr Muskelmasse setzt, kurbelst du die Fettverbrennung an, denn Muskelzellen brauchen Energie.

Deshalb ist es auch kontraproduktiv, radikale Diäten durchzuführen, denn Muskeln brauchen Energie aus der Nahrung, um zu wachsen. Außerdem setzt der Jo-Jo-Effekt ein, wenn die Diät beendet wird. Der Körper wusste ja nichts von den Abnehmplänen und hat lediglich ein Energiedefizit registriert. In diesem Fall ist er evolutionsbedingt zur Sicherung der Arterhaltung so programmiert, dass in Zeiten einer Hungersnot jedes Gramm Fett sofort in die Depots eingelagert wird, anstatt es zu verbrauchen. Und: Wenig Energie durch Nahrungsaufnahme bedeutet auch weniger Energie für den Muskelaufbau. Alles, was jetzt während der »Hungersnot« (Diät) unnötig viel Energie verbraucht, wird abgebaut. In diesem Fall also die Muskelmasse. Ohne Muskeln kannst du aber nicht weiter abnehmen. Eine Abwärtsspirale setzt sich in Gang, die deinem eigentlichen Vorhaben, Bauchfett abzubauen, komplett im Weg steht, anstatt es zu unterstützen. Du darfst aber auch nicht zu viel Energie aufnehmen, damit die Energiebilanz eine Fettschmelze überhaupt ermöglicht.

In der Anti-Bauchfett-Formel sind alle notwendigen Komponenten aufeinander abgestimmt: die richtige Ernährung mit der optimalen Energieversorgung und ein entsprechend angepasstes Trainingslevel, um Muskeln gut genug für den Muskelaufbau zu versorgen und gleichzeitig zu ermöglichen, dass sowohl subkutanes als auch viszerales Fett abgebaut werden kann. Hierbei helfen besonders die großen Muskelgruppen, die, wenn sie gut durchtrainiert sind und wachsen, auch im Ruhezustand ordentlich Energie verbrauchen. Die kleinen Muskelgruppen werden außerdem beim Training von Bauch-, Bein- und Po-Muskulatur meist automatisch mittrainiert, sodass das Fettverbrennungspotenzial der gesamten Muskelmasse aktiviert wird und dann – wie passives Einkommen – für dich arbeitet, selbst wenn du einmal nichts dafür tust.

Weiße und rote Zellen und warum sie unterschiedliches Training brauchen

Muskeln sind übrigens nicht gleich Muskeln. Betrachtet man ihr Innenleben, ihren Aufbau unter dem Mikroskop, sind zwei verschiedene Fasertypen zu erkennen: die roten und die weißen Muskelfasern.

Die weißen Muskelfasern – schnell und kraftvoll

Weiße Muskelfasern sind größer als ihr rotes Pendant. Sie werden eingesetzt, wenn man schnell große Kräfte freisetzen muss wie zum Beispiel beim Hochsprung oder wenn man dem Federball hinterhersprintet, damit er nicht ins Aus geht. Aber auch schon, wenn man plötzlich auf die Bremse tritt, werden diese Zellen aktiviert.

Sie sind – anders als die roten Zellen – weniger gut durchblutet, ermüden schnell und brauchen regelmäßiges Training. Nur so werden sie mit genügend Nährstoffen versorgt und können wachsen. Diesen Wachstumsreiz setzt man aber nur, wenn man die Muskeln möglichst hoher Belastung aussetzt. Die Messlatte liegt hierbei da, wo man das viel zitierte »Brennen« spürt. Dieser leichte (!) Schmerz ist ein Symptom der kleinen Risse in den Eiweißstrukturen der Muskeln. Das Stoffwechselsystem repariert diese Risse nachts. Und das ist genau der Moment, in dem Muskelaufbau passiert, denn bei diesen Reparaturarbeiten werden ein paar Eiweißmoleküle mehr eingebaut, als eigentlich benötigt werden, um für die nächste anstrengende Trainingsschicht gut genug versorgt zu sein. Der Körper ist auf Vorsorge programmiert und dieses Programm kannst du dir beim Muskelaufbau zunutze machen.

Rote Muskelfasern – zur Bewältigung des Alltags

Die roten Muskelfasern sind für die Ausdauer zuständig. Sie sind, anders als die weißen, gut durchblutet und werden deshalb besser mit Nährstoffen versorgt als ihre weißen Mitstreiter. Was sie ausmacht, ist ihre Ausdauer. Deshalb kommen sie ins Spiel, wenn man Arbeiten verrichtet, die Feingefühl verlangen und lange andauern, wie Malen, Schreiben oder Basteln. Diese sogenannten Slow-Twitch-Fasern bewegen sich – wie der Name vermuten lässt – sehr langsam, sie sind aber dennoch die entscheidenden Muskeln, wenn es um die Bewältigung alltäglicher Aufgaben geht. Von ihrer Versorgung mit Nährstoffen und ihrem Training hängt die Kraftausdauer der großen Muskelgruppen ab. Je besser sie versorgt sind, desto später ermüden sie. Das geeignetste Training für diese Muskelzellen sind viele Wiederholungen bei niedriger Intensität.

ERNÄHRUNG – ANDERS STATT WENIG IST DER WEG ZUR WUNSCHFIGUR

Abnehmen ist so einfach: richtig essen, Bewegung und dabei bleiben. Und richtig essen ist nicht kompliziert. Im Grunde musst du nur die »schlechten« Inhaltsstoffe reduzieren und stattdessen reichhaltige Nahrungsmittel zu dir nehmen. Welche Nahrungsmittel dein Körper richtig gut gebrauchen kann, um abzunehmen, erfährst du hier.

Die Verdauung: vom Teller in den Mund, vom Magen durch den Darm

In den sozialen Medien kursieren manchmal Witze über das Abnehmen, die mich sehr zum Schmunzeln bringen. Einer meiner Lieblingssprüche: »Ich habe meine Ernährung endlich umgestellt. Die Milch steht jetzt links im Kühlschrank.« Dieser Witz gefällt mir besonders gut, weil mir als Gesundheitsexperte bewusst ist, dass Ernährung die gleichzeitig wichtigste und unterschätzteste sowie am meisten vernachlässigte Stellschraube unserer körperlichen und seelischen (!) Gesundheit ist. Dieser Witz macht in etwa deutlich, wie weit entfernt wir davon sind, die existenzielle Bedeutung dessen, was wir essen und wie das unsere Lebensqualität beeinflussen kann, im Ganzen zu erfassen. Dankbarerweise nähert sich die Forschung dieser Erkenntnis zunehmend und sicher werden wir noch auf weitere bahnbrechende Erleuchtungen stoßen, die uns den Stellenwert unserer Ernährung noch besser erfassen lassen.

Ernährung ist ein so großes Thema und so unverzichtbar wichtig für den Erfolg der Anti-Bauchfett-Formel, dass es mir am Herzen liegt, in den nun folgenden Kapiteln das Wichtigste an Informationen, Tipps und Mythen so wiederzugeben, damit alle Leser und Leserinnen das Bestmögliche daraus mitnehmen können und es wie eine Selbstverständlichkeit in Zukunft und für alle Tage in ihren Lebenswandel integrieren. Denn kein Mensch braucht zu hungern, sich mit sinnlosen und zum Teil sogar eher schädlichen Diäten zu quälen. Im Gegenteil: Wie du im vorherigen Abschnitt gelernt hast, ist Hungern sogar kontraproduktiv, denn unsere wichtigsten Schlankmacher – die Muskeln – brauchen Nahrung, um zu wachsen, damit sie Fett verbrennen können. Pausen des Verzichts sind wichtig (Stichwort »Intervallfasten« – darüber erfährst du später mehr).

Welche Nahrungsmittel das sind, wann du wie viel essen solltest – das ist kein Hexenwerk. Wir werden die zentralen Stellschrauben des Stoffwechsels ein wenig feinjustieren und schon stellt sich ein Lebenswandel ein, der ganz automatisch und vor allem für immer schlank macht – und schmeckt! Um diese Stellschrauben über dieses Buch hinaus gut im Griff zu haben und die Justierung der Schrauben selbstständig anzupassen, brauchst du ein bisschen Hintergrundwissen darüber, wie Verdauung funktioniert.

Nahrung, die man zu sich nimmt, braucht im Schnitt 48 bis 72 Stunden vom Moment der Aufnahme bis zum Verlassen des Körpers. Bei Frauen dauert es in der Regel länger als bei Männern. Warum, ist wissenschaftlich nicht eindeutig geklärt. Wenn man viel sitzt und ab dem 50. Lebensjahr dauert es sogar noch ein bisschen länger. Damit man die Bestandteile der Nahrung, die für den Körper, das Wohlbefinden und die Muskeln wichtig und notwendig sind, erhält, kommt es nicht nur darauf an, was man isst, sondern auch, wie man isst. Und damit sind wir bei Stellschraube Nummer eins.

Die 80-Prozent-Regel – oder warum gute Verdauung auf dem Teller beginnt

Auf der Insel der Hundertjährigen in Japan und an vielen anderen Orten auf der Welt, an denen Menschen besonders lange leben, scheint sich folgende Grundregel von einem Ende der Welt zum anderen wie durch einen unsichtbaren Geheimcode verbreitet zu haben: Der Teller wird nur zu 80 Prozent gefüllt.

Hierbei geht es nicht darum zu hungern – wie gesagt: Wir essen uns satt –, sondern darum, dass 80 Prozent Nahrung auf dem Teller genau die richtige Menge ist, die zur Magengröße passt und mit der die Menge an Magensäure, die zur Verfügung steht, gut genug arbeiten kann, um den Nahrungsbrei bestmöglich für die dann folgende Darmpassage vorzubereiten. Isst man zu viel, startet man eine Abwärtsspirale, die dem Abnehmprozess in vielerlei Hinsicht im Wege steht. Keine Sorge, der Körper wird sich bereits nach etwa drei Tagen daran gewöhnt haben, denn durch die nun folgenden Stellschrauben und deren neue Einstellung bekommst du auch den Heißhunger und den ewigen Appetit in den Griff – und das mit Leichtigkeit. Eines Abends liegst du im Bett und wunderst dich, warum du keinen Heißhunger auf Schokolade hast. Versprochen!

Gut kauen – mehr vom Essen

Stellschraube Nummer zwei ist die erste Station der Nahrungsaufnahme: der Mund. Sobald du Nahrung im Visier hast, bringt der Stoffwechsel alle für die Verdauung notwendigen Beteiligten in Startposition: Die Produktion der Verdauungssäfte wird angeregt – dir läuft förmlich das Wasser im Mund zusammen. Das ist wichtig, da die im Speichel enthaltenen Enzyme die Nahrung aufspalten. Alpha-Amylase (Ptyalin) übernimmt dabei die Spaltung der Kohlenhydrate und Lipase die der Fette.

Lässt du diesem Prozess nicht genug Zeit, haben die folgenden Stationen der Verdauung es schwer, wirklich alle notwendigen Stoffe aus der Nahrung zu erschließen. Runtergeschlungenes Gemüse oder Obst hat am Ende denselben Wert für den Organismus wie eine gut gekaute Scheibe Weißbrot. Das heißt: Kauen, bis es nichts mehr zu kauen gibt, oder in Zahlen: Jeden Happen bis zu 30-mal kauen – je nach Nahrung; bei einem kräftigen Stück Steak kommst du an die 30-mal Kauen sicher näher heran als bei den frischen Erdbeeren zum Nachtisch.

Der Magen – etwas mehr als die Mischmaschine des Verdauungsapparates

In der nächsten Station, dem Magen, geht es hauptsächlich darum, den Speisebrei gut mit Salzsäure zu vermischen und Mikroorganismen zu töten. Außerdem werden hier die Eiweiße aufgespalten. Das Pepsin des Magensafts ist hierfür zuständig. Diese Durchmischung des Speisebreis dauert etwa drei Stunden. Dann ist die Nahrung gut vorbereitet für die nächste Passage.

Im Dünndarm wird Feinarbeit geleistet

Weiter geht es in den Dünndarm. Hier beginnt der Übergang der Nährstoffe aus dem Verdauungskanal in die Blutbahn – übrigens ungeachtet dessen, ob der Körper aktuell über ein Defizit oder ein Überangebot an diesen Stoffen verfügt. Der Dünndarm nimmt, was er bekommt. Er schlängelt sich etwa fünf Meter durch den Bauchraum. Im ersten Teil, dem

Zwölffingerdarm, werden dem Verdauungsprozess Gallensaft und Pankreasenzyme zugegeben. Vier Millionen Dünndarmzotten – ummantelt mit dem Darmepithel zum Schutz vor aggressiven Magensäften – resorbieren hier den Speisebrei. Zur Sicherheit und Garantie einer stabilen Leistung des Stoffwechsels werden diese hochbeanspruchten Zellen einmal wöchentlich (!) ausgetauscht. Im Dünndarm steckt Bewegung – wie in einer Art La-Ola-Welle wird der Speisebrei in diesem Darmabschnitt 2,5 Zentimeter pro Minute weitergeschoben.

Der Dickdarm liebt eine ballaststoffreiche schnelle Passage

Im Dickdarm befindet sich die Mehrzahl der Bakterien, die all das verarbeiten, was der Dünndarm noch nicht in Angriff genommen hat. Unverdauliche Pflanzenfasern und andere Ballaststoffe sorgen hier dafür, dass der Dickdarm genug zu tun hat, und schützen sogar vor Darmkrebs und Diabetes, weil der Speisebrei sich bei genügend »Verkehr« nicht zu lange in den Windungen des Darms aufhält und die Darmschleimhaut so nicht übermäßig strapaziert.

Hier im Darm richtet sich der Fokus der Wissenschaft zunehmend auf das immer mehr an Bedeutung gewinnende Mikrobiom – die Stoffwechselzentrale, bestehend aus etwa 500 bis 1000 Bakterienarten, die es zusammengenommen auf etwa zehn Billionen Bakterien bringen. Dieses intestinale Mikrobiom übernimmt unzählige lebenswichtige Aufgaben, wie die Produktion von Vitaminen und die Neutralisation von giftigen Substanzen. Es stimuliert das Immunsystem und unterstützt nicht zuletzt die Verdauungsprozesse. Auch die Glückshormone, wie zum Beispiel Serotonin, werden zu einem großen Teil hier produziert.

Was braucht der Körper und was schadet?

Im Dschungel aus Ratgebern, Onlinetutorials und Tipps vom Hausarzt ist es manchmal schwierig, die richtige Antwort für die ganz persönliche Konstitution zu finden. Deswegen gebe ich dir hier ein kurzes Best-of der aus meiner Sicht wichtigsten Tipps.

A wie Appetit

Wenn man Bauchfett loswerden will, spielen verschiedene Faktoren eine wichtige Rolle: Wie oft bewege ich mich? Wie viel und was esse ich? Was ist meine Ausgangsposition:

Übergewicht oder nur eine Unzufriedenheit mit der Fettverteilung? Am Ende sind die Gene übrigens hauptsächlich eine Ausrede und keine Erklärung für erfolgloses Training, denn weder ein langsamer Stoffwechsel noch ausladende Hüften oder der androgyne und damit Bauchfett-lastigere Körpertyp verhindern den Erfolg der Kombination aus Bewegung und richtiger Ernährung.

Eines der ersten Erfolgserlebnisse, das Trainierende, die auch ihre Ernährung umstellen, bewusst wahrnehmen, ist weniger Appetit und vor allem weniger Heißhungerattacken. Beste Grundvoraussetzung, um abzunehmen. In diesem Konzept wird weitestgehend auf Zucker und andere Lebensmittel, die den Blutzuckerspiegel hochschnellen lassen, verzichtet. Denn das Problem ist, wenn der Blutzuckerspiegel in die Höhe schnellt, aber keine Sättigung erfährt, meldet das Gehirn kurz darauf wieder Hunger, weil dies das Signal ist, das ein niedriger Blutzuckerspiegel auslöst. Ziel ist also, den Blutzuckerspiegel mit der Ernährung zu stabilisieren und so den Appetit zu beruhigen.

D wie Vitamin D oder warum die Sonne Bauchfett schmelzen lässt

Mittlerweile rückt auch Vitamin D immer mehr in den Fokus der medizinischen Forschung und gesellt sich in seinem Bekanntheitsgrad zu den gängigen, allseits empfohlenen Vitaminen A, C und E sowie den B-Vitaminen. Dabei ist Vitamin D weit mehr als ein Vitamin und wird nur der Einfachheit halber »Vitamin« genannt. Genau genommen handelt es sich um eine hormonähnliche Stimulanz, die viele regulatorische Prozesse im Körper aktiviert und stimuliert, weit über die bekannteste Funktion, den Knochenaufbau, hinaus. Das Vitamin ist beispielsweise auch bei vielen physiologischen Prozessen der Niere und Leber involviert und stimuliert viele andere Hormone in ihrer Aktivierung.

Zum einen wird Vitamin D über die Haut in Verbindung mit Sonnenlicht produziert, allerdings nur dann in ausreichender Form, wenn genügend Sonnenlicht zur Verfügung steht. Da wir aber in unseren Breitengraden nur von etwa April bis September genügend Sonnenlicht zur Verfügung stehen haben, weil es vorher und danach zu kalt für kurzärmelige Kleidung, geschweige denn Badehose und Bikini ist, sind wir tendenziell unterversorgt mit Vitamin D. Außerdem ist die Sonneneinstrahlung in den Wintermonaten zu schwach, um einen positiven Effekt für unsere Vitamin-D-Versorgung zu leisten.

Die wichtigsten Vitamin-D-Quellen aus der Nahrung

Viele Studien belegen, dass alle Menschen, die oberhalb der Lage von Barcelona (Spanien) oder der Toskana (Italien) leben, mit Vitamin D unterversorgt sind. Oberhalb dieser Linie muss man sich also überlegen, wie man dieses Defizit ausgleicht, und da kommt die Ernährung ins Spiel. Makrele, Hering, Lachs und Pilze sind gute Vitamin-D-Lieferanten. Schon zwei bis drei Portionen frische Waldpilze oder auch getrocknete Pilze (etwa 300 Gramm) sind eine großartige Quelle für Vitamin D. Aufgefüllt werden die Speicher so aber nur, wenn du regelmäßig Pilze isst.

In anderen Ländern werden bestimmte Nahrungsmittel längst mit Vitamin D angereichert, wie zum Beispiel die Milchprodukte in den skandinavischen Ländern. Ich bin eigentlich kein großer Freund von Pillen und Nahrungsergänzungsmitteln, aber im Fall von Vitamin D möchte ich dazu raten, zusätzlich zur Ernährung auf Vitamin-D-Präparate zurückzugreifen – gerade in den Wintermonaten. Empfehlenswert ist eine Tagesdosis von 2000 i. E. (internationalen Einheiten).

Vitamin D lindert chronische Entzündungen

Warum ist ein ausreichender Vitamin-D-Spiegel wichtig für dein Vorhaben, Bauchfett abzubauen? Unterschiedliche Studien haben den Zusammenhang zwischen Übergewicht und Vitamin-D-Mangel untersucht. So kommt eine Untersuchung zu dem Ergebnis, dass Frauen, die versuchten, durch bestimmte Programme abzunehmen, erfolgreicher beim Fettabbau waren, wenn sie einen ausreichenden Vitamin-D-Spiegel vorweisen konnten.[2] Warum genau das so ist, konnte die Forschung bisher nur vermuten. Eine Theorie ist, dass Vitamin D sich positiv auf chronische Entzündungen auswirkt, die als mögliche Ursache für starkes Übergewicht unter Verdacht stehen. Eine einfache Faustformel, um zu prüfen, wie es um die Notwendigkeit der zusätzlichen Versorgung steht, ist: Stelle dich mit dem Rücken zur Sonne. Wenn dein Schatten länger als die tatsächliche Körpergröße ist, ist die Sonne zu schwach, um den Vitamin-D-Aufbau über die Haut zu gewährleisten. In dieser Zeit empfiehlt es sich, täglich Vitamin-D-Präparate einzunehmen.

E wie Eiweißshakes

Wer seinen Körper trainiert und abnehmen will, braucht Eiweiß. Denn Training ist das eine – der Baustoff für den Muskelaufbau das andere. Einer der wichtigsten Baustoffe für den

Muskelaufbau ist Eiweiß. Nach einem intensiven Training – davon geht die Wissenschaft aus – benötigt der Körper 1,5 Gramm Proteine pro Tag pro Kilogramm Körpergewicht. Wenn eine Frau 70 Kilo auf die Waage bringt, braucht ihr Körper bei intensivem Training also etwa 100 Gramm Eiweiß am Tag. Ein Frühstücksei liefert nur 13 Gramm Eiweiß. Es müssen also noch andere Quellen genutzt werden.

Bei moderatem Training kann der Körper den Eiweißbedarf aus einer eiweißreichen Ernährung decken. Denn dann braucht er nur knapp ein Gramm Eiweiß pro Kilogramm Körpergewicht pro Tag. Besonders reichhaltig an Eiweiß sind Hülsenfrüchte, Fisch, Fleisch, Milch und Eier. Bei intensiven Programmen, wie diesem hier, kann es nicht schaden, zusätzlich auf Eiweißshakes zurückzugreifen. Aber Achtung: Bitte nicht irgendwelche Produkte aus dem Internet kaufen, denn hierbei kann man nie wissen, ob diese nicht verunreinigt oder eventuell ein Dopingmittel sind. Um sicherzugehen, dass ein Produkt einwandfrei ist, gibt es die sogenannte Kölner Liste.[3] Alle Eiweißshakes auf dieser Liste können bedenkenlos konsumiert werden.

Die beste Zeit übrigens, um einen Eiweißshake zu trinken, ist nach dem Training, denn in dieser Zeit läuft der Stoffwechsel auf Hochtouren. Dieses anabole Zeitfenster, wie ich es gerne nenne, ist allerdings entgegen aller Mythen nicht nur in der ersten halben Stunde nach dem Training geöffnet, sondern mehrere Stunden. Empfehlenswert ist es daher, in den ersten Stunden nach dem Training alle zwei Stunden eine kleine Portion Eiweiß von etwa 20 bis maximal 30 Gramm zu sich zu nehmen. Also direkt nach dem Training, dann nach zwei Stunden, wieder nach vier Stunden und nach sechs Stunden noch einmal. Der Körper will regenerieren und ist bereit, Muskeln aufzubauen. Am besten wirkt ein Eiweiß-Kohlenhydrate-Shake, denn über die Kohlenhydrate wird die Insulinsekretion stimuliert, die sich wiederum positiv auf die Proteinsynthese auswirkt. Ein optimaler Drink ist also ein Proteinshake mit 15 bis 20 Prozent Kohlenhydraten.

F wie Frühstück

Die wichtigste Mahlzeit am Tag ist gleichzeitig auch die unbeliebteste. Wenn ich mich so umhöre, dann nehmen die wenigsten Menschen morgens das Frühstück zu sich, das ihr Körper brauchen würde. Ich will nicht altmodisch wirken, aber das geflügelte Wort, morgens (essen) wie ein Kaiser, mittags wie ein König und abends wie ein Bettelmann – das ist wahr und vor allem immer noch gültig.

Nach dem Aufstehen gehen viele acht bis zehn Stunden arbeiten und benötigen dafür Energie in Form von Nahrung. Ohne Kohlenhydrate, Eiweiß und auch Fett funktioniert der Körper nicht in vollem Umfang. Und: 50 Prozent der Energie, die man braucht, um die Grundfunktionen des Körpers am Laufen zu halten, werden in der Nacht verbraucht. Das ist zum einen interessant, weil man sich mit einem Nachtmahl eine große Chance auf Abnehmen verbaut – denn der Körper greift dann nachts darauf zurück und zieht die 50 Prozent Energie nicht aus den Reserven. Zum anderen heißt das, dass die Speicher morgens leer sind. Man muss also morgens erst einmal auftanken. Ein Auto fährt ja auch nicht ohne Benzin.

K wie Kaffee

Vorab möchte ich sagen, dass Kaffee nicht für jeden Menschen empfehlenswert ist. Unter anderem vertragen Menschen mit Hashimoto – einer Schilddrüsenerkrankung, bei der Antikörper das Schilddrüsengewebe angreifen – Kaffee nicht uneingeschränkt. Aber auch bei bekannten Herzleiden und anderen Vorerkrankungen ist Kaffee nicht das Getränk der Wahl. Wer fit ist und noch nie Probleme mit Kaffee hatte, dem möchte ich gern dazu raten, morgens eine Tasse Kaffee als kleines Hilfsmittel für die Fettverbrennung zu trinken. Denn das Koffein im Kaffee regt den gesamten Stoffwechsel an. Folge: Man verbraucht mehr Energie und verbrennt folglich auch mehr Fett. Aber diese nützliche Funktion kann ins Gegenteil kippen, wenn man zu viel Kaffee trinkt, denn dann erschöpft man die Nebennieren, die das Antriebshormon, das Cortisol, produzieren, und der Energieverbrauch wird zur Erschöpfung. Die Nebennieren können schließlich nicht ohne Ende von dem Aktiv-Hormon produzieren.

Deshalb: Eine Tasse Kaffee am Morgen und eine am Nachmittag sind das perfekte Maß, um den Stoffwechsel anzuregen, aber nicht zu überfordern. Denn Erschöpfung lässt den Stoffwechsel ermüden und das Gegenteil von Antrieb ist der Fall: Verlangsamung des Stoffwechsels und der Fettverbrennung.

L wie Leber

Welche Auswirkungen die Gesundheit dieses Organs auf den Trainingserfolg in Sachen Bauchfett hat, ist phänomenal. Wer seine Leber pflegt, kurbelt nicht nur die Fettverbrennung an, sondern verbessert sein gesamtes Leben. Klingt unglaublich? Ist aber so und ich erkläre gern, warum.

»Müdigkeit ist der Schmerz der Leber« – hast du dieses Zitat schon einmal gehört? Um dessen Tragweite greifbar zu machen, möchte ich kurz erklären, wie die Leber funktioniert. Die Leber ist eine Drüse, die Gallensäfte für die Verdauung und Aufnahme von Fetten und Eiweißen produziert, die für den Hormontransport im Körper von Bedeutung sind. Die Leber speichert bestimmte Nährstoffe, bildet Abwehrstoffe, die für das Immunsystem wichtig sind, reguliert die Zusammensetzung des Blutes und filtert nicht zuletzt Giftstoffe aus dem Blut. Erst in den letzten Jahren hat die medizinische Forschung entdeckt, dass die mentale Gesundheit besonders mit der Lebergesundheit in Zusammenhang steht, denn ein Großteil der Glückshormonproduktion ist maßgeblich in der Leber angesiedelt oder hängt unmittelbar von deren optimaler Funktion ab. Zu den sogenannten Glückshormonen gehören Serotonin sowie die Sexualhormone Östrogen und Testosteron. Die Leber aktiviert außerdem Vitamin D sowie die Schilddrüsenhormone. Ist sie aber mit dem Abbau von Giftstoffen oder Lebensmitteln, die sie nicht gut verträgt, beschäftigt, fehlen ihr die Kapazitäten, um ihren Part zur Produktion von wichtigen Hormonen in Gang zu halten. Die Folge: Man fühlt sich müde und lustlos und der Bauch wirkt aufgebläht.

Alkohol, Medikamente, Rauchen, Schlafmangel, Zucker, fettige Speisen sowie Essen unter Stress sind besonders schädlich für die Leber und blockieren eine optimale Funktion dieser wichtigen Drüse. Das hat fatale Folgen: Bis hin zur Depression kann diese Überforderung der Leber führen. Bei ausgeprägter Müdigkeit überlegt man es sich natürlich zweimal, ob man trainieren geht, und hat es umso schwerer, den inneren Schweinehund zu überwinden. Du solltest deine Leber also fit halten. Das erreichst du, wie später ab Seite 37 erwähnt, indem du auf bestimmte Lebensmittel und auf leberschädigende Substanzen wie Nikotin, Alkohol und weißen Zucker weitestgehend verzichtest.

M wie Mahlzeit vor dem Training

Viele Menschen, die abends nach der Arbeit ins Fitnessstudio oder eine Runde draußen joggen gehen möchten, fragen sich, ob sie vorher noch etwas essen können. Schließlich war das ein langer Tag, der Körper ist müde und abgekämpft und von gestern ist noch ein Rest von der köstlichen Pasta da. Soll ich? Oder lieber nicht?

Die Antwort ist ein klares Jein. Es ist richtig, dass es besser wäre, wenn man bis zu zwei Stunden vor dem Training nichts gegessen hat, weil der Körper sonst mit der Verdauung beschäftigt ist und es ungesund ist, ihn zusätzlich mit Training zu belasten, und weil die Nahrung dann nicht so gründlich verdaut wird. Aber völlig hungrig und ohne jede Energie loszulegen ist auch nicht ratsam. Denn wo soll der Körper dann die Energie aufbringen, die er für die Sporteinheit benötigt?

Es gilt also: Solange es keine Schweinshaxe ist, die bis zu acht Stunden braucht, bis sie verdaut ist, spricht nichts dagegen, einen kleinen Snack vor dem Training zu sich zu nehmen. Ratsam sind eher kleine Speisen und diese auch nicht unmittelbar davor, sondern wenigstens mit einem Abstand von einer halben Stunde. Ein Müsli- oder Proteinriegel wäre ideal, Joghurt, eine Scheibe Knäckebrot mit Frischkäse oder eine Banane sind ebenfalls geeignete Snacks vor dem Training.

R wie Reinigung

Christstollen, Glühwein, Grillwurst, Bier – bei einigen Nahrungsmitteln hat der Körper ganz schön viel zu tun. Einige Inhaltsstoffe sind genau genommen gar keine Nahrungsmittel, sondern Giftstoffe, weil sie nicht in der Natur vorkommen, wie etwa künstliche Zusatzstoffe, Geschmacksverstärker, Farbstoffe, Konservierungsmittel und anderes. Der Körper hat dann einiges an Entgiftungsarbeit zu leisten. Vor allem Leber und Niere sind gefragt. Diese beiden großen Entgiftungsorgane arbeiten auf Hochtouren, dabei haben sie auch noch andere Aufgaben zu erledigen, die ebenfalls wichtig sind: den Eiweißstoffwechsel aufrechthalten, den Mineralhaushalt steuern, Hormone produzieren und vieles mehr. Die Leber wird also für den optimalen Ablauf des Stoffwechsels dringend benötigt.

Beste Hilfe für dein Entgiftungssystem: Wasser trinken. Bis zu drei Liter am Tag sind perfekt. Auch Bewegung und Saunieren helfen, die Entgiftungsprozesse anzukurbeln.

Dieser Aufgabe kann sie jedoch nur eingeschränkt nachgehen, wenn sie große Mengen an Giftstoffen entsorgen muss. Folge: Der Stoffwechsel läuft nicht optimal, man wird träge und nimmt zu. Zusätzlich zur Leber hilft die Lunge, Schadstoffe aus dem Körper auszuleiten, und auch über die Lymphbahnen und die Haut werden einige Stoffe aus dem Körper befördert. Es lohnt sich, diese Prozesse zu unterstützen.

S wie Stress

Einer der gefährlichsten Dickmacher ist Stress, da er sich unmittelbar auf die Ernährung niederschlägt. Wir alle kennen Ausdrücke wie »Etwas ist mir auf den Magen geschlagen«, »Es liegt mir schwer im Magen«, »Das muss ich erst mal verdauen« und vieles mehr. Stress macht den Körper krank – und dick. Das hört sich zunächst widersprüchlich an, weil Stress Energie verbraucht und der Körper ein gewisses Maß an Stress benötigt, um bestimmte Wachstumsprozesse anzuregen, aber wenn es zu viel wird, verändern sich diverse hormonelle Prozesse im Körper und die machen das Problem.

Wenn man von Termin zu Termin hetzt, folgt man nicht seinem natürlichen Biorhythmus und benötigt mehr Nahrung, weil der Körper mehr Energie verbraucht. Man isst im Stress also mehr, anders und hastig. Das liegt zum einen daran, dass der Körper im Stress Cortisol ausschüttet und Cortisol Zucker verbraucht. Als Folge verspürt man Heißhunger auf Süßes. Da man heutzutage weder fliehen noch kämpfen muss, sondern sich die Kämpfe oftmals im Sitzen im Büro abspielen, wird man diese Energie nicht wieder los und der Körper wandelt sie um und speichert sie in Form von Fett im Körper ab.

Doppelt ungünstig: Der erhöhte Energiebedarf limitiert auch die Fettoxidation, weil Fette ein langsamer Energieträger sind. Stress legt die Fettverbrennung also doppelt lahm – du isst mehr und verbrennst Fett langsamer.

W wie Wasser

Wasser ist der Fitnessdrink Nummer eins! Es gibt kaum ein Lebensmittel, das du so sehr brauchst, das dir so guttut und das selbst bei hoher Dosierung so wenig Schaden anrichtet wie Wasser. Die ideale Wassermenge sind 30 Milliliter je Kilogramm Körpergewicht pro Tag. Wenn du viel trainierst, schwitzt du auch viel Flüssigkeit aus, deshalb wirst du in dieser Zeit mehr Wasser benötigen. Für den Biorhythmus ist es am besten, wenn du direkt morgens viel Wasser trinkst. Ansonsten ist es ratsam, die Flüssigkeit über den Tag verteilt aufzunehmen, da der Körper pro Stunde ohnehin nicht mehr als einen Liter aufnehmen kann. Der Überschuss würde dann schlicht einmal durch den Körper laufen und hätte keinerlei Nutzen für dich. Mehr als 3,5 Liter Wasser pro Tag sind nicht zu empfehlen, weil du sonst den Mineralhaushalt des Körpers durcheinanderbringst und das Blut zu sehr verdünnt wird. Ab 3,5 Liter sollten Salze ergänzt werden, und zwar ein halber Teelöffel auf einen Liter Wasser.

Leitungswasser ist das am besten kontrollierte Lebensmittel, das wir haben. Geschmacklich mag manch einem das kohlensäurehaltige Mineralwasser weniger fad vorkommen, das ist nachvollziehbar. Aber inhaltlich tendiere ich klar zum Leitungswasser. Zwar sind darin einige Chemikalien vorhanden, aber in einem so geringen Maße, dass sie dem Körper nicht schaden. Außerdem verursacht man eine höhere Umweltbelastung, wenn man Wasser in Flaschen kauft. Flaschen und Kisten müssen hergestellt und transportiert werden. Die Umweltbelastung ist damit im Vergleich zum Leitungswasser 450-mal höher. Leitungswasser hat also auch ökologisch Vorteile.

Auch wer lieber Mineralwasser trinkt, kann sich in Sicherheit wiegen. Es ist zwar nicht zu 100 Prozent gesichert, dass die beigefügten Mineralstoffe tatsächlich in jedem Stoffwechsel da landen, wo sie hinsollen, aber die hierzulande verfügbaren Mineralwasser gehören zu den sichersten Lebensmitteln. Ein Nachteil ist vielleicht, dass die Gasperlen den Verdauungstrakt aufblähen und man deutlich weniger Platz hat, beispielsweise um zu atmen. Außerdem führt man dem Körper mit der Kohlensäure Säure zu, die der Körper entschärfen muss, denn Säure ist immer eine Belastung für den gesamten Organismus.

Leitungswasser ist also verträglicher für Körper und Umwelt, gesünder (auch für den Rücken, weil man nie mehr Kisten schleppen muss) und preiswerter.

Z wie Zuviel

In einem Dorf der japanischen Inselgruppe Okinawa leben die ältesten Menschen der Welt. 900 Menschen von 1,3 Millionen sind über 100 Jahre alt. Ihr Geheimrezept: Den Teller nie mehr als 80 Prozent füllen, Bewegung und soziale Kontakte pflegen. Die 80-Prozent-Regel hast du bereits auf Seite 23 kennengelernt. Was aber tun, wenn du mal bei einem Schlemmermenü auf einer Feier über die Stränge schlägst und dich danach hundeelend fühlst? Bester Tipp: Am nächsten Tag einen Rohkost-Tag einlegen, viel Wasser trinken und einfach weiter dranbleiben.

Frei nach dem Motto: einmal ist keinmal. Du bist auch nur ein Mensch und keine Maschine und gerade in der Anfangszeit der Ernährungsumstellung oder eines Trainingsprogramms kann nicht immer alles sofort klappen. Im Laufe der Zeit wirst du ein besseres Gefühl dafür bekommen, was der Körper dir verzeiht und was nicht, und automatisch auf Ausrutscher verzichten. Oder du weißt, wann und in welchem Maße du dir was leisten kannst, denn nichts macht so glücklich wie ein Abnehmerfolg, den du dir selbst erarbeitet hast. Also: Einfach weitermachen – es lohnt sich!

Warum Intervallfasten empfehlenswert ist

Intervallfasten – ja, Diät – nein? Wie kann das eine gut und das andere schlecht sein, wenn doch beide bedeuten, nichts zu essen? Der Grund: Partielle Hungerphasen sind evolutionsbedingt natürlich und sogar gesund. Was im Körper Tolles passiert, wenn du ab und zu oder phasenweise das Abendessen weglässt oder auf das Frühstück verzichtest, erfährst du hier.

Ketose – eine notwendige Reinigung der Zellen

16:8, 20:4 – das sind keine Handballergebnisse, sondern Empfehlungszeiten für das immer populärer werdende Intervallfasten, bei dem man zum Beispiel 16 Stunden fastet und dann ein achtstündiges Zeitfenster zum Essen hat. Intervallfasten soll dazu dienen, den Körper in eine vorteilhaftere Stoffwechsellage zu bringen. Es ist sozusagen der kleine Bruder des Fastens. Das Original, bei dem man bis zu eine Woche lang gar nichts an fester Nahrung zu sich nimmt, ist die radikalere Version.

Hintergrund dieser Hungerkur ist ein gewünschter Effekt, den man Ketose nennt. Ketose ist die Fähigkeit des Körpers, aus sich selbst heraus Energie zu produzieren, indem er Fette rekrutiert. Und das ist genau das Ziel: an die Fette ranzukommen, die man nicht zum Schmelzen bringt, indem man normal isst und leicht trainiert.

Das Gute am Intervallfasten ist, dass du lernst, auch mal Hunger zuzulassen. Wir sind so eine Mümmelgesellschaft. Alles muss von einem Snack oder Proviant begleitet werden. Der Film, die Fahrt mit dem Zug, die Wartezeit am Busbahnhof – ohne Snack für manche kaum denkbar. Hunger, der durch Intervallfasten entsteht, ist kein Alarmzustand, sondern eine gesunde Pause für den Körper. Er kommt zur Ruhe – die Leber freut sich darüber, mal einige Stunden nicht arbeiten zu müssen und nur durchgespült zu werden. Intervallfasten ist Wellness für den Stoffwechsel. Und eine wunderbare Lösung, Nahrung wieder als etwas Besonderes zu verstehen. Die alltagstauglichste Möglichkeit, dem Stoffwechsel diese Wohltat regelmäßig zu gönnen, ist ganz einfach: täglich zwischen den Mahlzeiten vier bis sechs Stunden Pause einhalten.

Gute und schlechte Verwerter – ein Mythos?

Gibt es diese Stoffwechseltypen eigentlich wirklich? Typ Nummer eins kann essen, was er will, und wird nicht dick. Typ zwei muss nur an der Schokoladentorte vorbeilaufen und hat gefühlt ein Kilo mehr auf den Hüften. Ein Mythos? Oder gibt es gute und schlechte Nahrungsverwerter?

Diese Diskussion wird schon eine halbe Ewigkeit geführt. Was es sicher gibt, ist eine genetische Disposition. Sieht man sich die Ahnen genauer an, kann jede Familie bestätigen, dass sich bestimmte Körperbilder von Generation zu Generation wiederholen – »Den Bauch hatte Opa schon«, »Du bist genau so ein Strich in der Landschaft wie dein Vater«. Aber die Genetik hat nicht einen so großen Einfluss, wie man vor wenigen Jahren noch geglaubt hat.

Die Gene sind kaum verantwortlich für das Körperbild

Heute weiß man gesichert, dass der Einfluss, den die Gene auf den Körperbau haben, nur sieben Prozent ausmacht. Und das gilt für den gesamten Körper, also auch den Stoffwechsel. Er ist dynamisch und reaktiv, das heißt, man kann ihn verändern. Und da heute nur noch wenige in Mehrgenerationenhäusern wohnen, wo die Enkel immer noch so essen, wie Uroma es getan hat, kann man davon ausgehen, dass auch der Stoffwechsel ein anderer ist als der der Urahnen.

Darmbakterien formen den Körper maßgeblich

Den Anfang dieser Veränderung machen die Darmkulturen. Verändert man das Milieu dieser Kulturen, verändert man seinen gesamten Stoffwechsel. Wenn man vorher sehr kohlenhydratreich gegessen hat, seine Ernährung dann umstellt und beispielsweise eher eiweißreich isst, verändert sich die Darmkultur komplett. So zeigen beispielsweise Menschen mit Übergewicht eine veränderte Darmkultur mit einem ganz typischen Bild. Das hat nichts mit den Genen zu tun, sondern ist quasi anerzogen oder Folge der eigenen Essgewohnheiten. Es gilt also: Der Stoffwechsel folgt der Ernährung und nicht die Ernährung dem Stoffwechsel.

Körpertypenmodell – wissenschaftlich nur teilweise haltbar

Viele kennen die Bilder der Körpertypeneinteilung, die lange Jahre als Lehrwissen verbreitet wurden: Ektomorph ist der Körpertyp mit schneller Verstoffwechselung, mesomorphe Typen haben eine mal schnelle, mal langsame Verstoffwechselung und endomorphe eine langsame Verstoffwechselung. Mittlerweile weiß man, dass diese Einteilung in Bezug auf die Genetik nur teilweise haltbar ist.

Fest steht, dass der Stoffwechsel von Mann und Frau unterschiedlich funktioniert. Man kann – genau wie bei einem Auto – bei einem menschlichen Körper nicht an der äußeren Hülle erkennen, was im Inneren geschieht. Zumindest nicht bis ins Detail. Was allerdings wissenschaftlich haltbar ist: Es gibt einen Geschlechterunterschied, was die Körpertypen betrifft. Frauen sind von ihrer Grundstruktur, also dem Anteil an aktiven Muskelzellen und passiven Fettzellen, anders angelegt als Männer. Männer haben etwa 10 bis 15 Prozent mehr Muskelmasse und weniger Fettmasse. Bei Frauen funktioniert die Fettoxidation besser, bei Männern die Kohlenhydratoxidation.

Fazit

Der Stoffwechsel ist dynamisch und lässt sich durch das Ess- und Bewegungsverhalten verändern – positiv, indem du ihn schneller machst, und negativ, indem du ihn verlangsamst. Wenn du also daran arbeitest, die aktive Zellstruktur, sprich Muskelzellen, aufzubauen, gelingt es, den Stoffwechsel zu beschleunigen, leichter abzunehmen, dich aber auch energiegeladener, fitter, leistungsfähiger und gesünder zu programmieren.

Nahrungsmittel, auf die du verzichten solltest – oder: The Big Five

Stelle dir vor, du musst auf nur fünf Dinge verzichten, darfst dafür aber Hunderte andere zu dir nehmen und nimmst trotzdem nahezu von allein ab. Außerdem sinkt das Risiko für sämtliche Krankheiten, du fühlst dich vitaler und zufriedener und siehst jünger aus. Spricht nichts dagegen? Dann lies gerne weiter, denn hier erfährst du, um welche fünf Dinge es geht.

Weißmehl

Es gibt zwar handwerklich einwandfrei gebackenes Weißbrot, aber das Problem bei Baguette, Brötchen und Weißbrot ist eben das Mehl. Denn Weizenmehl macht langfristig nicht satt. Außerdem enthalten diese Brote oft auch sehr viel Zucker oder Salz. Weißmehlprodukte beinhalten zudem Kohlenhydrate mit einem sehr hohen glykämischen Index, die sehr schnell ins Blut gehen und dem Körper nur kurzfristig einen Energieschub verpassen. Danach aber sorgen sie für Heißhungerattacken – eine Reaktion, die vermieden werden sollte, wenn du Bauchfett loswerden möchtest.

Auf den Verpackungen des Mehls können Verbraucher anhand von Zahlen wie 405, 800 oder 1600 erkennen, wie viele Mineralstoffe das Mehl (Milligramm pro 100 Gramm) enthält. Je höher die Zahl, umso besser, weil gehaltvoller. Roggenmehl beispielsweise erhält seine dunkle Farbe von den sekundären Pflanzenstoffen, die noch im Mehl enthalten sind. Ideal ist Vollkornmehl. Das Gute im Mehl sind also die darin enthaltenen Pflanzenfaserstoffe.

Zucker

Zucker macht geradezu süchtig. Das liegt unter anderem daran, dass der Glücksbotenstoff, das Dopamin, im Gehirn immer mehr verlangt. Wenn du ein Stückchen Schokolade isst, regt das die Produktion des Glückshormons an und du willst mehr – und schwups ist die ganze Tafel aufgegessen. Ein Prozess, den man oft mit einem Achselzucken weglächelt, als Ausrutscher abtut. Das ist ab und zu auch in Ordnung, aber dahinter verbirgt sich ein Suchtmechanismus, den man durchbrechen sollte, wenn man wirklich mit dem Abnehmen vorankommen will.

Zur Veranschaulichung des Suchtpotenzials von Zucker: Die wohlschmeckenden, süßen Krümel machen achtmal schneller süchtig als Kokain! Hinzu kommt, dass viel zu viel davon gegessen wird. Die WHO empfiehlt, eine Menge von 25 Gramm pro Tag nicht zu überschreiten. Das entspricht etwa sechs Teelöffeln Zucker. Im Schnitt wird deutlich mehr konsumiert.

Das Problem ist, dass heutzutage fast in jedem fertigen Produkt Zucker enthalten ist. Einige schütten noch zusätzlich Zucker in den Kaffee oder den Tee. Selbst in gesunden Fruchtsäften ist Zucker enthalten. Limonade enthält pro Glas die Tagesdosis an Zucker. Aber auch in Salatsoßen, Ketchup, Gemüsekonserven – nahezu überall ist Zucker enthalten. Denn die Lebensmittelindustrie nutzt geradezu jede sich bietende Gelegenheit, um ihre Produkte im Geschmack zu intensivieren, und die besten Geschmacksverstärker sind Fett, Salz und Zucker.

Selbst wenn du dich keinem harten Anti-Bauchfett-Training aussetzt und mal drei Wochen strikt auf Zucker verzichtest, kannst du dabei zusehen, wie das Bauchfett schmilzt. Plus Training: Der Erfolg ist garantiert.

Nicht nur, dass Süßigkeiten eigentlich Fettigkeiten heißen müssten, weil so ein Schokoriegel in den meisten Fällen hauptsächlich aus Fett besteht, auch Zucker wird im Körper in Fett umgewandelt, belastet die Leber und blockiert das Anti-Bauchfett-Vorhaben. Denn Zucker zu konsumieren heißt, sich einer Abwärtsspirale ungesunder Ernährung hinzugeben, weil der Körper immer mehr davon will.

Durchbrichst du diese Spirale, geht es nach wenigen Tagen automatisch bergauf. Du unterbrichst die Suchtkette, indem du auf Zucker verzichtest. Nach nur drei Tagen hat sich deine Dopaminproduktion nahezu normalisiert. Als positive Folge hast du weniger Lust auf Süßes und insgesamt weniger Heißhunger. Außerdem werden Leber und Bauchspeicheldrüse deutlich entlastet und können ihren Hauptfunktionen voller Vitalität nachgehen. Der Stoffwechsel läuft wieder optimal.

Alkohol

Alkohol ist einer der größten Dickmacher überhaupt. Der Grund: Alkohol hat sehr viel Energie. Ein Gramm Alkohol enthält ganze sieben Kilokalorien. Zum Vergleich: Ein Gramm Fett enthält neun Kilokalorien, Kohlenhydrate etwa vier Kilokalorien pro Gramm.

In Drinks bedeutet das: Ein Glas Bier schlägt mit ganzen 130 Kilokalorien zu Buche beziehungsweise auf die Hüften. Und Cocktails, wie zum Beispiel Caipirinha, fluten die Fettspeicher mit über 300 Kilokalorien.

Alkohol ist kalorisch sehr wertig. Die gesamte Energie wird unmittelbar in ATP (Adenosintriphosphat) umgesetzt, also in Energie, die man normalerweise dazu braucht, um Leistung zu erbringen. Das macht man aber weder an der Cocktailbar noch am Restauranttisch. Das heißt, dass man auf dieser Energie sitzen bleibt. Wohin damit also? Der Körper hat in diesem Fall nur eine Möglichkeit: ab in den Fettspeicher.

Ein weiteres Problem, das Alkoholkonsum mit sich bringt, ist der negative Einfluss auf die Fettoxidation. Um bis zu 25 Prozent verringert Alkohol nämlich den Abbau von Fetten aus den Depots. Alkohol entzieht dem Körper darüber hinaus auch noch sehr viel Wasser, das dringend gebraucht wird, um die Reinigungskräfte in Gang zu halten.

Wurst

Fleisch an sich ist nicht ungesund. Es kommt aber darauf an, was und wie viel man davon isst. Zunächst die Vorteile von Fleisch allgemein: Fleisch versorgt den Körper mit gesunden Proteinen, mit Aminosäuren, die für den Aufbau des Körpers sehr wichtig sind. Es gibt kaum eine bessere (tierische) Quelle für gute Fettsäuren als Fleisch und Fisch. Auf Wurst gehe ich später ein, zunächst möchte ich über reines Fleisch, das also ohne Zusätze gekauft und verarbeitet werden kann, sprechen.

Wer regelmäßig ein- bis zweimal pro Woche Fleisch isst, tut seinem Körper etwas Gutes. Aber die Dosis macht das Gift und Fleisch ist nicht gleich Fleisch. Rotes Fleisch beispielsweise sollte in Maßen genossen werden. Studien belegen, dass hoher Konsum von rotem Fleisch die Entstehung von Darmkrebs fördern kann.[4] Täglich ein Rumpsteak zu genießen ist also sicher nicht gesund. Wer auf seine zwei Portionen Fleisch pro Woche nicht verzichten möchte, dem kann ich weißes Fleisch empfehlen, also beispielsweise Huhn oder Pute.

Ob man, um den Körper mit Eiweiß zu versorgen, mit seinem Gewissen vereinbaren kann, dass hierfür ein Lebewesen stirbt, muss jeder mit sich selbst ausmachen. Außerdem bereitet die Fleischproduktion ökologisch wirklich große Probleme, gerade was die Aufzucht der Tiere betrifft. Dabei werden immer noch viele Fehler gemacht, die die Umwelt unnötig stark belasten und das lebenswichtige, fragile Ökosystem aus dem Gleichgewicht bringen.

Besonders fragwürdig sind aus dem Bereich Fleischkonsum die Wurstwaren, also Bratwürste, Aufschnitt, Streichwurst und so weiter. Eine Auswertung von nahezu 1600 Studien von Forschern der Harvard University School of Public Health hat erwiesen, dass der Verzehr von täglich 50 Gramm verarbeitetem Fleisch das Risiko für Herzerkrankungen um nahezu 42 Prozent steigert.[5] Besonders deutlich sei das Risiko für Darmkrebs erhöht, sodass die Weltgesundheitsorganisation (WHO) verarbeitetes Fleisch, also Wurst und Co, in dieselbe gesundheitsgefährdende Kategorie eingestuft hat wie Tabak, Asbest und Alkohol. Die Ursache für die krebserregende Wirkung von Wurstwaren liegt zum einen in den beim Pökeln entstehenden Nitrosaminen. Beim Räuchern, Frittieren, Braten und Grillen bilden sich außerdem polyzyklische aromatische Kohlenwasserstoffe. Zubereitungsprozesse, die zudem für die Entstehung von aromatischen Aminen verantwortlich sind, die ebenfalls als krebserregend gelten. Außerdem enthält Wurst gesättigte Fettsäuren, die ein zusätzliches Risiko für Arteriosklerose, Herzinfarkt und Schlaganfall darstellen.

Fertiggerichte

Es gibt sicher Ausnahmen in der Tiefkühltruhe – Gerichte oder Lebensmittel, die man bedenkenlos essen kann. Aber viele Fertiggerichte enthalten so viele Zusatzstoffe, dass man die Produkte nicht mehr empfehlen kann, und der Nährwert bleibt meist auch auf der Strecke. Damit die oft niedere Qualität noch über ein Mindestmaß an Geschmack verfügt, werden Süßstoffe, Zucker, Weißmehl, gesättigte Fettsäuren und für das Auge jede Menge Farbstoffe hinzugefügt. Nicht zuletzt ist die Ware niederer Qualität oft mit allerlei Zusatzstoffen für längere Haltbarkeit angereichert.

Das Problem hierbei sind also nicht nur Zucker und ungesunde Fette im Übermaß, die direkt in die Fettdepots geschleust werden, sondern auch Zusatzstoffe, die die Leber belasten und damit die Produktion der Vitalstoffe und Powerhormone beeinträchtigen. Fertiggerichte sind also doppelt ungünstig für das Anti-Bauchfett-Vorhaben.

Obst ist nicht gleich Obst – und warum du beim Abnehmen eher auf Gemüse setzen solltest

Obst und Gemüse gehören zu den wichtigsten Lieferanten von Mineralstoffen, Vitaminen und anderen lebenswichtigen Stoffen. Vor allem das Chlorophyll verfügt über starke Schutzmechanismen. Sekundäre Pflanzenstoffe aktivieren und stimulieren den Stoffwechsel auf vielfältige Weise.

Zucker oder Fruchtzucker: Der Stoffwechsel unterscheidet nicht

Warum du, wenn du Bauchfett verlieren möchtest, eher auf Gemüse setzen solltest, liegt nahe, wenn du verstehst, dass es für den Körper keinen bis kaum einen Unterschied macht, ob du Industriezucker oder Fruchtzucker zu dir nimmst. Natürlich sind im Obst im Gegensatz zum Zucker für den Körper wichtige Stoffe enthalten, wie Vitamine, sekundäre Pflanzenstoffe, Mineralstoffe und so weiter. Aber betrachtet man nur den Zuckergehalt, steckt das Übel in vielen Obstsorten genauso wie im Schokoriegel. Es gibt mittlerweile Studien, die belegen können, dass Fruchtzucker in mancher Hinsicht sogar bedenklicher ist als Industriezucker.[6]

Fruchtzucker im Schafspelz des Obstes scheint so schön gesund zu sein. Stimmt aber nicht. Fruchtzucker wird von der Industrie überall zugefügt, weil er – gerade auch Eltern – ein gesünderes Gefühl gibt als Industriezucker. Fruchtzucker löst eine völlig andere biologische Reaktion im Körper aus als Industriezucker. Er wird anders verstoffwechselt. Ein Prozess, der vor allem der Leber zu schaffen macht. Denn eigentlich wird Fruchtzucker in der Leber zu Glukogen, einem traubenzuckerähnlichen Stoff, der Energie bringt, umgewandelt. Da aber ohnehin schon sehr viel Fruktose aufgenommen wird, durch Fruchtsäfte beispielsweise, entsteht, wenn man viel Obst isst, ein Fruktose-Stau. Die Leber kommt mit ihrem Auftrag, Fruktose in Glukogen zu verwandeln, nicht mehr hinterher. Jetzt bleibt der Leber nur noch eine Möglichkeit, mit der überschüssigen Fruktose umzugehen: Sie wandelt sie direkt in Fett um. Die Folge: eine Fettleber. Fast derselbe Zustand wie bei einem Alkoholiker. Das Organ verstopft und verklebt und kann all den wichtigen Aufgaben, wie der Reinigung des Körpers von Giftstoffen und der Produktion von wichtigen Hormonen wie Antriebshormonen, nicht mehr in ausreichendem Maße nachkommen. Es lohnt sich also, Verpackungen auf Fruktose hin zu untersuchen und im Zweifel lieber die Finger davon zu lassen.

Wer abnehmen will, muss nicht vollkommen auf Obst verzichten, denn der Fruktosegehalt ist von Obst zu Obst sehr unterschiedlich. Lediglich auf die Obstsorten mit sehr hohem Fruktosegehalt sollte verzichtet und die Sorten mit mittlerem oder niedrigem Gehalt in Maßen gegessen werden. Zur besseren Orientierung habe ich eine Tabelle entwickelt, die die unterschiedlichen Obstsorten nach ihrem Fruktosegehalt sortiert.

Obst	Zuckergehalt in Gramm/100 Gramm
Weintrauben	15
Mango	13,7
Banane	12,2
Apfel	11,6
Pflaume	9,9
Ananas	9,9
Birne	9,8
Kiwi	9
Honigmelone	8
Wassermelone	6,2
Erdbeeren	4,9
Brombeeren	4,9
Himbeeren	4,4
Avocado*	<1

Obstsorten sortiert nach ihrem Fruktosegehalt

* Die Avocado sieht zwar aus wie ein Gemüse, ist aber eigentlich eine Beere.

Warum Gemüse der bessere Vitaminlieferant ist

Wer sich gesund ernähren will, muss aus Vorsicht vor zu viel Fruktose aber nicht auf Vitamine und Vitalstoffe verzichten. Denn da gibt es ja noch das Gemüse. In vielerlei Hinsicht ist Gemüse sogar der bessere Vitaminlieferant – zum einen aufgrund der angesprochenen Fruktose, die im Gemüse in geringeren Maßen vorkommt, zum anderen, weil es zum Teil sogar noch mehr Vitamine als Obst liefert. So verfügen 100 Gramm Brokkoli über 89 Milligramm Vitamin C, wohingegen 100 Gramm Orangen gerade mal über 50 Milligramm Vitamin C verfügen. Gerade der grüne Farbstoff Chlorophyll liefert dem Körper viele gesunde Vitalstoffe, die den Körper dazu befähigen, seine Funktionen optimal auszuführen.

Fruktosearme Gemüse

Zu fruktosearmen Gemüsen gehören grüne Bohnen, Kopfsalat, Feldsalat, Champignons, Chicorée, Brokkoli, Blumenkohl, Chinakohl, Grünkohl, Spargel, Gurken, Spinat, Erbsen, Pilze, Rettiche, Radieschen, Weißkohl, Tomaten, Sellerie, Mangold, Karotten, Sauerkraut und Zucchini.

2

LECKER ESSEN GEGEN BAUCHFETT

Dieser Leitfaden hilft dir durch dein Ernährungsprogramm während der Challenge. Hier findest du eine Liste mit Lebensmitteln, die gesund, kalorienarm und leicht kombinierbar sind. Außerdem erfährst du, warum diese Nahrungsmittel so gesund sind. Zum Schluss gibt es noch ein paar einfache Rezepte, die du in kürzester Zeit selbst zubereiten kannst. Guten Appetit!

DIE TOP-ANTI-BAUCHFETT-NAHRUNGSMITTEL

Mindestens ebenso wichtig wie ausreichendes und richtiges Training ist eine gesunde Ernährung. Dabei kommt es nicht so sehr darauf an, was du wann isst und wie viel davon, sondern dass du auf bestimmte Stoffe verzichtest, die deinen Stoffwechsel negativ beeinflussen können wie Koffein (in Maßen), Weißmehl, Zucker, Alkohol und Transfette, die zum Beispiel in Chips und Fastfood enthalten sein können. Ansonsten ist erlaubt, was schmeckt. Die folgenden Lebensmittel sind besonders gut und leicht kombinierbar, zudem sehr gesund und kräftigend. Außerdem habe ich bei der Auswahl darauf geachtet, Obst zu empfehlen, das eher wenig Fruktose – also Fruchtzucker – enthält. Zwar wird Fruktose nicht wie Industriezucker über das Insulin abgebaut und fördert somit keine Heißhungerattacken, dafür wird es aber direkt in der Leber verstoffwechselt und kann – ähnlich wie Alkohol – zu einer Fettleber führen. Außerdem macht ein Zuviel an Fruchtzucker dick, denn der Zucker wird in der Leber in Fett umgewandelt und im Fettgewebe deponiert.

Äpfel – das perfekte Abnehmobst

Äpfel der sauren Sorten enthalten 5,7 Gramm Fruktose pro 100 Gramm, was im Vergleich zu anderen Obstsorten relativ wenig ist. Daher ist der Apfel ein geeignetes Abnehmobst, da er zudem voller Vitalstoffe und Vitamine steckt, wie Vitamin C, A, B_1, B_2 und E.

Tipp Gib täglich Apfelstückchen an das Müsli oder den Salat oder genieße ihn zwischendurch pur als Snack.

Blaubeeren – kleine blaue Power

Blaubeeren (Heidelbeeren) enthalten vor allem immense Mengen an Anthocyanen. Die Pflanzenfarbstoffe halten versteckte Entzündungen in Schach und kurbeln das Immunsystem an. Außerdem können sie die vorzeitige Hautalterung auffangen und so für einen jugendlicheren Teint sorgen. Last but not least sind Blaubeeren reich an Eisen, Kalzium und Kalium und stecken voller Vitamin C.

Tipp Gib täglich zwei Esslöffel Blaubeeren an das Müsli oder den Salat oder genieße sie einfach pur.

Eier – das Rocky-Balboa-Frühstück

Wer kennt sie nicht, die Szene aus dem Boxerdrama *Rocky*, in der Sylvester Stallone ein Dutzend rohe Eier trinkt. Tatsächlich sind Eier das Lebensmittel schlechthin, wenn es um Muskelaufbau und Abnehmen geht, denn sie liefern Eiweiß pur, stecken voller hochwertiger Proteine und essenzieller Aminosäuren. Dazu enthalten sie Vitamin A, D und E, Mineralstoffe und Spurenelemente und sorgen so für genügend Kraft.

Tipp Starte mit einem Spiegelei oder Rührei zum Frühstück in den Tag. Auch Eierpfannkuchen liefern eine Portion Eiweiß. Verwende dafür besser Dinkel- statt Weizenmehl. Du kannst auch ein rohes Ei in eine Gemüsesuppe schlagen und unterrühren.

Feige – in Maßen eine wahre Powerfrucht

Getrocknetes Obst steckt voller Zucker – mehr als frisches Obst. Werden die Früchte getrocknet, fällt das Gewicht des Wassers weg und die Energiedichte nimmt pro 100 Gramm zu. So enthalten zum Beispiel 100 Gramm Weintrauben 67 Kalorien, 100 Gramm Rosinen 300 Kalorien. Der Vorteil von getrockneten Feigen ist aber, dass sie über viele Ballaststoffe verfügen, richtig satt machen und die Darmtätigkeit anregen.

Tipp Plane einfach ab und zu ein paar getrocknete Feigen statt Schokoriegel oder Butterbrot als Zwischenmahlzeit ein.

Fettarmer Scheibenkäse – der schnelle Snack

Mit fettarmem Scheibenkäse kannst du zu jeder Tageszeit einen Snack zaubern.

Tipp Belege eine Scheibe Knäckebrot mit Käse und Gurken zum Frühstück oder bereite einen Vollkorn-Crêpe mit Käse gefüllt in der Pfanne zu.

Vollkornmehl – liefert Vitalstoffe

In puncto Backwaren stellen sich viele Menschen die Frage: Was ist eigentlich das gesündeste Mehl? Und welches ist besser, um abzunehmen? Einmal gilt: Die Typbezeichnung auf der Verpackung des Mehls ist der Anteil der Mineralien auf 100 Gramm Mehl in Milligramm. Je höher diese Bezeichnung ausfällt, desto gesünder also das Mehl. Und je mehr vom vollen Korn des Getreides im Mehl landet, desto besser. Außerdem solltest du auf Bioqualität achten. Ideal ist Vollkornmehl. Denn je vollwertiger ein Mehl ist, umso mehr Anteile des Kerns und der Schale sind darin enthalten und da sitzen die Vitalstoffe. Zum Abnehmen solltest du auf Weißmehl verzichten, da der Körper Weißmehl in Zucker umwandelt, es einen hohen glykämischen Index hat, also den Blutzuckerspiegel sehr schnell ansteigen lässt, und so zu Heißhungerattacken führt.

Tipp Achte darauf, alle Produkte aus Mehl – wie Brot oder Nudeln – durch Vollkornprodukte zu ersetzen.

Grapefruit – »bitter« regt Fettverbrennung an

Nicht jedermanns Geschmack – die Grapefruit. Aber bitter und sauer sind die wichtigsten Geschmacksrichtungen, um die Fettverbrennung anzuregen. Grund dafür sind Vitamin C (sauer) und Naringin (bitter). Hinzu kommen viele Vitamine und Spurenelemente, die den Metabolismus aktivieren und stimulieren.

Tipp Schäle eine Grapefruit, schneide die einzelnen Stückchen klein und gib sie einem Salat bei oder genieße ein Glas Grapefruitsaft zum Frühstück oder nach dem Training.

Grüne Bohnen – Kraftnahrung

Grüne Bohnen sind ideal zum Abnehmen geeignet, da sie viele Ballaststoffe enthalten, also lange satt machen. Außerdem weisen sie viel Eiweiß auf und helfen so bei den Reparaturarbeiten an den Muskeln und geben Kraft.

Tipp Grüne Bohnen sind die beste proteinreiche Beilage zu Gebratenem.

Haferflocken in Smoothie und Salat – heilsame Powerstoffe

Haferflocken sind das mit Abstand gesündeste Getreide. In wenigen Esslöffeln steckt bereits die Tagesdosis Biotin – der Stoff für gesundes Haar, schöne Haut und feste Nägel. Aber auch Vitamin B_1 für starke Nerven, Vitamin B_6 für erholsamen Schlaf und die Produktion von Glückshormonen sowie Eisen, Vitamin C und Magnesium sind in dem Kraftgetreide enthalten. Schon kleinste Mengen machen pappsatt.

Tipp Bereite zum Frühstück ein Müsli mit Haferflocken, Obst und Joghurt zu. Wenn du Haferflocken nicht magst, kannst du sie zusammen mit etwas Obst im Mixer zerkleinern und einen Smoothie zubereiten.

Hähnchenfleisch – die beste Wahl an der Fleischtheke

Fleisch hat viele Vorteile, weil es den Körper mit Proteinen und Aminosäuren versorgt. Aber es kommt auf die Dosis an: Ein- bis zweimal pro Woche Fleischverzehr ist empfehlenswert.

Zu viel rotes Fleisch beispielsweise, also von Rind und Co – das haben Studien bewiesen –, fördert das Darmkrebsrisiko.[7] Besser ist Hähnchenfleisch.

Tipp Besorge frische Hähnchenbrust von der Fleischtheke, schneide sie in Streifen, brate sie in der Pfanne mit etwas Olivenöl an und würze mit Salz, Pfeffer und Paprika. Dazu einen knackigen Salat – fertig ist das eiweißreiche Anti-Bauchfett-Menü.

Honig – statt Zucker

Wer für das Anti-Bauchfett-Training von Schokomüsli, Marmeladen- oder Nougataufstrich umsatteln will auf gesundes Frühstück, für den ist Naturjoghurt und Quark mit Früchten und Haferflocken eine große Umstellung. Honig enthält zwar auch Glukose und Fruktose – also Zucker –, aber dafür weniger Kalorien als Industriezucker, und da er mehr Süße enthält, braucht es weniger, um die gewünschte Süße zu erreichen.

Tipp Gib einen Teelöffel Honig an den Quark oder Joghurt.

Karotten – Fettschmelze und gute Laune

Das in den Rüben enthaltene Pektin macht die Karotte zu einem echten Sattmacher. Außerdem verbessern die Pflanzenfasern die Darmflora und helfen bei der Entgiftung – was wiederum Laune und Leistung hebt.

Tipp Kaufe ein Kilogramm Karotten ein und beziehe täglich ein bis zwei Karotten in den Menüplan ein. Gib entweder geschälte Karotte pur oder geraspelt in den Salat oder schneide Möhrenscheibchen in die Suppe.

Kartoffeln – der Allrounder

Der Mythos, dass Kartoffeln dick machen, hält sich hartnäckig. Da kann ich absolute Entwarnung geben: Kartoffeln an sich machen nicht dick – es kommt auf die Zusätze wie Soßen und fettes Fleisch an, das in Sachen Kalorien zu Buche schlägt. Wenn Kartoffeln aber mit saurer Sahne oder Quark mit Schnittlauch oder einem Salat verzehrt werden, stehen sie dem Abnehmvorhaben nicht im Weg. 80 Kilokalorien stecken in 100 Gramm Kartoffeln.

Tipp Koche ein Kilogramm geschälte Kartoffeln. Richte etwa drei bis vier mittelgroße Kartoffeln mit etwas selbst gemachtem Kräuterquark (aus Quark, Joghurt, Knoblauch, Salz, Pfeffer und Schnittlauch) an. Stelle die restlichen Kartoffeln in den Kühlschrank und genieße sie am nächsten Tag als Bratkartoffeln mit Spiegelei und am übernächsten Tag als Kartoffelsalat mit Salatgurke, Lauchzwiebel und Olivenöl.

Körniger Frischkäse – leicht und trotzdem sättigend

Der weiße, grobe Frischkäse ist ein guter Lieferant für essenzielle Aminosäuren und sättigt, obwohl er gut verdaulich ist. Außerdem verfügt er über Vitamin B_{12} und stärkt so die Nerven und das Durchhaltevermögen. Damit ist die leichte Käsevariante das ideale Fitness-Lebensmittel.

Tipp Gib zwei bis drei Esslöffel an den Salat, würze mit Salz und Pfeffer und träufle etwas Leinöl darüber – schmeckt nussig, gibt Kraft und ist lecker.

Leinsamen – das schwarze Gold für die Gesundheit

Geschrotete Leinsamen quellen während des Verdauungsprozesses auf und schützen durch ihre Schleimstoffe die Magen- und Darmschleimhaut. Durch die enthaltenen Lignane wird das Hormonsystem und damit das Hautbild optimal versorgt. Außerdem stecken die nussig schmeckenden Körnchen voller Omega-3-Fettsäuren und Magnesium und versorgen den Körper so mit Power und Nervenstärke.

Tipp Gib täglich an eine bis zwei Mahlzeiten einen Teelöffel Leinsamenöl.

Leitungswasser – besser als Mineralwasser?

Wer viel Sport treibt, schwitzt viel und schwemmt dabei Mineralstoffe wie unter anderem Magnesium aus. Viele fragen sich, was denn nun sinnvoller ist: Mineralwasser mit hohem Magnesiumgehalt oder einfach Leitungswasser? Ich persönlich bevorzuge, wie bereits an anderer Stelle erwähnt, Leitungswasser aus vielerlei Hinsicht: Es sorgt für einen besseren CO_2-Wert und ist für den Körper oft bekömmlicher als die angereicherten Mineralwässer, von denen man nicht genau weiß, ob ihre gut gemeinten Zusatzstoffe überhaupt vom Körper aufgenommen werden. Oft verfügen diese Wässer auch über einen viel zu hohen Salzgehalt.

Tipp Viel Magnesium ist in Nüssen, Fisch, Fleisch und Bananen enthalten.

Linsen – Eiweißpower pur

Hülsenfrüchte sind das Fitnessfood schlechthin. Sie sind wahre Eiweißbomben, liefern Eisen und B-Vitamine.

Tipp Kaufe bereits eingeweichte Linsen aus der Dose, dazu ein Paket Suppengrün und bereite eine Linsensuppe zu. Dazu bringst du einen Liter Wasser zum Kochen, gibst das klein geschnittene Suppengrün, die Linsen und einen Esslöffel Brühwürze dazu und lässt alles kochen, bis das Gemüse al dente ist. Eventuell mit Salz und Pfeffer nachwürzen.

Mozzarella – der Schlanke unter den Käsesorten

Der beliebte Käse aus Italien ist relativ kalorienarm im Verhältnis zu anderen Käsesorten und sehr flexibel einsetzbar. Sei es als Tomate-Mozzarella mit etwas Olivenöl und Basilikum oder um Kartoffel- oder Nudelgerichte zu überbacken.

Tipp Die Lightversion enthält am wenigsten Fett.

Naturjoghurt – der Vielfältige

Ungesüßter Naturjoghurt ist die beste Basis für ein gesundes Anti-Bauchfett-Frühstück. Naturjoghurt ist kalorienarm und die natürlichen Bakterien, die die Milch in Joghurt verwandelt haben, sind essenziell für ein gesundes Mikrobiom – die Darmflora. Mit den richtigen Bakterien, wie beispielsweise Bifidobakterien, ist diese gut aufgestellt. Steigt aufgrund von Fehlernährung (mit Zucker, Alkohol, Fast Food, Weißmehl) die Zahl der schlechten Bakterien, werden mehr Kohlenhydrate und damit mehr Kalorien von der Darmschleimhaut resorbiert. Im Jahr kann das bis zu acht Kilo mehr Körpergewicht ausmachen.

Tipp Rühre drei bis vier Esslöffel Naturjoghurt unter das Müsli, genieße es mit einem Teelöffel Honig oder mit Apfel oder Orange als Fruchtjoghurt.

Olivenöl – macht satt

Olivenöl hat im Vergleich zu Schweineschmalz, Milchfett und Rapsöl einen sehr hohen Sättigungsgehalt.

Tipp Verwende zum Braten statt Butter oder Bratfett ein bis zwei Esslöffel Olivenöl. Erhitze das Olivenöl nicht höher als 180 Grad. Der Eigengeschmack verfliegt durch den Erhitzungsprozess zum größten Teil.

Orangen – Vitamin C, das zu allen Speisen passt

Die Zitrusfrüchte enthalten zwar etwas mehr Fruktose als Äpfel, sind dafür aber ideal, um den Körper zusätzlich mit vitaminreichen Flüssigkeiten zu nähren. Ein frisch gepresster O-Saft nach dem Training gibt den Frischekick und versorgt den Körper mit Vitamin C. Etwas Fruktose hilft außerdem, das Eiweiß in die Muskeln zu schleusen und so die Reparationsprozesse im Körper anzukurbeln.

Tipp Presse alle paar Tage zwei Orangen und trinke den Saft frisch oder gib ihn in den Smoothie, Salat oder das Müsli.

Papaya – der exotische Schlankmacher

Papaya steckt voller Papain und wird bei Verdauungsbeschwerden eingesetzt. Zudem enthält sie viel Kalium und Kalzium und stimuliert die Eiweißsynthese. So hilft die exotische Frucht dabei, Muskeln auf- und Fett abzubauen. Hinzu kommt, dass Papayas wenig Kalorien bei einem hohen Sättigungsfaktor aufweisen und so das ideale Abnehmobst sind.

Tipp Schäle morgens eine Papaya, schneide sie in kleine Stücke und gib sie ins Müsli oder iss sie pur.

Paprikaschoten – die Vitamin-C-Bombe

Die Paprika ist kalorienarm, reich an wertvollen Pflanzenfaserstoffen und enthält jede Menge Mineralien wie Zink, Kalzium und Kalium, die der Körper bei herausforderndem Training dringend braucht. Außerdem ist Paprika neben Brokkoli und Blumenkohl eine echte Vitamin-C-Bombe.

Tipp Genieße die Paprika pur, im Salat oder auf einer Scheibe Vollkornbrot.

Parmesankäse – für den Geschmack

Parmesankäse schlägt zwar mit 400 Kalorien pro 100 Gramm im Verhältnis zu anderen Käsesorten recht stark zu Buche, ist aber ein geschmacklicher Alleskönner und verfeinert sämtliche einfachen Speisen, die sonst als eher geschmacksarm wahrgenommen werden würden. Mit Parmesan kannst du die einfachen Snacks, die du fürs Abnehmen kreierst, mit ein paar Raspeln schmackhaft machen.

Tipp Gib auf die Vollkornschnitte, den Salat oder das Kartoffelgericht einfach zwei Esslöffel geraspelten Parmesan – schon schmeckt's.

Quark – macht satt und lässt die Haut erstrahlen

Quark enthält kaum Kalorien, ist reich an Kalzium und Eiweiß und liefert ebenso wie Naturjoghurt gute Bakterien für die Darmflora. Dazu kommt, dass Quark lange satt macht und ebenso wie Joghurt die Darmflora quasi auf schlank umprogrammiert, indem er die guten Bakterien mitbringt und somit die schlechten vertreibt. Der Stoffwechsel wird von Fettspeicherung auf Fettverbrennung umgestellt.

Tipp Gewöhnungsbedürftig, aber hocheffektiv: Iss drei Esslöffel Quark abends vor dem Zubettgehen. Der nächtliche Heißhunger bleibt aus und auch morgens startest du nicht ausgehungert in den Tag. Zudem hast du nachts zur Regeneration der Darmflora beigetragen.

Reis – süß und herzhaft einsetzbar

Reis macht relativ lange satt, da er über komplexe Kohlenhydrate verfügt. Weißer Reis enthält weniger Kalorien, Kohlenhydrate, Fette und Eiweiß als brauner Reis, der dafür reicher am B-Vitamin Niacin ist. Auch wenn du sonst beim Abnehmen nicht so viele Kohlenhydrate zu dir nehmen willst, ist Reis eine Ausnahme, da er über komplexe, wertvolle Kohlenhydrate verfügt, die lange satt machen. Zudem liefert Reis verschiedene B-Vitamine, die Gesundheit und Schönheit fördern und für den Stoffwechsel von Vorteil sind.

Tipp Würze gekochten Reis mit Curry, Salz und Pfeffer und genieße ihn als Beilage zum Salat. Süße Variante: Verrühre gekochten Reis mit zwei Esslöffeln Joghurt und Kirschen und gib etwas Zimt darüber – fertig ist das Frühstück.

Rosmarin – vertreibt Heißhungerattacken

Das mediterrane Kraut, das bei manch einem an keinem Kartoffelgericht fehlen darf, ist perfekt zum Abnehmen geeignet, denn es stabilisiert den Blutzuckerspiegel und senkt damit Heißhungerattacken.

Tipp Rosmarin passt ideal zu Kartoffel- und Fischgerichten.

Salat – Blattgemüse besiegt den Schweinehund

Ob Eisberg-, Feldsalat oder Rucola, das Blattgemüse verfügt über einen hohen Anteil an Ballaststoffen. Außerdem enthält Salat mehr Folsäure als andere Gemüsesorten. Folsäure (Vitamin B_9) spielt eine wichtige Rolle im Eisen- und Vitamin-B_{12}-Stoffwechsel. Ein Mangel macht sich in erster Linie durch Müdigkeit bemerkbar – ein Symptom, das dem Abnehmvorhaben in doppelter Hinsicht im Weg steht. Es schwächt die Motivation und verlangsamt den Stoffwechsel.

Tipp Baue täglich einen Salat in den Menüplan ein oder verzehre wenigstens ein paar Salatblätter mit einer Scheibe Vollkornbrot.

Salatgurken – entgiften und sättigen

Nur 12 Kalorien pro 100 Gramm – und trotzdem macht die Salatgurke satt und wirkt zudem entgiftend. Ebenso wie die Tomate ist die Salatgurke extrem vielseitig.

Tipp Schäle eine Salatgurke und gib sie in den Entsafter. Ein Glas Gurkensaft wirkt entgiftend, nährend und macht satt.

Salatsoße – selbst gemacht

Die heimlichen Dickmacher stecken oft in den Soßen und Dips: Fette und Zucker. Deswegen greife nicht auf Fertigprodukte zurück, sondern mache dich selbst ans Werk.

Tipp Eine Grundsoße, die nach Belieben mit weiteren Gewürzen geschmacklich variiert werden darf, kannst du aus drei Esslöffeln Joghurt, dem Saft einer frisch gepressten Orange, zwei Esslöffeln Olivenöl, Salz, Pfeffer und einem Teelöffel Senf herstellen.

Stangensellerie – Powersnack voller Vitalstoffe

Das knackige Gemüse steckt voller Antioxidativkraft, Vitaminen der B-Gruppe, Vitamin A und C und Mineralien wie Magnesium, Kalium und Kalzium. Das Beste daran: Die Staude besteht fast ausschließlich aus Wasser und enthält somit kaum Kalorien.

Tipp Du kannst Sellerie roh knabbern oder ihn in den Entsafter geben und als Gemüsesaft trinken.

Studentenfutter oder Nussmischung – wertvolle Eiweißquellen

Nüsse enthalten zwar viel Fett, aber dafür das gute Fett, nämlich lebensnotwendige ungesättigte Fettsäuren. Außerdem sind Nüsse eine wertvolle Eiweißquelle und damit sehr gut geeignet, um Muskeln aufzubauen, die dir beim Abnehmen helfen sollen.

Tipp Knabbere einfach zwischendurch eine Handvoll Nüsse oder gib sie an den Salat. Erdnüsse, Mandeln und Cashewkerne enthalten die meisten Proteine.

Koffeinfreier Kaffee – oder Tee

Einen Kaffee zum Anschieben des Stoffwechsels kann man am Morgen gerne trinken, aber wer den ganzen Tag Kaffee in sich hineinschüttet, der kehrt den positiven Effekt von Kaffee um und erschöpft die Nebennieren. Zu hoher Kaffeekonsum begünstigt die Ausschüttung von Stresshormonen, die den Körper übersäuern. Außerdem mobilisiert das Stresshormon Cortisol Zucker, der in Bauchfett umgewandelt wird, wenn er nicht gebraucht wird.

Tipp Greife auf koffeinfreie Kaffees aus dem Reformhaus zurück oder trinke Tee.

Thunfisch – Proteinquelle mit wenig Fett

Zu den proteinreichsten Lebensmitteln überhaupt gehört Thunfisch (21,5 Gramm Protein auf 100 Gramm). Filets aus der Dose im eigenen Saft enthalten nur ein Gramm Fett und 113 Kalorien pro 100 Gramm. Thunfisch verschafft dir also Kraft, macht satt und setzt nicht an.

Tipp Genieße Thunfisch mit Pasta oder gib ihn an den Salat.

Tomaten – vielseitig und kalorienarm

Das beliebte Gemüse besteht zu 90 Prozent aus Wasser, enthält kaum Kalorien oder Fett und ist damit, wie fast alle Gemüsesorten, sehr gut zum Abnehmen geeignet.

Tipp Die Tomate ist in der Küche vielseitig einsetzbar – sei es frisch im Salat oder zu Mozzarella, auf Brot, gekocht als Soße für die Nudeln oder als Brotaufstrich.

Vollkornknäckebrot – statt Chips

Eine wahre Alternative für Chips und Cracker beim Filmabend zu finden ist nicht ganz so leicht. Eine knackige Möhre hat zwar in gewisser Weise auch den Crunch-Effekt, ist aber geschmacklich doch noch weit von Chips und Co entfernt.

Tipp Eine Scheibe Vollkornknäcke, in kleinere Stücke zerbrochen und mit würzigem Käse belegt oder mit Kräuterfrischkäse bestrichen, kommt der Sache da schon näher.

Vollkornnudeln – wertvolle Sattmacher

Die komplexen Kohlenhydrate in Vollkornprodukten aller Art sorgen für einen langsamen Anstieg des Blutzuckerspiegels, verhindern Heißhungerattacken und machen lange satt.

Tipp Gib gekochte Vollkornnudeln in eine Pfanne und mische 100 Gramm gewürfelten Fetakäse darunter. Lass den Käse schmelzen und würze mit Salz und Pfeffer – fertig ist die schnelle Pasta!

Zwiebeln – der Trainingsturbo

Zwiebeln sind nicht nur gesund, weil sie eine Art natürliches Antibiotikum enthalten, das das Immunsystem unterstützt. Laut einer Studie der University of South Carolina in Columbia (USA) ist in Zwiebeln, Äpfeln und Brokkoli außerdem ein Stoff enthalten, der die Sauerstoffsättigung um 3,9 Prozent erhöht und damit um 13,2 Prozent leistungsfähiger macht.[8] Verantwortlich für den Trainingsturbo in Zwiebeln ist das Polyphenol Quercetin.

Tipp Versieh Salate oder auch Frischkäsebrote immer mit ein paar Zwiebelringen.

ANTI-BAUCHFETT-REZEPTE

Ist das nicht herrlich? Schlemmen, ohne zu hungern, und dabei auch noch abnehmen! Dafür habe ich 10 einfache, aber effektive Snacks und Drinks zusammengestellt. Die Rezepte sind so ausgewählt, dass sie wenig Kalorien und viele Proteine enthalten. Mithilfe der Nahrungsmittelübersicht ab Seite 46 kannst du sie außerdem ganz einfach an deine Geschmacksvorlieben anpassen. Die Zutaten sind immer für eine Person angelegt. Wenn du einen Snack für zwei Personen zubereiten willst, verdopple einfach die Menge.

Der yummy Every-Day-Smoothie

Zutaten
3 Aprikosen
2 EL Blaubeeren
Saft von 2 ausgepressten Orangen (oder einfach ungezuckerter Orangensaft)
¼ Apfel
1 TL geschrotete Leinsamen
2 EL Haferflocken

1. Alle Zutaten in einen Mixer geben. Eventuell etwas Leitungswasser für eine flüssigere Konsistenz nachfüllen.
2. Mixen, fertig.

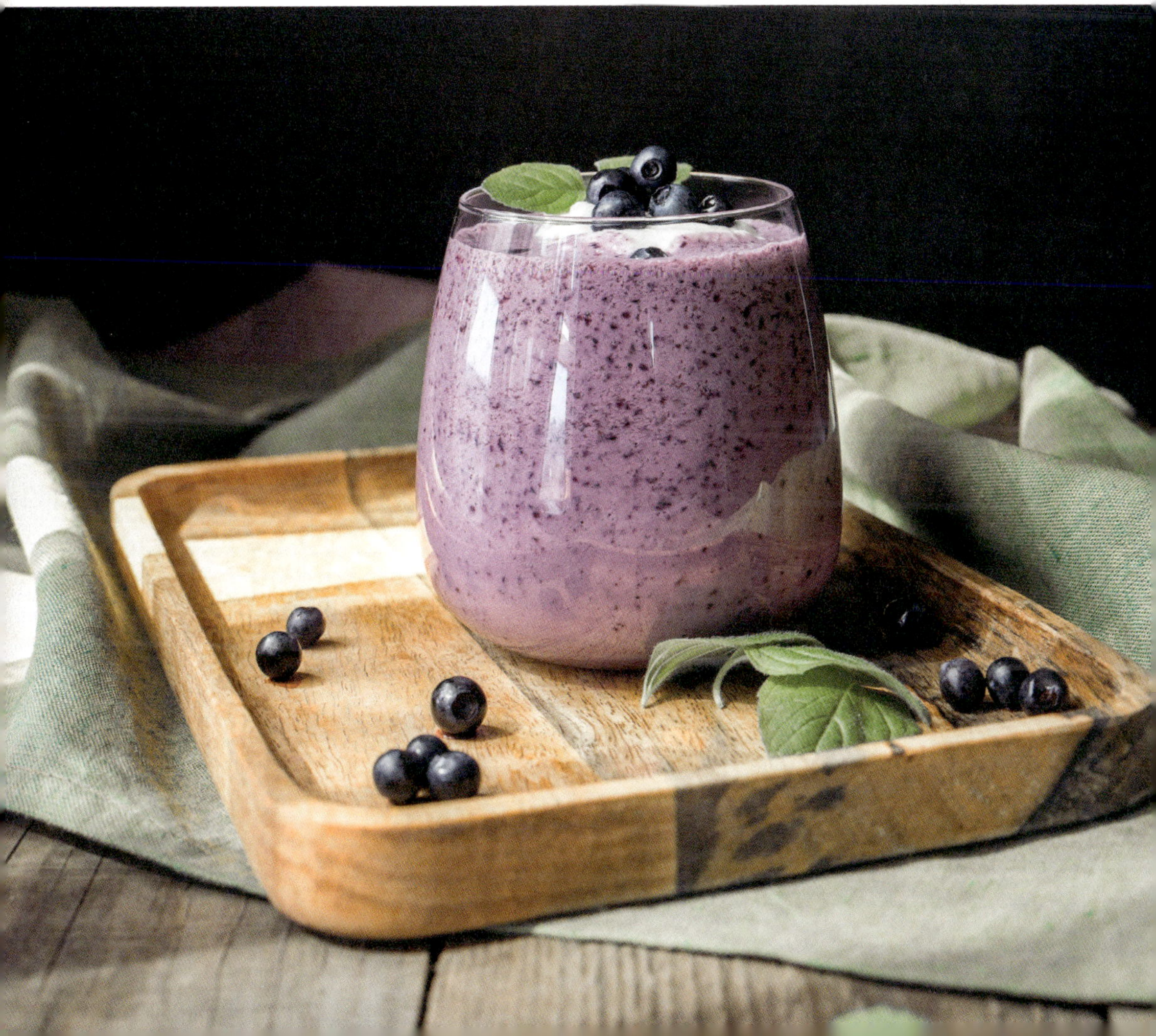

Blaubeer-Körner-Joghurt

Zutaten
3 EL Blaubeeren
2 EL Nüsse oder Sonnenblumenkerne
Naturjoghurt
Etwas Zimt oder Honig nach Belieben

1. Alle Zutaten in einer Schale mischen.
2. Nach Geschmack etwas Honig oder Zimt zugeben – und genießen.

Gefüllte Dinkelpfannkuchen

Zutaten für den Teig
30 g Dinkelmehl
70 ml Milch
1 Ei
1 Prise Salz
1 EL Olivenöl (für die Pfanne)

Zutaten für die Füllung
¼ Eisbergsalat
1 Tomate
4–5 Scheiben Gurke
¼ Zwiebel
2–3 Schnitze rote Paprikaschote

Beilagen (wahlweise)
Etwas Thunfisch, Schinken nach Wahl oder Hüttenkäse (körniger Frischkäse), Olivenöl, Salz, Pfeffer, Zaziki oder Hummus – je nach Geschmack

1. Für die Füllung Eisbergsalat, Tomate, Gurke und Paprika waschen und schneiden. Die Zwiebel schälen und etwa ein Viertel klein hacken.
2. Für den Teig Mehl und Milch in eine Schüssel geben und gut verrühren. Das Ei zugeben und nochmals gut verrühren. 1 Prise Salz zugeben.
3. 1 EL Olivenöl in eine Pfanne geben, kurz erhitzen.
4. Den flüssigen Pfannkuchenteig in die Pfanne geben und von beiden Seiten goldgelb anbraten.
5. Den fertigen Pfannkuchen auf einen Teller geben und in der Mitte das Gemüse mit den gewählten Beilagen platzieren, den Pfannkuchen aufrollen – fertig.

Hähnchen-Pasta-Pfanne

Zutaten

150 g Hähnchenbrust
4 EL Olivenöl
50–75 g Penne
Etwa 100 g Gemüse nach Wahl, zum Beispiel Brokkoli, Karotten, Erbsen oder Paprikaschote, Zwiebeln
Salz
Pfeffer
Paprikagewürz
Oregano oder italienische Kräuter

1. Die Hähnchenbrust abspülen, mit einem Papiertuch trocken tupfen.
2. 1 EL Olivenöl in die Pfanne geben und die Hähnchenbrust nach kurzem Erhitzen des Öls hineingeben. Wenn beide Seiten goldgelb angebraten sind, das Fleisch aus der Pfanne nehmen, in 1 cm dicke Streifen schneiden und wieder in die Pfanne geben.
3. Die Nudeln in einen Topf mit Wasser geben und mit 1 Prise Salz zum Kochen bringen.
4. Das Gemüse waschen und schneiden.
5. Das Fleisch aus der Pfanne nehmen und nun das Gemüse im Fett des Hähnchenfleischs anbraten.
6. 3 EL Olivenöl hinzugeben und mit etwas Salz, Pfeffer, Paprikagewürz, Oregano oder italienischen Kräutern abschmecken.
7. Wenn die Nudeln fertig sind, abgießen und auf einem Teller anrichten, Fleisch und Gemüse dazugeben.

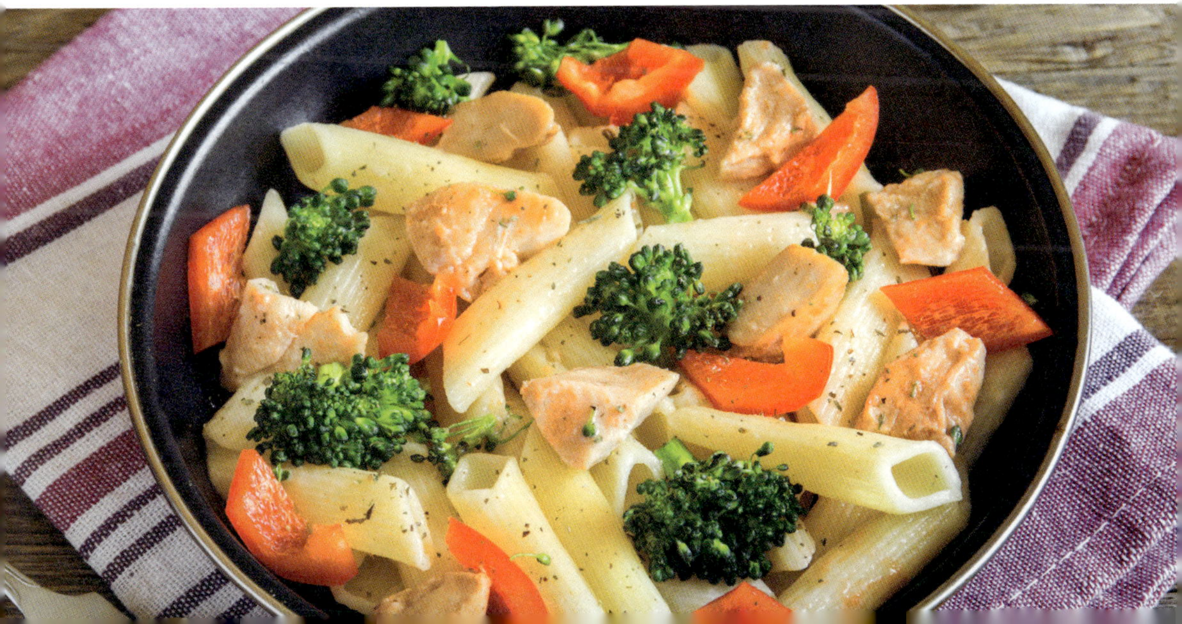

Tomate mit Mozzarella

Zutaten
2 Tomaten
1 Mozzarella-Käse
2 EL Olivenöl
4–5 Blätter Basilikum (wenn gewünscht)
Salz
Pfeffer
Oregano oder italienische Kräuter

1. Die Tomaten waschen, halbieren und die Kerne entfernen, dann in Scheiben schneiden und auf einem Teller anrichten.
2. Den Mozzarella abgießen, abspülen und ebenfalls in Scheiben oder halbe Scheiben schneiden und über die Tomaten legen.
3. Mit Öl, Basilikum und Gewürzen verfeinern.

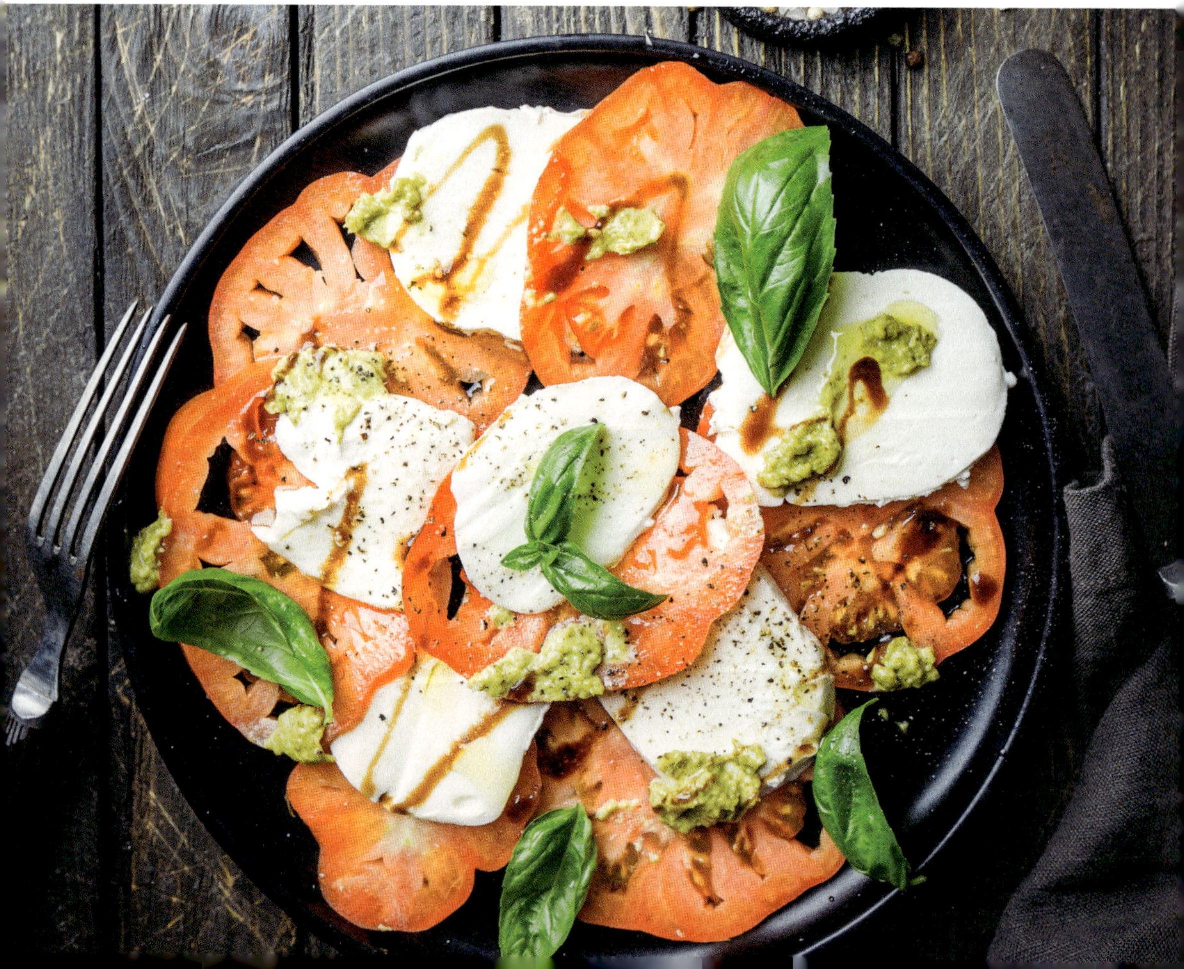

Rührei mit Tomaten und Schnittlauch

Zutaten
1 Tomate
1 EL Schnittlauch
2 Eier
Salz
Pfeffer
Paprikagewürz
Italienische Kräuter
Olivenöl

1. Die Tomate und den Schnittlauch waschen und klein schneiden.
2. Die Eier in einer Schale aufschlagen und umrühren, Gewürze beigeben.
3. 1 EL Öl in einer Pfanne kurz erhitzen, die Eier hinzufügen und ab und zu vom Pfannenboden lösen. Die Tomaten dazugeben und mit anbraten.
4. Das Rührei auf einem Teller anrichten, den Schnittlauch darübergeben.

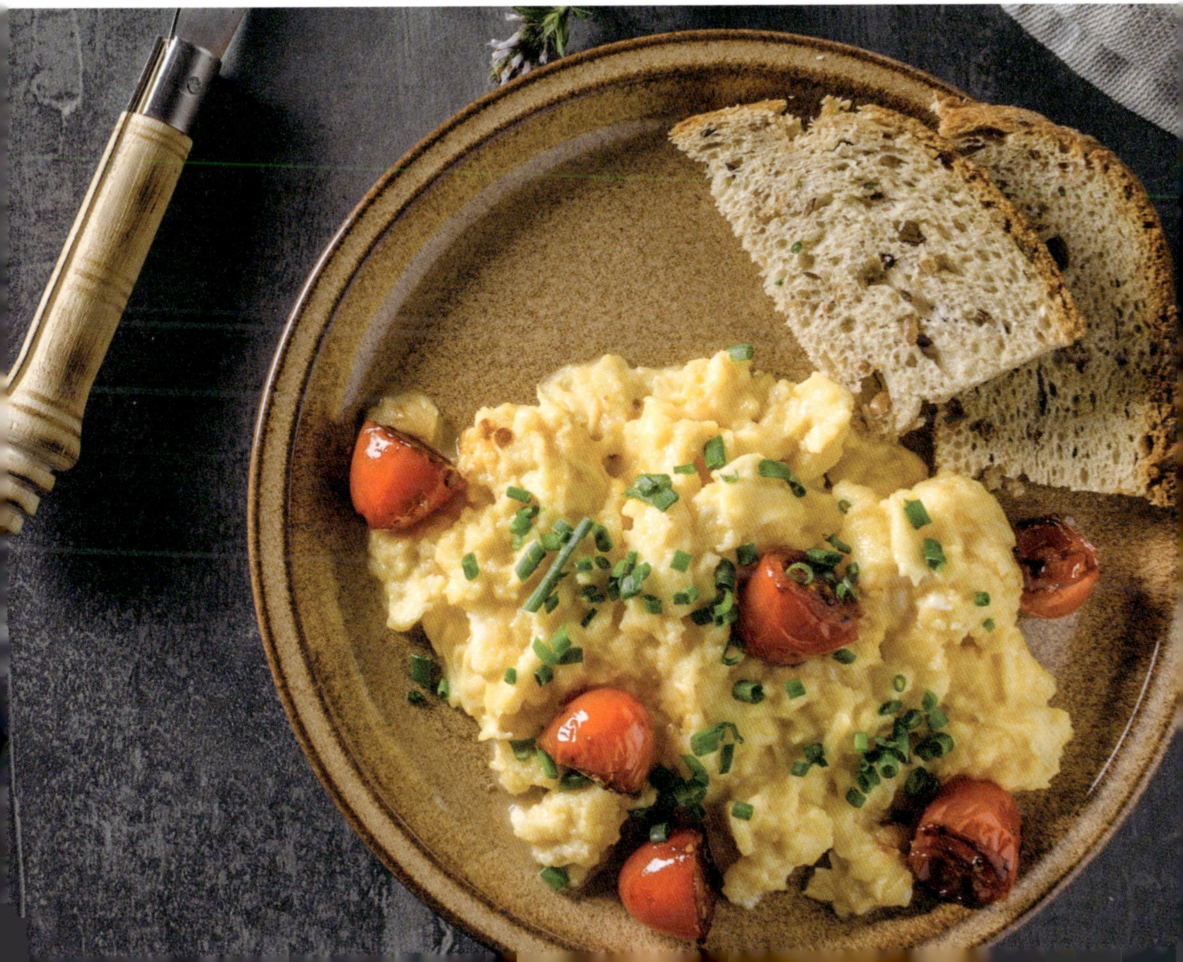

Rosmarinkartoffeln mit Kräuter-Magerquark

Zutaten

5–6 Kartoffeln
150 g Magerquark
2 EL Milch
Knoblauch und Zwiebel nach Belieben
Saft von ½ Zitrone oder Limette
1–2 EL Olivenöl
2 TL gehackter Rosmarin
Salz
Pfeffer
Italienische Kräutermischung

1. Kartoffeln schälen, abspülen und in Wasser zum Kochen bringen.
2. Den Quark in eine Schale geben. 2 EL Milch dazugeben und das Ganze cremig rühren. Nach Belieben würzen und klein gehackte Knoblauchzehe sowie Zwiebel hinzufügen. Zitronen- oder Limettensaft mit in die Schale träufeln.
3. 1 EL Olivenöl in eine Pfanne geben, erhitzen und die Kartoffeln leicht anbraten.
4. Rosmarin, Salz, Pfeffer und Kräutermischung sowie nach Belieben 1 EL Olivenöl dazugeben.
5. Kartoffeln auf einem Teller anrichten und mit dem Quark genießen.

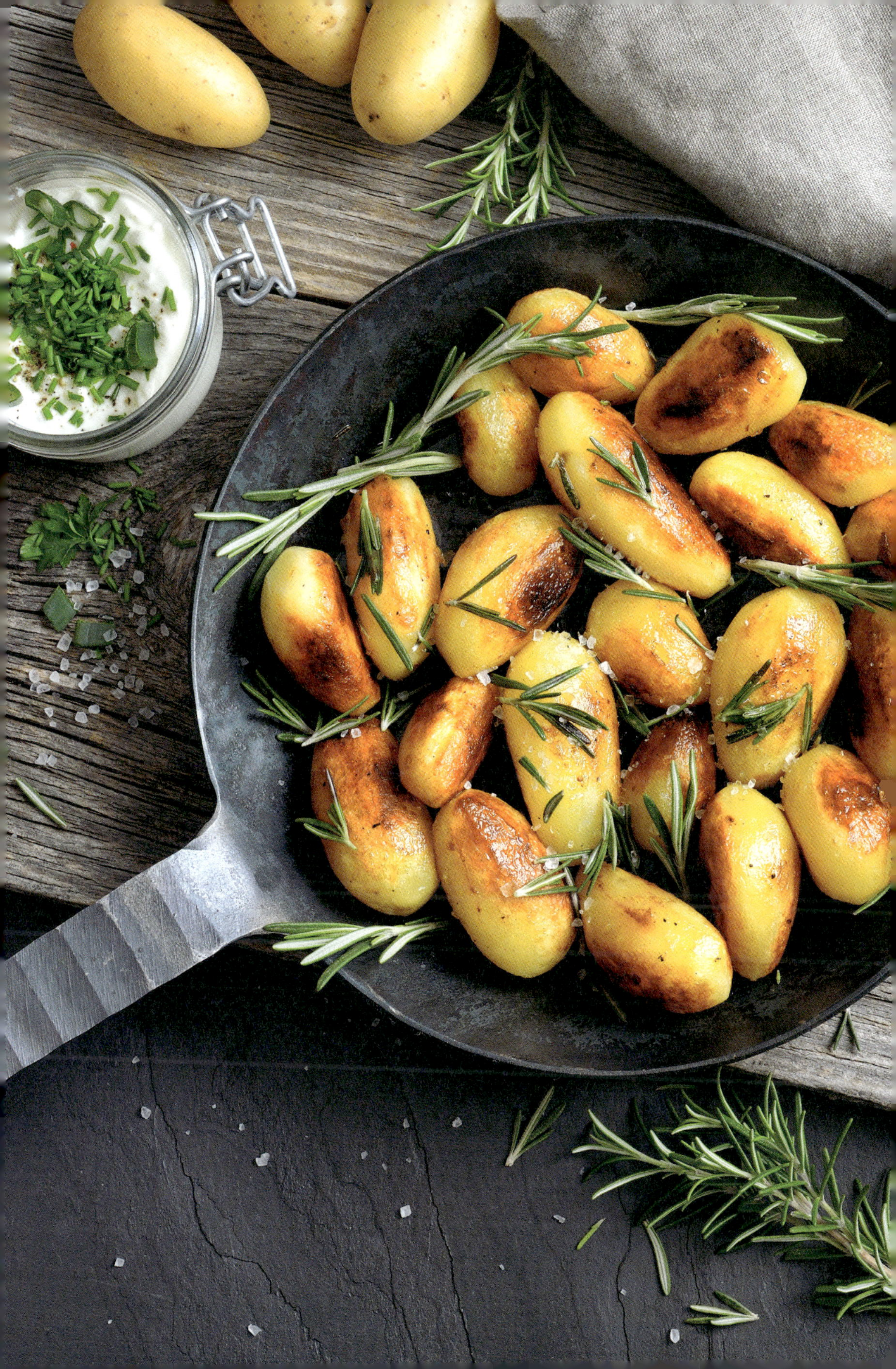

Karotten- und Paprikasticks mit Kräuter-Joghurt-Dip

Zutaten

2 große Karotten
1 rote Paprikaschote
1 Zwiebel
1 EL Olivenöl
150 g Naturjoghurt
Kräutermischung
Salz
Pfeffer

1. Karotten schälen und zu Sticks schneiden.
2. Paprika waschen, abtrocknen und ebenfalls in Streifen schneiden.
3. Zwiebel klein hacken und etwa 1 EL davon in eine Schale geben.
4. Öl und Joghurt dazugeben, umrühren und nach Belieben würzen.
5. Die Gemüsesticks auf einem Teller anrichten und mit dem Dip genießen.

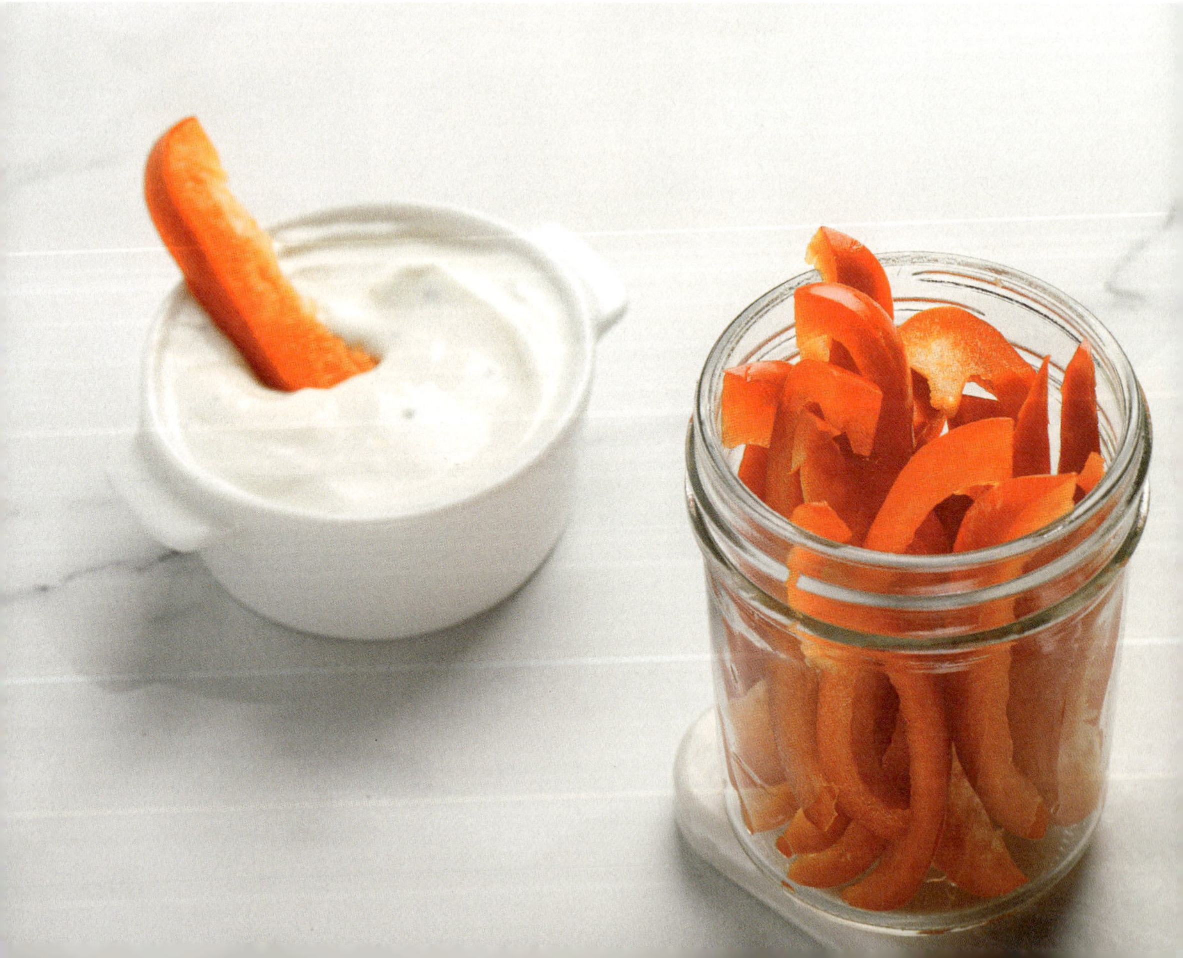

Bunter Salat mit Hüttenkäse und Leinsamen

Zutaten
Blattsalat nach Wahl
1 Tomate
1 kleine Salatgurke
1 Paprikaschote
Salz
Pfeffer
Olivenöl
1 EL Leinsamen
Italienische Kräuter
100 g Hüttenkäse
Saft von 1 Orange

1. Den Salat waschen und schneiden und etwa eine Handvoll in eine Schüssel geben.
2. Das Gemüse waschen, schneiden und in die Schale geben.
3. Salz, Pfeffer, Olivenöl, Leinsamen, Kräuter, Hüttenkäse und den Saft der Orange beigeben, umrühren und genießen.

Knäckebrot mit Käse, Gurken- und Tomatenscheiben

Zutaten
1 Scheibe Knäckebrot
1 Scheibe magerer Scheibenkäse
Einige Gurken- und Tomatenscheiben
Salz
Pfeffer

1. Das Knäckebrot mit dem Käse belegen.
2. Die Gurken- und Tomatenscheiben würzen und auf den Käse legen. Fertig!

3

DAS 30-TAGE-TRAININGS-PROGRAMM

Du bist angekommen – jetzt geht es los! Mit jeder Menge Hintergrundwissen ausgestattet kannst du noch erfolgreicher trainieren. Bevor es an die Trainingstage geht, erfährst du, wie das Konzept funktioniert, was du brauchst und wie die Vorbereitung aussieht. Dann startest du mit Tag eins. Viel Freude und Erfolg mit der Anti-Bauchfett-Formel!

SO FUNKTIONIERT DAS KONZEPT

Das Gute vorweg: Es ist kinderleicht. Im Grunde brauchst du nur jeden Tag eine Seite umblättern und das umsetzen, was dort steht. Dann noch 30 Tage dranbleiben und die Ernährungstipps berücksichtigen – und schon hast du die Anti-Bauchfett-Formel erfolgreich angewendet.

Was du für die Vorbereitung brauchst, erfährst du gleich. Die Übungen sind so zusammengestellt, dass du im Laufe des Trainings eine Steigerung wahrnehmen wirst. Dann wieder wird es in sinnvollen Abständen Tage geben, an denen du nicht trainierst, damit sich deine Muskulatur erholen beziehungsweise aufbauen kann. Die Workout-Tage sind außerdem mit dem Ausdauertraining abgestimmt, sodass es nicht zu einer Überlastung kommen kann.

Dein Körper – deine Grenzen

Wichtig ist, dass du trotz Motivation deine Grenzen einhältst. Wenn dir etwas wehtut oder du Probleme hast, tief einzuatmen, zögere nicht, zu pausieren oder das Training abzubrechen. Grundsätzlich ist das Training aber so konzipiert, dass Anfänger und Trainingseinsteiger ohne Vorerkrankungen mithalten können – auch wenn es manchmal anstrengend wird. Wenn dich ein Tagesprogramm überfordert, wiederhole die der Vortage so lange, bis du dich fit genug für neue Herausforderungen fühlst.

Ort und Zeit

Um in Ruhe trainieren zu können, wäre es gut, einen Ort in deiner Wohnung oder deinem Haus zu suchen, an dem du ungestört bist und dich wohlfühlst. Vielleicht gibt es einen Raum, in den die Sonne hineinscheint, oder eine Ecke, die du besonders magst. Sollte das Wetter mitspielen, kann dieser Ort natürlich auch draußen sein, selbst wenn du das Buch im Winter liest. Solange es trocken und sonnig ist, spricht nichts dagegen, deinen Trainingsplatz auf der Terrasse oder im Garten einzurichten. Im Sommer bei höheren Temperaturen ist dann vielleicht eher ein Plätzchen im Schatten ratsam. Wenn du keinen eigenen Garten hast, könntest du auch in einen nahegelegenen Park, auf eine Wiese oder in den Wald gehen.

Du kannst dir auch überlegen, ob du eine feste Zeit für dein Anti-Bauchfett-Training einrichtest. Eine Zeit, zu der du wirklich jeden Tag trainieren kannst. Gut geeignet als »sichere Trainingszeit« sind die Randstunden des Tages oder auch die Mittagspause, also direkt nach dem Aufstehen auf die Matte oder in die Laufschuhe.

Wenn du Familienmitglieder oder Mitbewohner hast, die zu Hause sind, während du trainierst, weihe sie in dein Vorhaben ein und sage Bescheid, wann du trainierst, damit du ungestört bleibst – oder du spornst sie an mitzumachen. Wenn du lieber allein trainierst, dann ist das auch gut – wie es dir gefällt.

Was du brauchst

Das Schöne an diesem Trainingsplan ist, dass du eigentlich nichts anschaffen musst außer ein Springseil, falls du keines zu Hause hast. In Sachen Kleidung, Schuhe und Unterlage ist die Entscheidung individuell. Nur beim Ausdauerlauftraining sind Laufschuhe zu empfehlen. Es sei denn, du bist ein Verfech-ter des Barfußlaufens – dann ist auch das in Ordnung. Bei dieser Variante ist allerdings Wald- oder Wiesenboden Pflicht – auf Beton machst du dir mit Barfußlaufen die Ge-lenke kaputt.

Bequeme Kleidung

Was die Kleidung betrifft, reichen eine bequeme Hose – unwichtig, ob lang oder kurz – und ein ebenso bequemes Oberteil. Wenn du lange Haare hast, empfiehlt es sich, die Haare während des Trainings zusammenzubinden, damit sie dich nicht stören.

Schuhe sind beim Muskeltraining kein Muss

Das Thema Schuhe hängt ein bisschen von der Empfindlichkeit deiner Gelenke ab. Wenn du leicht Probleme mit den Knien hast oder schon einmal eine Gelenksverletzung oder sogar einen Bruch erlitten hast, sind gut gefederte Schuhe ratsam. Wenn du etwas in dein Training investieren möchtest, dann am ehesten in gute Schuhe. Manche Schuhgeschäfte bieten kostenlose Laufbandanalysen an. Dabei wird dein Laufverhalten gefilmt und entsprechend deiner Art aufzutreten der perfekte Schuh für deinen Bewegungsapparat ausgewählt.

Du kannst das Muskeltraining aber auch ohne Schuhe absolvieren und diese nur zum Ausdauertraining tragen. Behalte deinen Körper im Auge. Wenn du Überlastungserscheinungen spüren solltest, lege ein paar Tage Pause ein, bis sie abgeklungen sind, und steige dann mit Trainingsschuhen wieder ein.

Die Unterlage: Hauptsache, rutschfest

Auch bei der Wahl der Unterlage kommt es auf deine Gelenke an. Wenn du unempfindlich bist, kannst du auch auf dem Teppich oder – solltest du draußen trainieren – auf dem Rasen deine Übungen machen. Theoretisch ist auch ein Holz- oder Laminatboden in Ordnung. Nicht geeignet ist eine Decke auf einem rutschigen Boden – Verletzungsgefahr! Eine Decke zur Verstärkung auf dem Teppichboden unterzulegen ist kein Problem. Wenn es dir angenehmer ist, benutze am besten eine Matte.

Erlaubt ist, was gefällt. Mache dein Training zu deinem Moment.

Da wir die Trainingseinheiten mit einer Yogasequenz beginnen, wäre es ratsam, eine Yogamatte statt einer Trainingsmatte zu wählen, da die Yogamatten meist länger sind. Das ist aber kein Muss – jede Übung lässt sich auch auf einer kürzeren Matte trainieren.

Timer, Stoppuhr, Eieruhr – die Zeit im Blick behalten

Da manche Übungen erfordern, dass du die Zeit im Blick hast, empfiehlt sich eine Stoppuhr am Handy oder eine externe Stoppuhr, eine Eieruhr oder was auch immer du zur Verfügung hast.

Genug Wasser bereitstellen

Die beste Weise, um Flüssigkeit während des Trainings aufzunehmen, ist, Wasser zu trinken. Ich habe bereits erwähnt, dass ich aus verschiedenen Gründen ein Befürworter von einfachem Leitungswasser bin. Du kannst dir also eine Trainingsflasche mit Leitungswasser an deinem Trainingsort bereitstellen – oder mit Mineralwasser, wenn du dies bevorzugst. Die Trainingseinheiten zum Muskelaufbau sind anfangs nicht besonders lang, sodass du wahrscheinlich keine ganze Flasche benötigen wirst. Dennoch ist es ratsam, über den Tag verteilt mindestens zwei Liter zu trinken.

Sauerstoff ist Powerstoff

Sauerstoff ist einer der essenziellsten Grundbaustoffe für den menschlichen Stoffwechsel. Aufgrund dieser hohen Priorisierung hat die Evolution die Sauerstoffgewinnung auch automatisiert. »Wir werden geatmet«, könnte man sagen, denn die Atmung wird zur Sicherheit über die *Medulla oblongata* gesteuert – einen Gehirnbereich, der für Aufgaben wie Herzschlag, Reflexe und eben die Atmung zuständig ist. Je mehr Sauerstoff du deinem Körper zur Verfügung stellst, desto mehr Kraft hast du. Die kleinen Kraftwerke in den Zellen, die Mitochondrien, verbrauchen nämlich Sauerstoff, um daraus Energie zu erzeugen. Bereits 20 Minuten Frischluft wirken so kräftigend wie eine Tasse Kaffee. Wenn es geht, kannst du dein Training also gerne draußen oder am offenen Fenster absolvieren. Wenn du drinnen trainierst, ist es ratsam, vor Trainingsbeginn zumindest einmal für fünf Minuten zu lüften.

Musik als Motivation

Wie bei allen Variablen der Trainingsgestaltung gilt auch beim Thema Musik: Wie es dir gefällt. Es gibt wirklich gute, motivierende Trainingsmusik im Internet. Wenn du zu Hause trainierst und den Timer oder die Stoppuhr auf dem Handy benutzt, könntest du eventuell über einen Laptop oder einen internettauglichen Fernseher Musik einspielen. Wenn du niemanden stören möchtest, sind Kopfhörer (am besten kabellose) hilfreich. Unter den Suchbegriffen »Fitnessmusik«, »Trainingsmusik« oder »Fitnessmotivation« gibt es Musik, die vom Tempo her gut zu Ausdauer- und Muskeltraining passt. Die beste Musik ist aber natürlich die eigene Lieblingsmusik. Du trainierst lieber ohne Musik? Kein Problem. Hauptsache, du trainierst.

AUSDAUERTRAINING – DER ABNEHMTURBO

Ausdauertraining ist eine der Königsdisziplinen körperlicher Aktivität und neben den Kraftübungen, die du ab Seite 137 ausführlich erklärt bekommst, ein wichtiger Bestandteil deines Anti-Bauchfett-Programms. Doch sie hat diesen Rang nur verdient, wenn du sie richtig machst, insbesondere, wenn du die Trainingszeiten so gestaltest, dass du auch einen Effekt erzielst.

Atem- und Herzfrequenz

Das Wichtigste hierbei ist, die Steuergröße für das Ausdauertraining zu nutzen, und das ist die Atemfrequenz. Trainiere im aeroben Bereich, also dem Bereich, in dem die Atemfrequenz das Blut mit möglichst viel Sauerstoff anreichert. Bei den meisten Menschen wird dieser Bereich ganz automatisch erreicht, wenn sie beim Lauf vier Schritte lang ein- und vier Schritte lang wieder ausatmen. Ganz sichergehen kannst du über einen Herzfrequenzmesser. Einfache Rechnung: 180 minus Lebensalter und dann nicht oberhalb der errechneten Zahl trainieren. Wenn du also 45 Jahre alt bist, rechnest du 180 minus 45, macht 135. Heißt: Nicht oberhalb einer Herzfrequenz von 135 trainieren und du befindest dich im effektiven aeroben Bereich. Das einfache Zählwerkzeug ist oft gut genug. Ein anderer Messwert ist, ob du dich während des Laufs noch gut mit deinem Laufpartner oder deiner Laufpartnerin unterhalten kannst. 80 Prozent des Trainings sollten in diesem Bereich liegen. Die restlichen 20 Prozent dürfen sich ruhig darüber befinden, da darfst du dich auspowern. Sei es, dass du beim Lauf oder mit dem Rad hügeliges Gelände wählst oder beim Schwimmen den einen oder anderen Endspurt hinlegst.

Regeneration und richtige Durchführung

Auch Pausen sind ein wichtiges Tool für ein effektives Ausdauertraining. Die Faustformel ist: Anfänger mindestens 36 Stunden Pause, Trainierte mindestens 24 Stunden Pause. Also immer eher jeden zweiten Tag als jeden Tag trainieren, denn der Körper braucht seine Regenerationszeit. Die beste Vorbereitung für ein effektives Anti-Bauchfett-Ausdauertraining ist, gut hydriert zu sein, also schon vorher genug Wasser getrunken zu haben, damit der Körper möglichst lange durchhält. Denn beim Ausdauertraining gilt: Länger ist besser. Laufe also lieber gemächlich und halte länger durch, denn dann wird die Fettverbrennung in größerem Umfang angekurbelt.

Was ich leider oft beim Ausdauertraining sehe, ist starke Überforderung. Laufen, bis einem übel wird, man lila anläuft, so außer Puste ist, dass man nur noch keuchend das Ziel erreicht. Total falsch! Eine wichtige Messlatte ist die subjektive Unterforderung. Hierfür hilft als Orientierung die Borg-Skala. Der beste Wert ist »etwas anstrengend«. Wer sich beim Ausdauertraining so einordnen würde, macht es richtig.

RPE-Wert *(Rate of Perceived Exertion)*	Belastungsempfinden
6	
7	sehr, sehr leicht
8	
9	sehr leicht
10	
11	leicht
12	
13	etwas anstrengend
14	
15	anstrengend
16	
17	sehr schwer
18	
19	sehr, sehr schwer
20	

Mit der Borg-Skala kann das subjektive Belastungsempfinden gemessen werden.

Dein Ausdauerprogramm

Wenn du dich an den Trainingsplan der Anti-Bauchfett-Formel hältst, trainierst du jeden Tag. Normalerweise solltest du wie zuvor beschrieben nur jeden zweiten Tag trainieren. Da mit diesem Programm aber ein Startimpuls gegeben werden soll, setze die Trainingsfrequenz erst nach den 30 Tagen auf jeden zweiten Tag zurück. Dafür ist der Impact jeder Trainingseinheit so abgestimmt, dass dem Körper genug Zeit für Regenerationsprozesse bleibt. Gleichzeitig ist der Trainingseffekt dennoch hoch genug, um in 30 Tagen wirklich etwas zu bewegen. Als Ausdauertraining kommen Laufen, Walken, Schwimmen und Radfahren infrage. Am effektivsten ist es, wenn du jeden dritten Tag eine Einheit Ausdauertraining in dein Training einbaust.

DEINE CHALLENGE: TAG 1 BIS 30

Wenn du alles bereitgestellt hast, dich fit fühlst und gerade keine Erkältung hast, dann kann es jetzt losgehen. Ab auf die Matte, den Rasen oder wo auch immer du trainierst. Vielleicht möchtest du dein Mobiltelefon noch auf lautlos oder Flugmodus stellen. Viel Erfolg mit der Anti-Bauchfett-Formel!

Start in den Tag: Sonnengruß

Los geht es ab jetzt jeden Tag mit dem Sonnengruß – eine fließende Abfolge von dehnenden Übungen, die den Körper optimal auf das Muskel-Workout und auch auf die Ausdauereinheiten vorbereiten. Die Sequenz wird normalerweise dreimal durchlaufen, es sei denn, es handelt sich um einen Pausetag, dann reicht einmal. Die Anleitung findest du ab Seite 139 – hier siehst du einmal alle Übungen auf einen Blick.

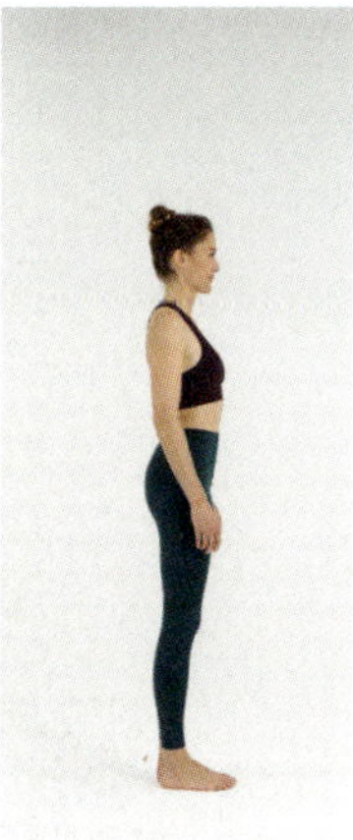
Aufrechter Stand

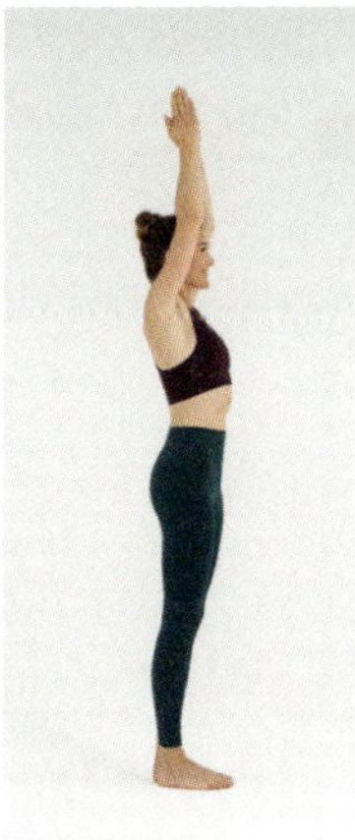
Gestreckter Stand

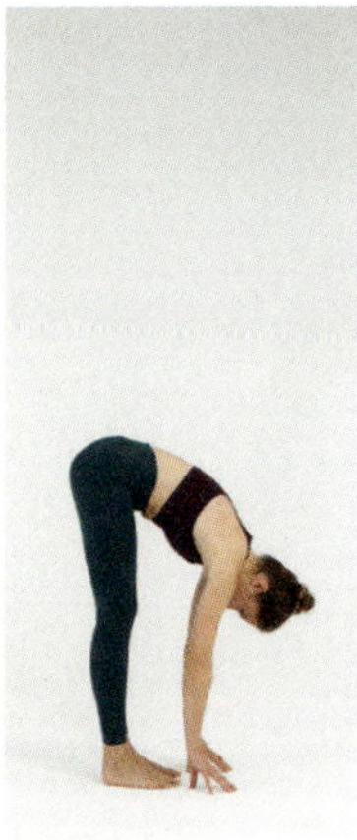
Gebeugter Oberkörper

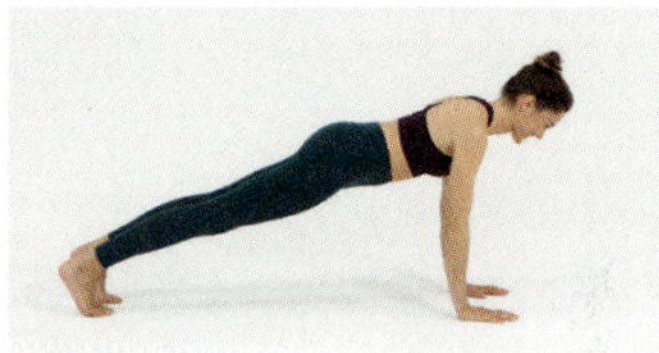
Schiefe Ebene

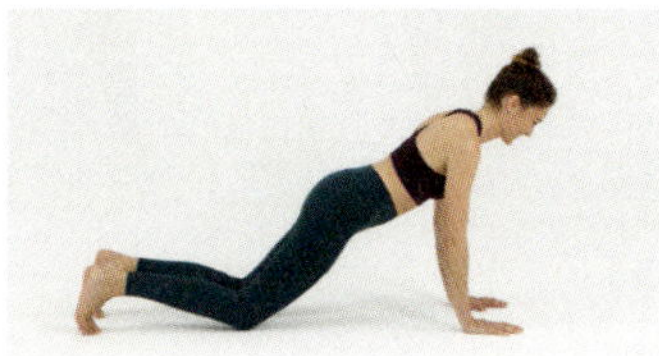
Beine anwinkeln

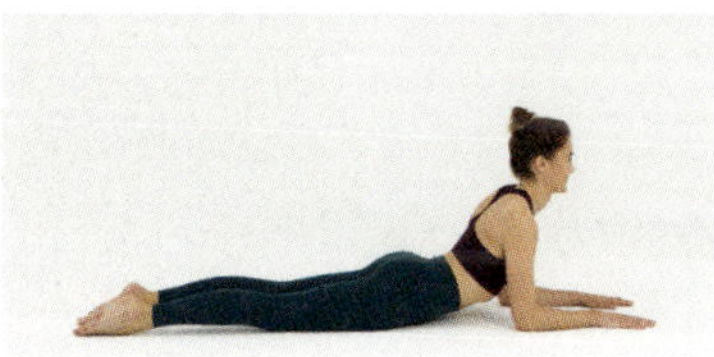
Kleine Kobra

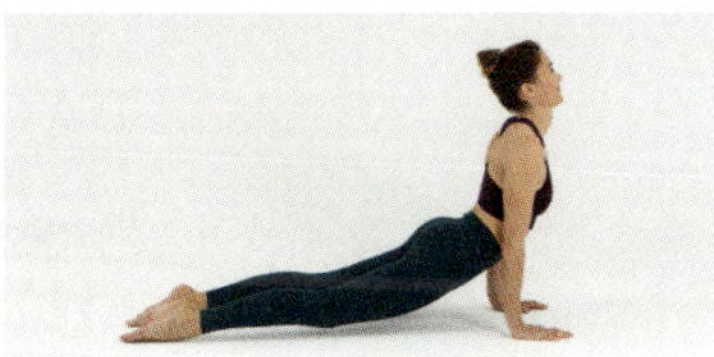
Kobra

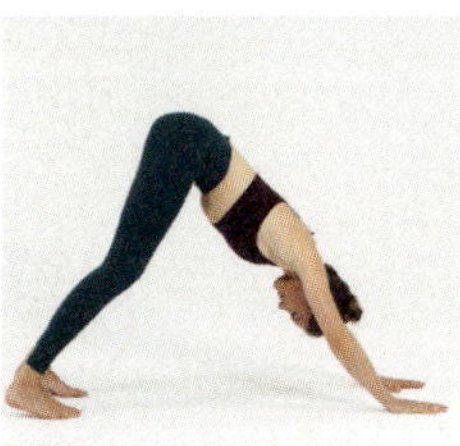
Herabschauender Hund

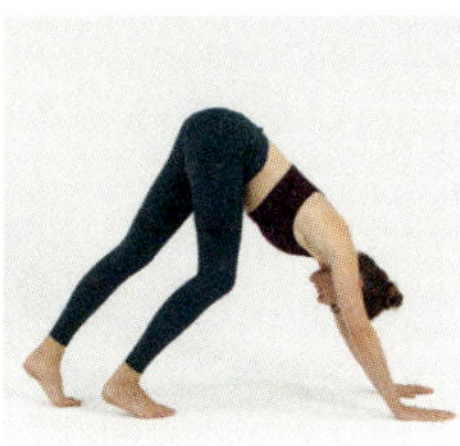
Nach vorn laufen

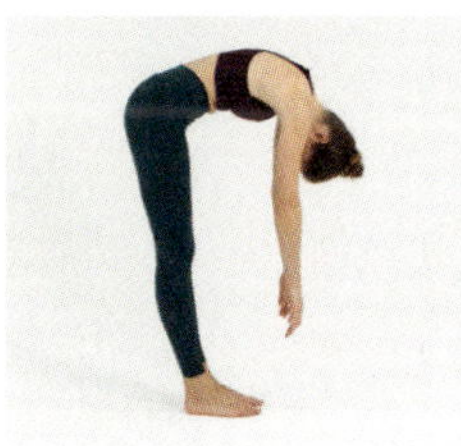
Aufrichten

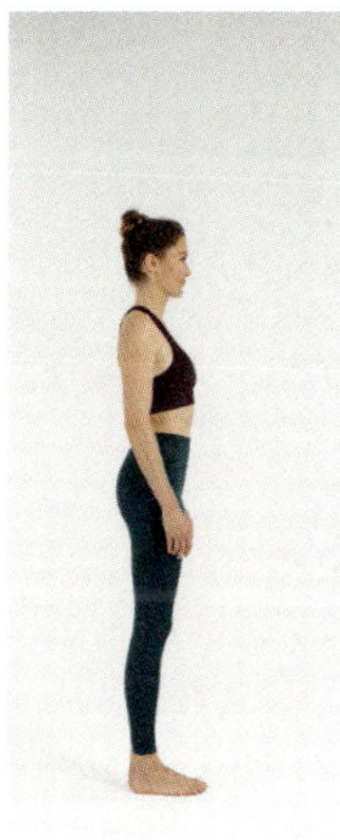
Aufrechter Stand

Tag 1

Das Warm-up startet mit der **Yogasequenz »Sonnengruß«**. Solltest du dir unsicher sein, wie die Übungen ausgeführt werden, kannst du dir die Anleitung ab Seite 139 durchlesen. Führe die Abfolge **3-mal** durch.

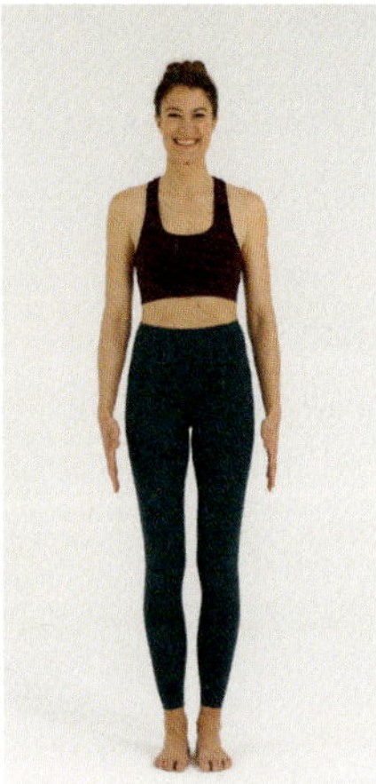

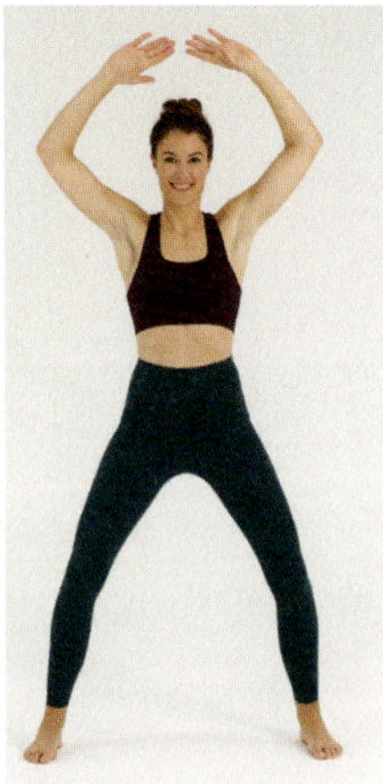

Zusätzlich solltest du Muskeln und Bänder und auch den Kreislauf noch etwas mehr auf das Training vorbereiten und dir mit **10 Jumping Jacks** (siehe Seite 142) einheizen.

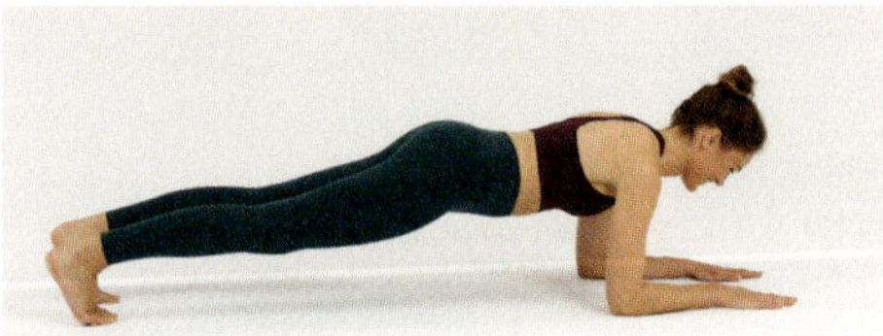

Dann starte dein Training mit der **Plank-Stellung** (siehe Seite 147). Halte die Position für **1 Minute**.

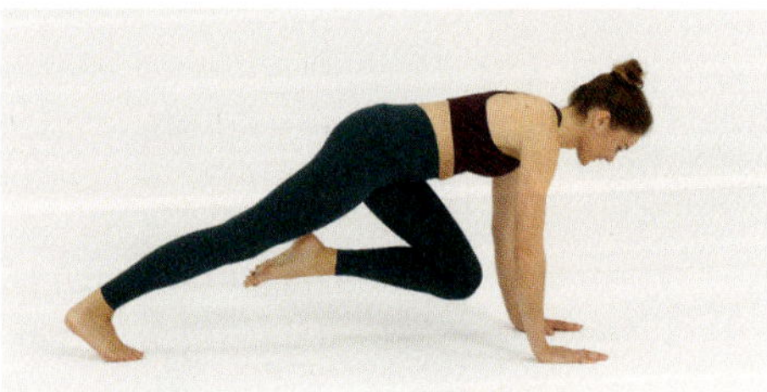

Aus der Plank-Haltung gehe über ins **Plank-Running** (siehe Seite 148) für **30 Sekunden**.

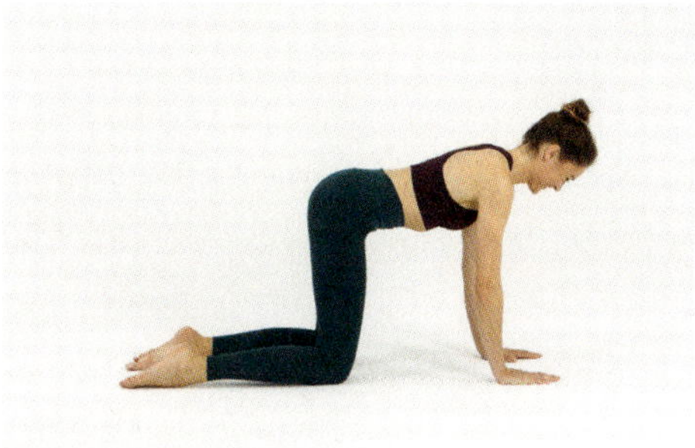
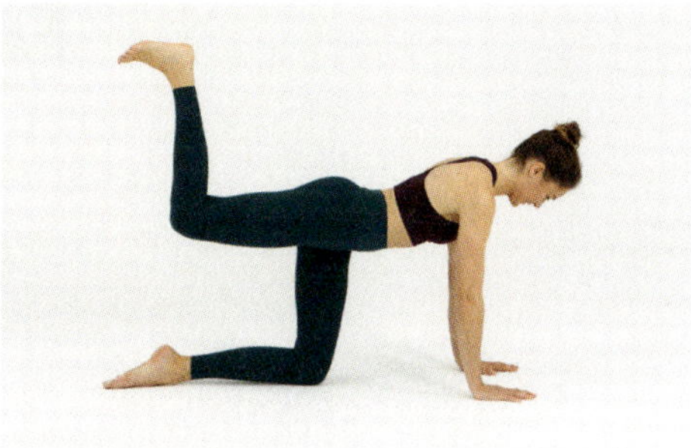

Jetzt setze die Knie einfach am Boden ab, stelle die Handflächen auf und gehe in die **Leg-lifts im Vierfüßlerstand** (siehe Seite 156) über. Führe pro Seite **5 Stück** aus.

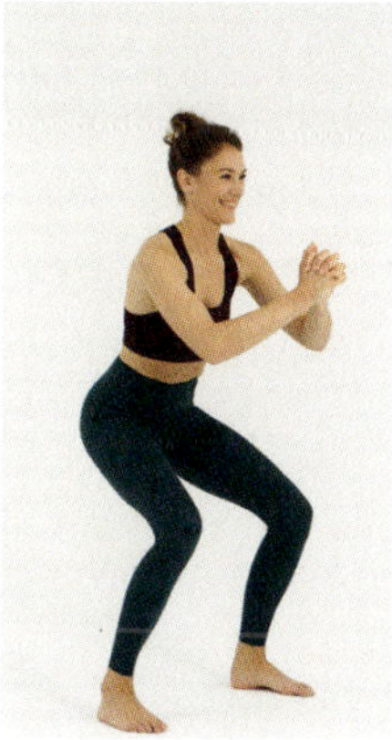
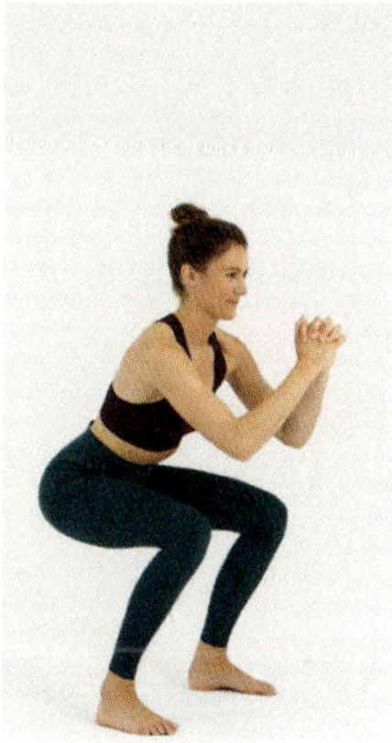

Es folgen **3 Runden** (siehe Seite 157) à **10 Squats** und **10 Sekunden Pause**.

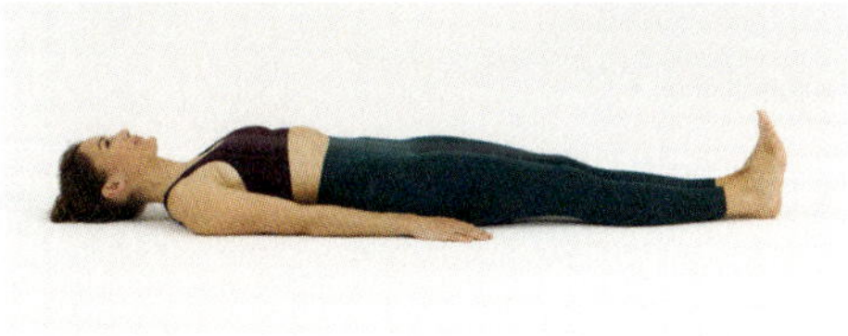

Zum Schluss gibt es eine Powereinheit für den Bauch, die **Beinheber** (siehe Seite 166): **10 Stück** ausführen, dann **10 Sekunden Pause** einlegen und das Ganze **2-mal** wiederholen.

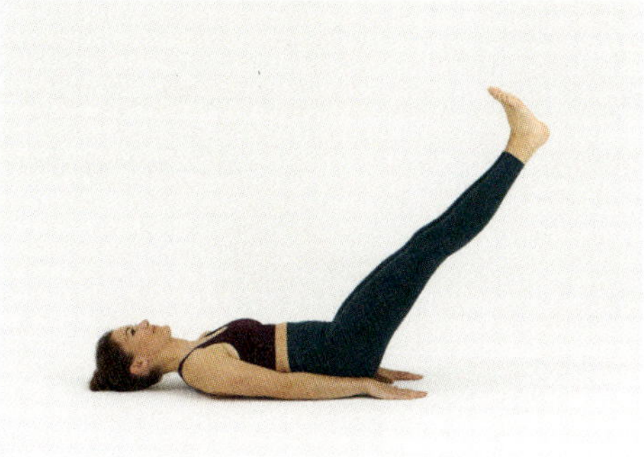
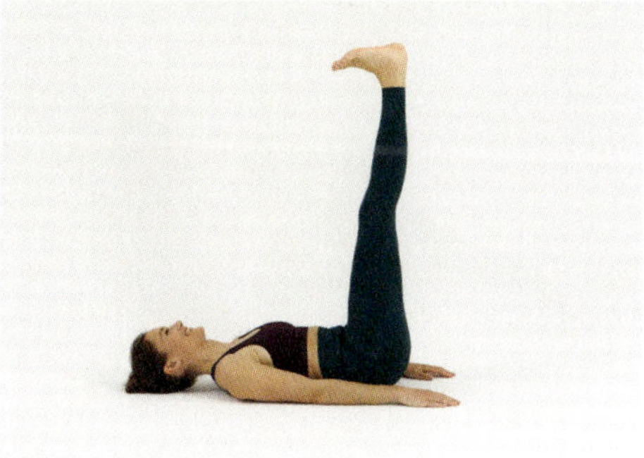

Tag 2

Auch heute starte mit dem Sonnengruß, den du gern zu deiner täglichen Routine werden lassen darfst. Unzählige Studien beweisen, wie wirksam diese sanfte Trainingsform für Körper und Seele ist. Yoga fördert den Stressabbau, also den Abbau des Dickmacherhormons Cortisol, und ist somit der perfekte Helfer für die Anti-Bauchfett-Challenge. Das Stresshormon Cortisol ist nicht nur ein Dickmacher, sondern wird auch mit depressiven Verstimmungen und Erschöpfung in Verbindung gebracht.

Und los geht's: **3-mal den Sonnengruß** (siehe ab Seite 139) üben. Genieße die tiefen Stretch-Positionen.

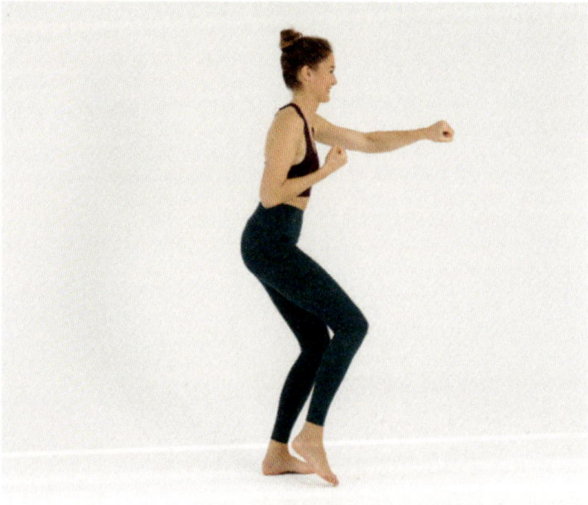

Um den Kreislauf noch etwas mehr anzukurbeln, gibt es heute eine Runde **Box-Runnings** (siehe Seite 145) zum Einstieg: **1 Minute** lang.

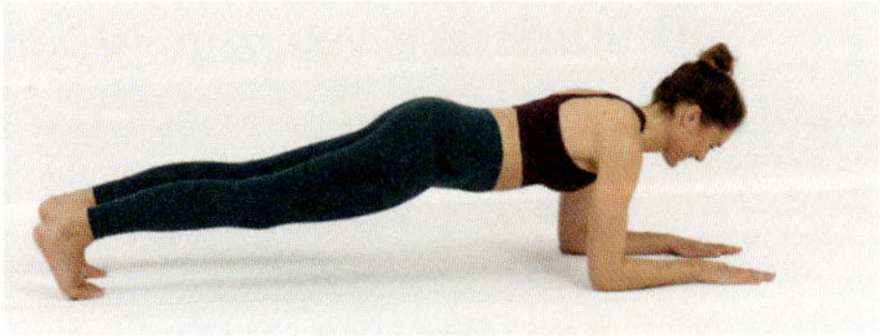

Dann gehe über in die **Plank-Stellung** (siehe Seite 147) und halte die Position für **1 Minute**.

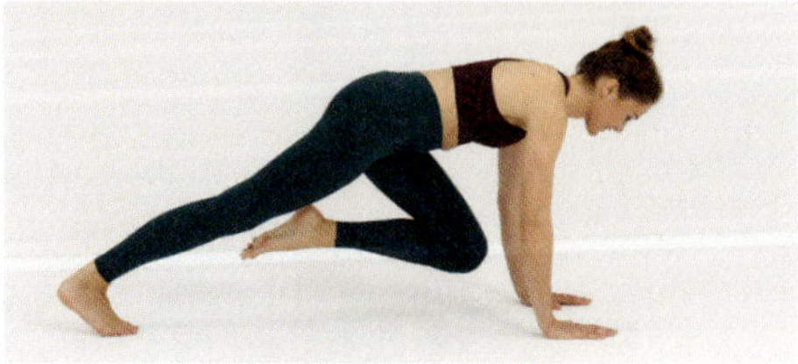

Auch heute folgen darauf die **Plank-Runnings** (siehe Seite 148) für **30 Sekunden**.

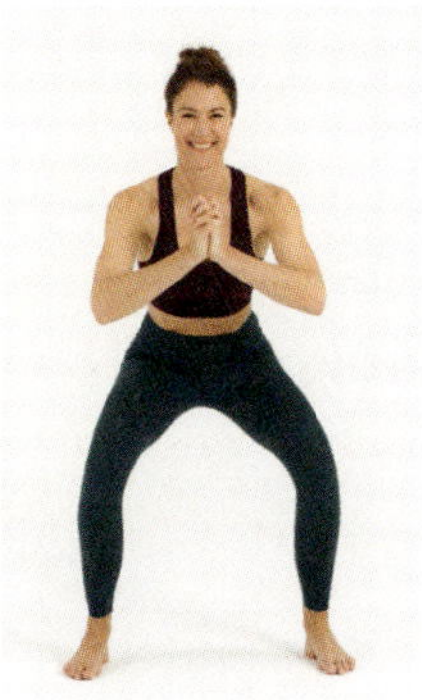
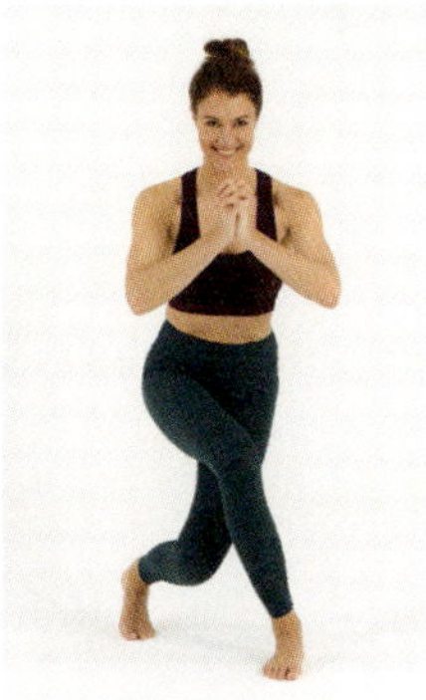

Anstelle der Leglifts nimm dir heute die **Curtsy Squats** vor (siehe Seite 158). Jeweils **5 zu jeder Seite** ausführen, nach **5 Sekunden Pause 2-mal** wiederholen.

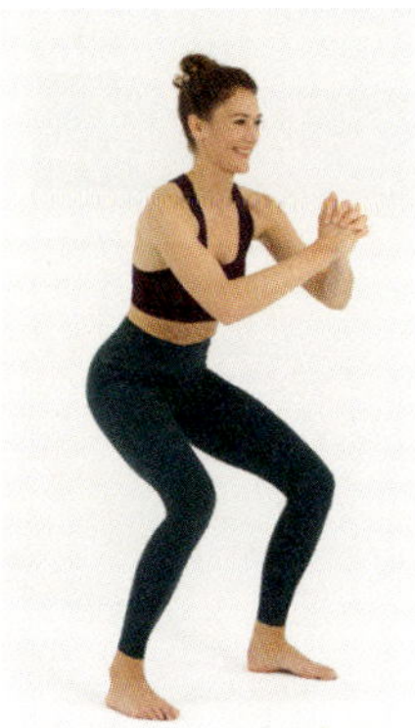
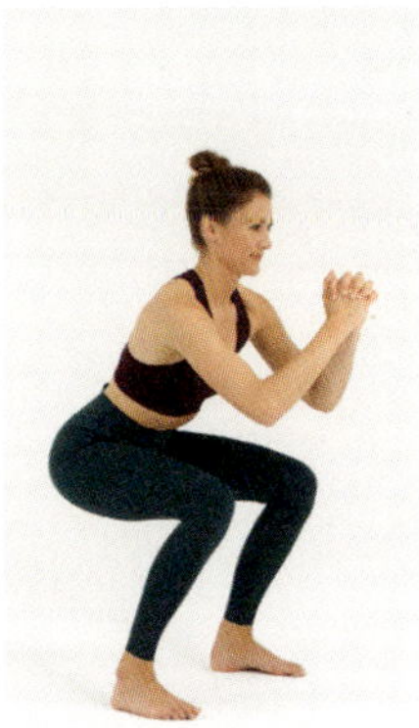

Jetzt kommen **3 Runden** (siehe Seite 157) à **10 Squats** und **10 Sekunden Pause**.

Es folgen **20 Sit-ups** (siehe Seite 161). Lege **10 Sekunden Pause** ein und wiederhole den Satz **2-mal**.

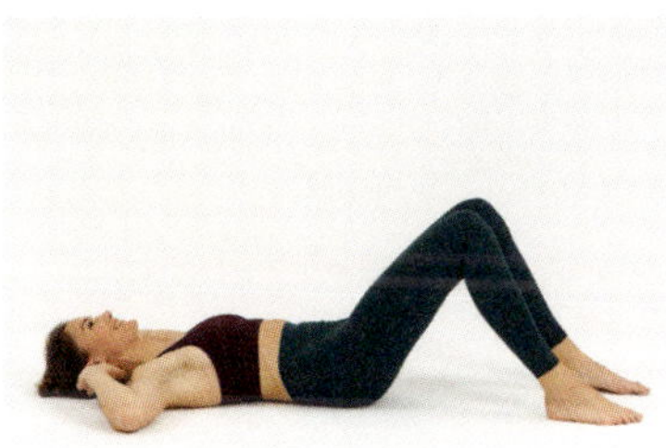
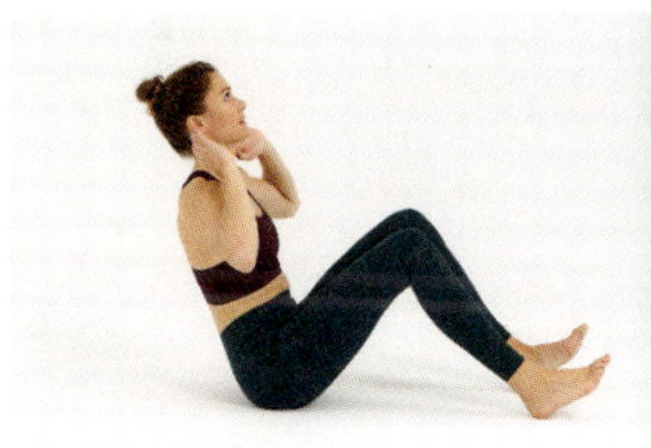

Zum Schluss gibt es eine knackige Powereinheit für den Bauch: **10 Crunches** (siehe Seite 162), **10 Sekunden Pause** und das Ganze **2-mal** wiederholen.

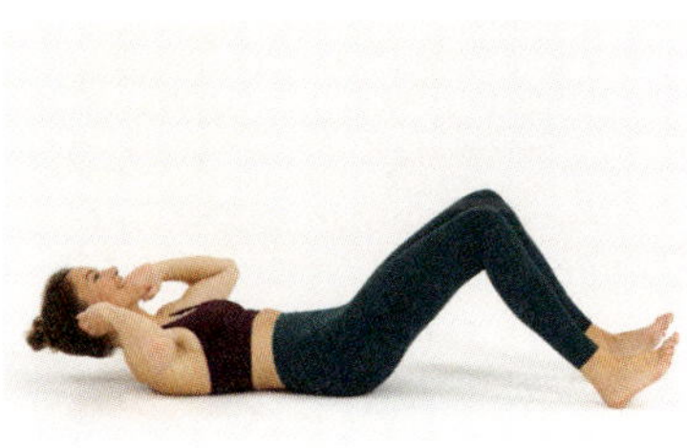
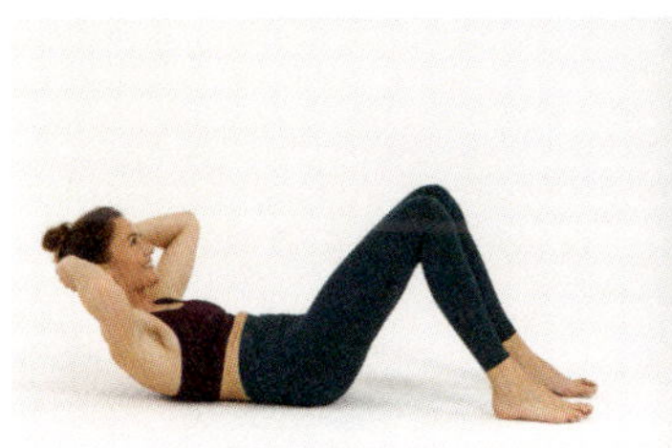

Tag 3

Resultate sieht man nach dem ersten und zweiten Tag natürlich noch nicht, aber ohne diese beiden Tage wirst du nicht bei Tag 30 ankommen. Ausreden verbrennen keine Kalorien, also ran an den Speck, mit **einer entspannten Runde Sonnengruß** (siehe ab Seite 139).

Heute ist der erste Tag mit einer **20-minütigen Ausdauereinheit** – egal ob du walkst, läufst, schwimmst oder radelst.

Tipp

Vielleicht hast du einen Freund, einen Nachbarn, ein Familienmitglied, einen Hund oder sonst jemanden, der dich bei deiner Trainingseinheit heute begleiten kann. Zu zweit oder sogar in der Gruppe ist man manchmal motivierter. Wenn du lieber allein trainierst, ist das genauso gut. Dein Training, deine Regeln.

»Erfolgreich zu sein setzt
zwei Dinge voraus:
klare Ziele und den brennenden
Wunsch, sie zu erreichen.«

Johann Wolfgang von Goethe

Tag 4

Heute geht es wieder auf den Boden und wird etwas knackiger. Aber zunächst starte wieder mit dem **Sonnengruß** (siehe ab Seite 139) und wiederhole ihn **3-mal**.

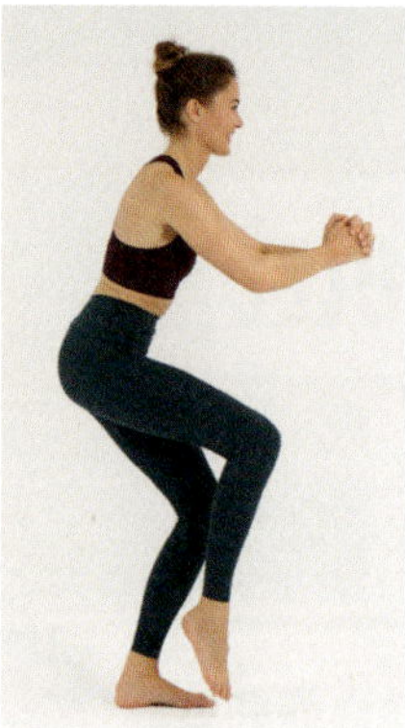
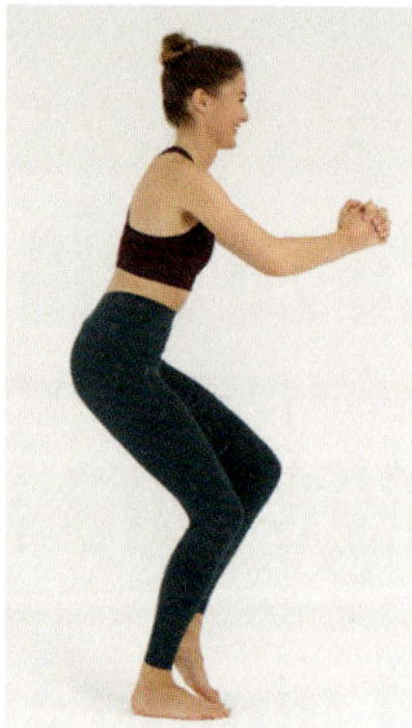

Dann gehe über in die **Runnings** (siehe Seite 144): **2 Minuten**.

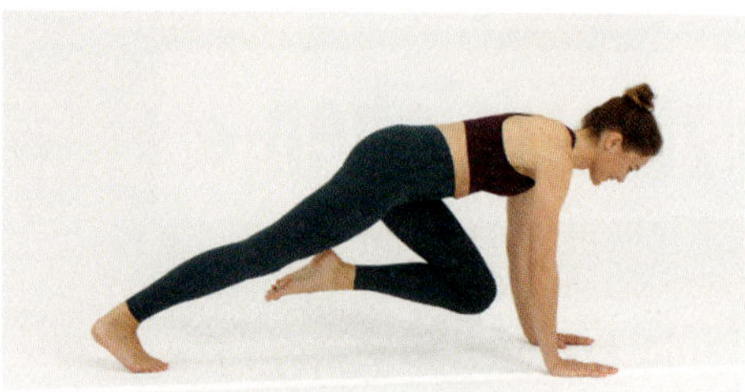
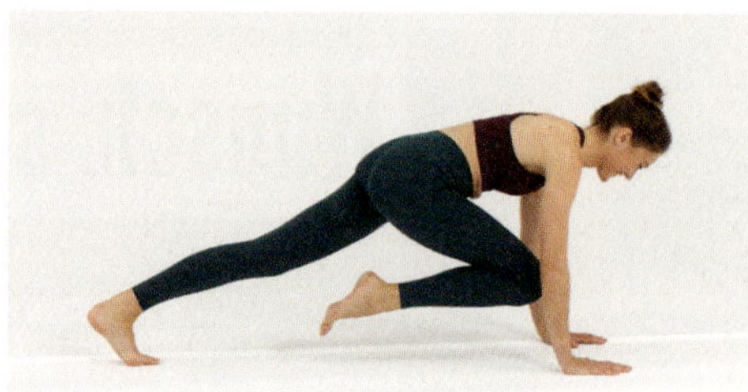

Jetzt sind alle Muskeln und Sehnen gut gestretcht und aufgewärmt. Weiter geht's mit den **Plank-Runnings** (siehe Seite 148): **30 Stück** ausführen, nach **10 Sekunden Pause** **1-mal** wiederholen.

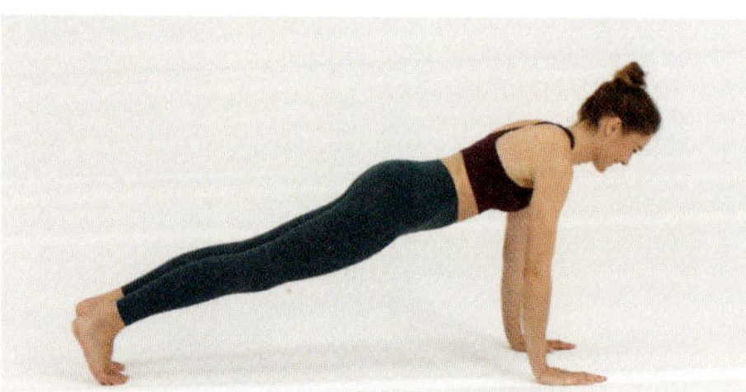
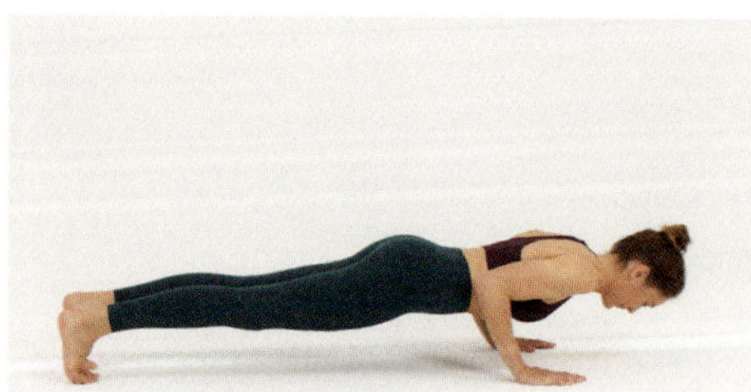

Du kannst in dieser Position bleiben, denn jetzt geht es an die **Push-ups** (siehe Seite 149): Nach **10 Stück** **10 Sekunden Pause** einlegen, anschließend **1-mal** wiederholen.

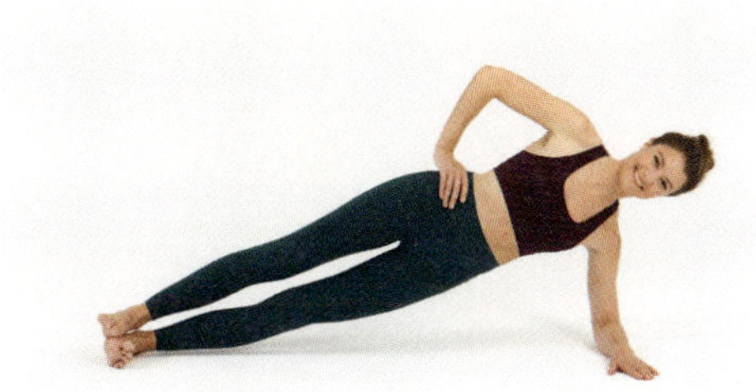
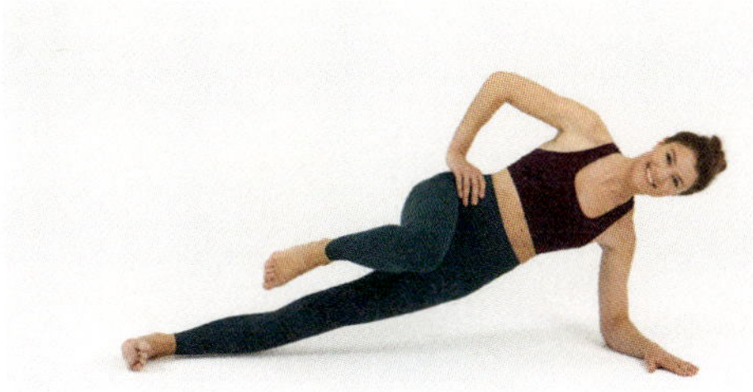

Von hier geht es weiter mit dem **Seitstütz-Knieheber** (siehe Seite 151): **10 Stück**, nach **20 Sekunden Pause** die Seite wechseln.

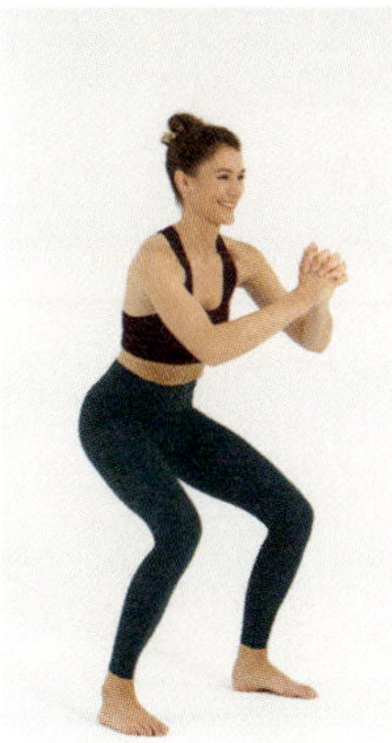
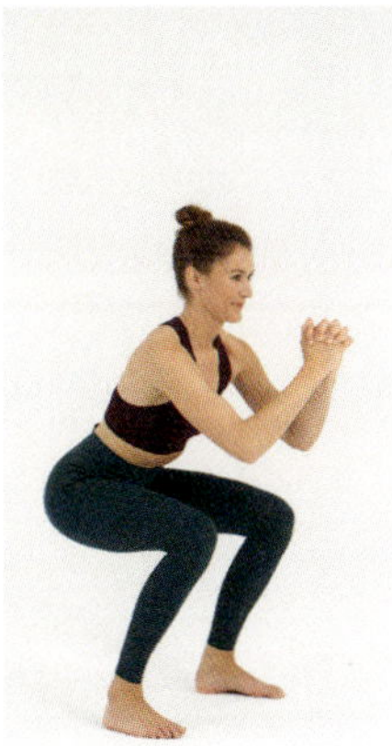

Anschließend **30 Squats** (siehe Seite 157) ausführen, nach **10 Sekunden Pause** weitere **30 Squats** absolvieren.

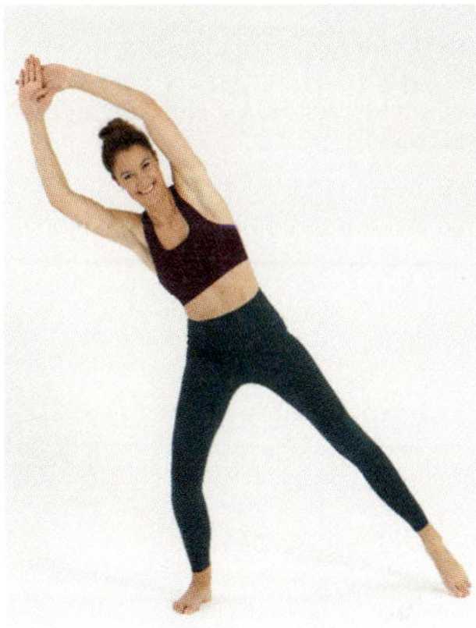
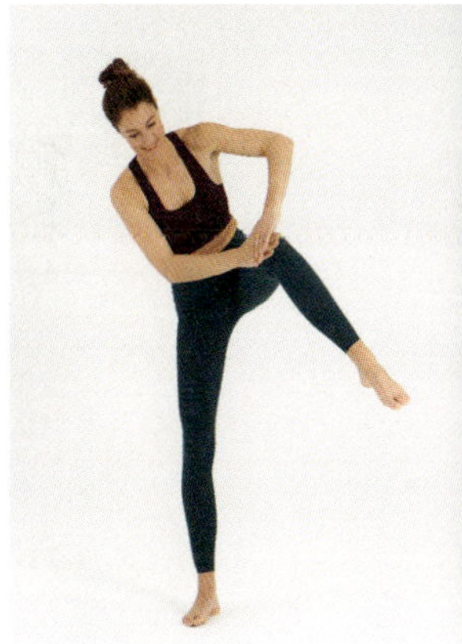

Jetzt kommt der **schräge Kneelift** (siehe Seite 159) hinzu: **20 Lifts pro Seite**, nach **10 Sekunden Pause** die Seite wechseln.

Und zum Schluss folgt deine Powereinheit für den Bauch mit Sit-ups (siehe Seite 161): Nach **20 Sit-ups 10 Sekunden Pause** einlegen und den Satz **2-mal** wiederholen.

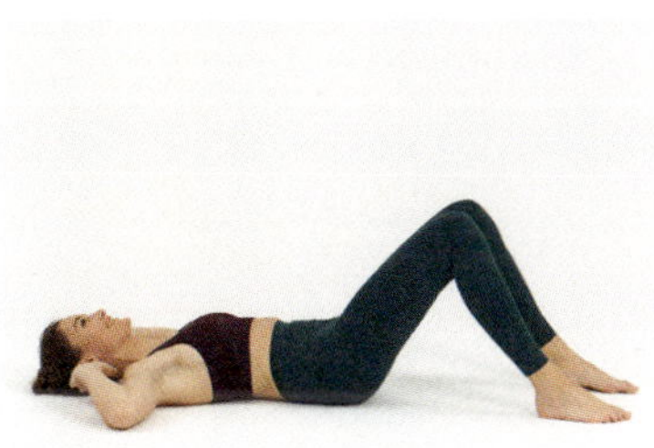
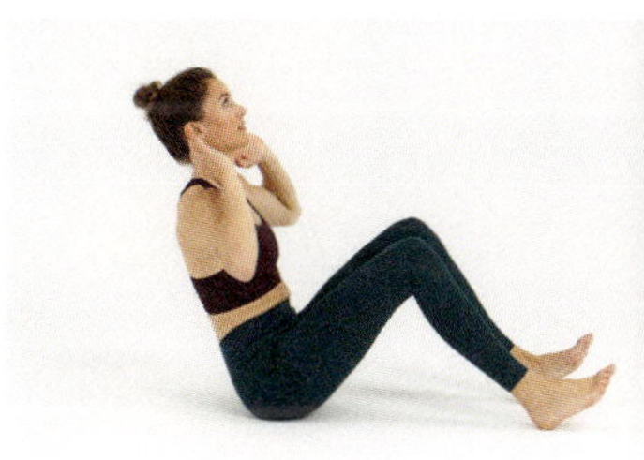

Pro Seite **20 Crunches** (siehe Seite 162) ausführen, nach **10 Sekunden Pause 10 weitere**.

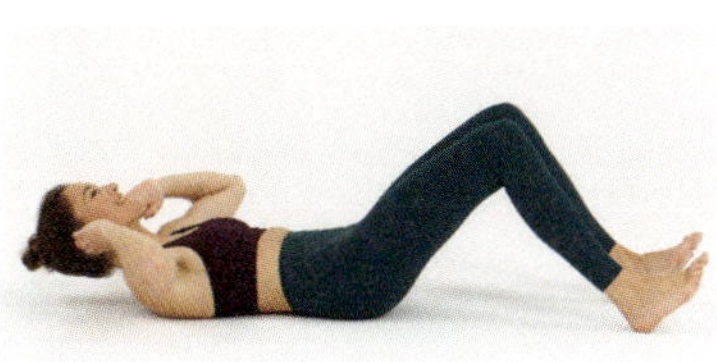
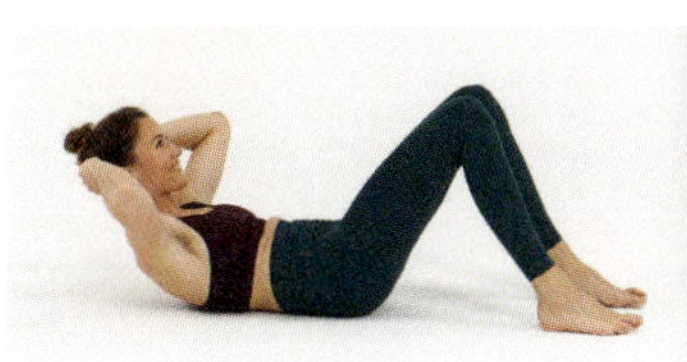

Tag 5

Heute darfst du eine Pause einlegen. Deine Muskeln brauchen Zeit für Regeneration. Vielleicht möchtest du dir etwas Gutes tun und ein Basenbad nehmen (basisches Badesalz hilft gegen Übersäuerung des Körpers). Die basischen Mineralien wirken entspannend und fördern die Regeneration der Muskulatur. Wenn du Lust hast, kannst du ein paar Sonnengruß-Durchgänge machen. Aber ansonsten heißt es heute: Ruhe.

Restday – was kannst du dir heute Gutes tun?

In Momenten der Freude produziert der Körper Glückshormone, die nicht nur glücklich machen, sondern auch Kraft spenden. Doppelt effektiv für dein Training ist es also, am Restday etwas zu tun, das dir Freude bereitet: Freunde treffen, einen schönen Spaziergang mit dem Hund, ins Kino gehen oder was auch immer dich glücklich macht. Es bringt dich deinem Ziel in jedem Fall ein Stück näher.

»Nichts bringt uns auf
unserem Weg besser voran
als eine Pause.«

Elizabeth Barrett Browning

Tag 6

Weiter geht es mit der Anti-Bauchfett-Formel. Den Sonnengruß behältst du bei. Am besten ein Leben lang. Denn bei dieser Yogasequenz bringst du den Atem in einen Rhythmus, der dein Nervensystem beruhigt. Der Sonnengruß ist quasi bewegte Meditation. Die heutige Einheit ist eine Kraft-Ausdauer-Einheit, in der viele kraftvolle, schnelle Übungen kombiniert werden. Du beginnst mit **3 Wiederholungen des Sonnengrußes** (siehe ab Seite 139).

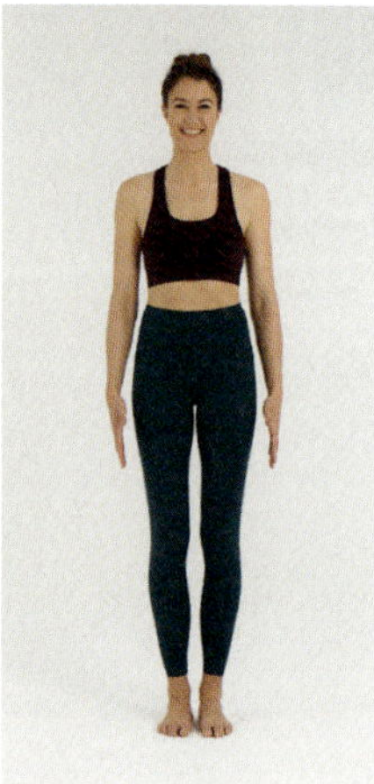
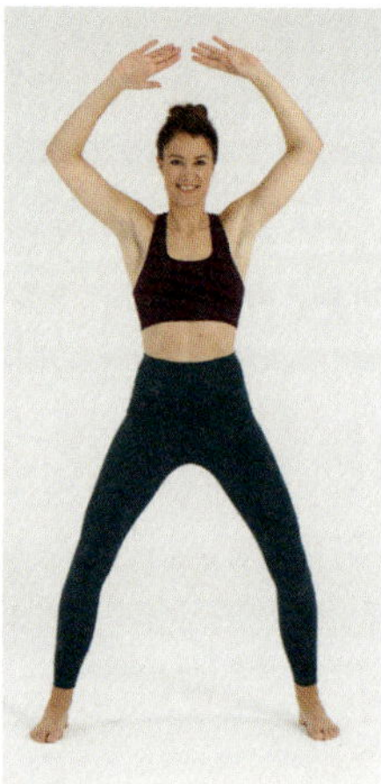
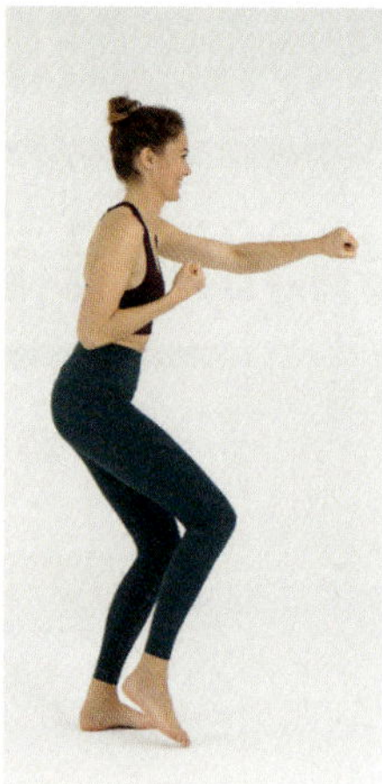
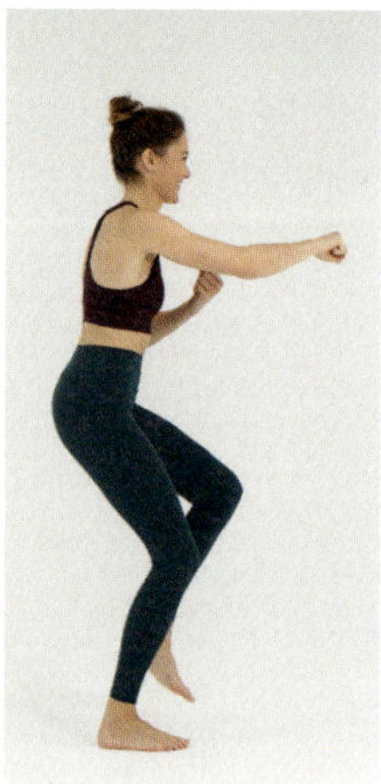

Und ab geht es in den nächsten Gang. Kombiniere Jumping Jacks (siehe Seite 142) mit Box-Runnings (siehe Seite 145): **5 Jumping Jacks** und **10** Fausthiebe beziehungsweise Schritte der **Box-Runnings**: **2 Minuten** lang ausführen. Dann **20 Sekunden Pause** machen.

Das Tempo beibehalten, aber die Übung wechseln: **10 Kneelifts** (siehe Seite 159) **auf jeder Seite** ausführen und ohne Pause in den Seitenwechsel übergehen. **3-mal** wiederholen.

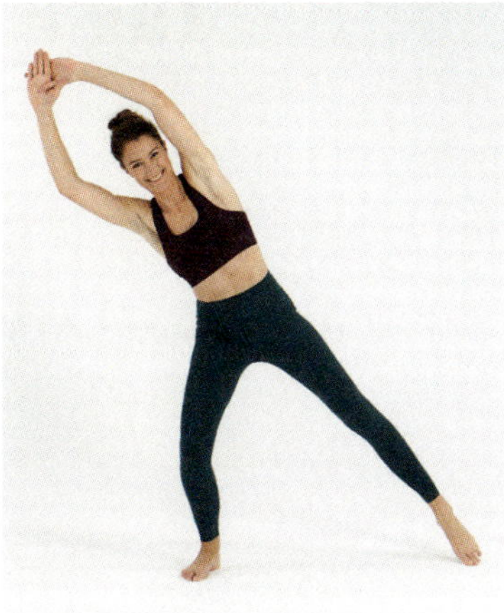

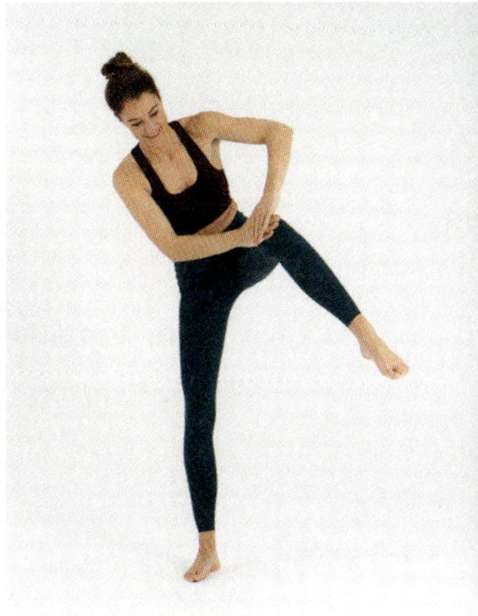

Das Tempo wird etwas gedrosselt, dafür aber mit den Squats die Übungszahl erhöht: **20 Squats** (siehe Seite 157) und nach **10 Sekunden Pause weitere 20 Squats** ausführen.

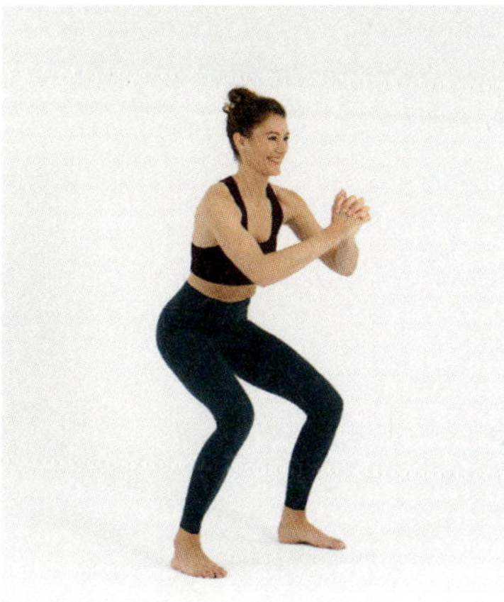

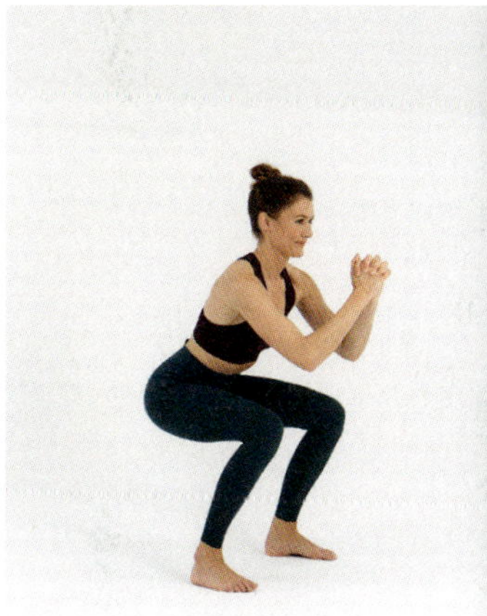

Und dann gehe noch mal ganz gezielt das Bauchfett an, mit **1 weiteren Minute Runnings** (siehe Seite 144) – so schnell du kannst.

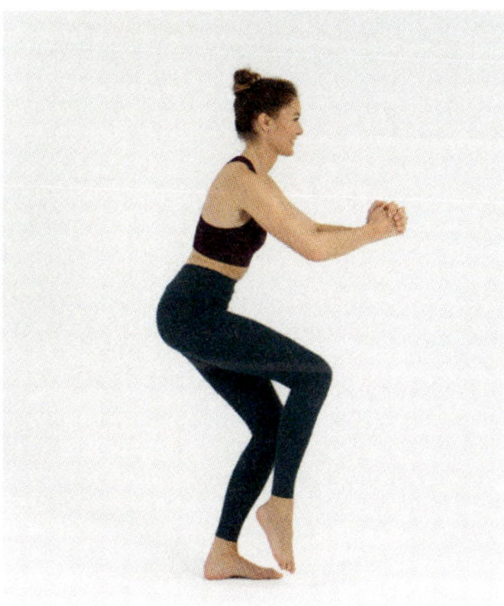

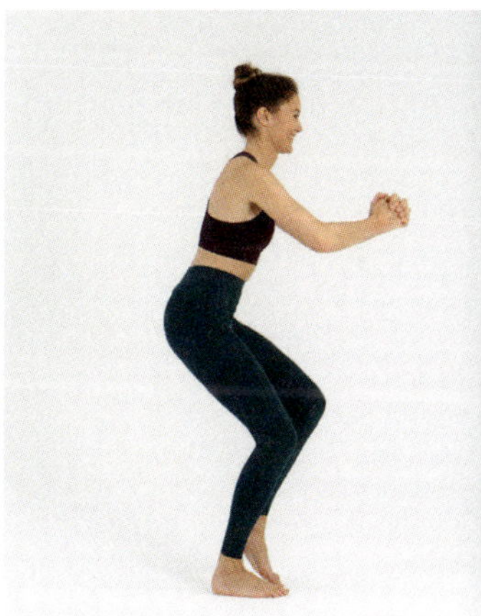

Tag 7

Heute ist wieder **Ausdauertraining** angesagt. Die Trainingseinheit darf **30 Minuten** dauern.

Dehne dich vorab wieder mit **der Sonnengruß-Abfolge** (siehe ab Seite 139), **3 Wiederholungen**.

Tipp

Vielleicht möchtest du dir heute zusätzlich etwas Gutes tun und deine Haut nach der Stretchingeinheit unter der Dusche mit einem Peeling-Waschlappen abreiben. So kurbelst du die Durchblutung an und bekommst außerdem eine weiche, glatte Haut. Danach mit einer Körperlotion oder Oliven- beziehungsweise Kokosöl eincremen.

»Fange zu tun an,
dann hast du auch
die Kraft dazu.«

Ralph Waldo Emerson

Tag 8

Knapp über ein Viertel deiner Anti-Bauchfett-Challenge hast du schon geschafft. In zwei Tagen ist es schon ein Drittel. Wenn du jetzt aufgibst, war jede einzelne Schweißperle umsonst. Bleibe dran und mache weiter – es wird sich lohnen. Heute gibt es eine knackige Abfolge von klassischen Übungen plus Ausdauertraining. Denke daran, genug Wasser zu trinken: zwei Liter Minimum.

Los geht's mit dem **Sonnengruß** (siehe ab Seite 139), **3 Wiederholungen**.

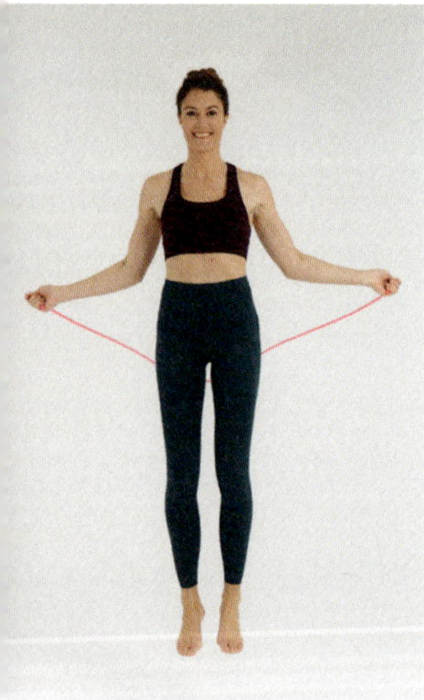

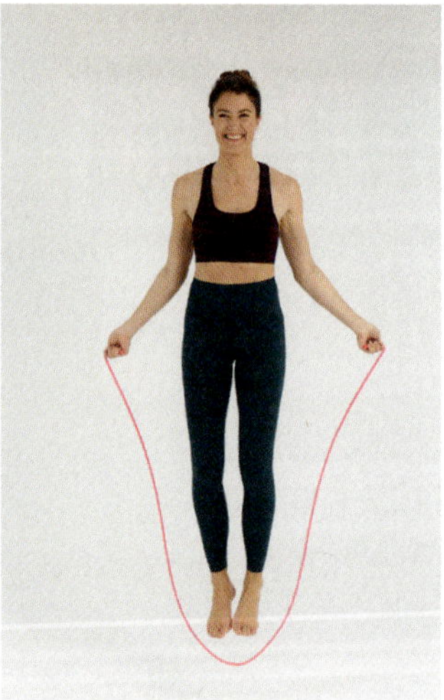

Nimm heute eine sehr effektive Aufwärmübung dazu: das Seilspringen (siehe Seite 143). Wenn du unsicher bist, es noch nie gemacht hast oder meinst, zu übergewichtig zu sein, dann verwende kein Seil, sondern imitiere die Bewegungen ohne Seil. Dann läufst du nicht Gefahr zu stolpern. **3 Minuten Seilspringen** – los geht's.

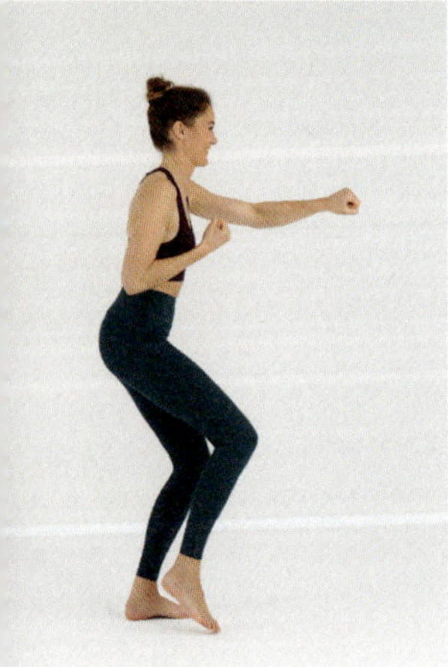

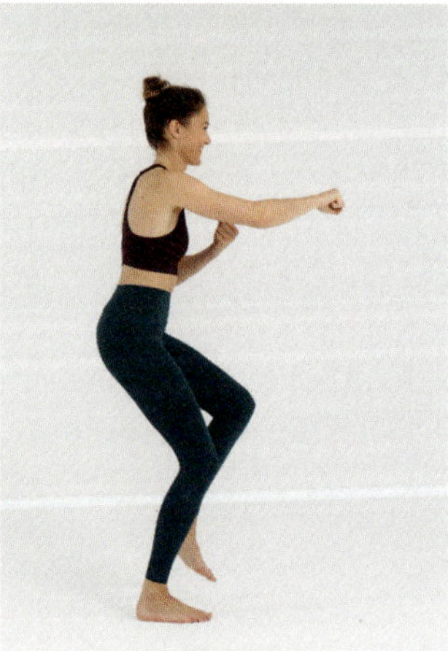

Danach lege das Seil weg, falls du eines benutzt hast, und gehe direkt in die **Box-Runnings** (siehe Seite 145) über. Trainiere **2 Minuten** im zügigen Tempo.

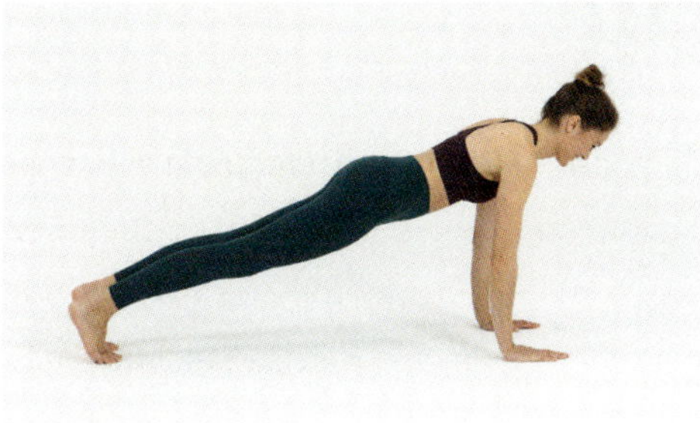
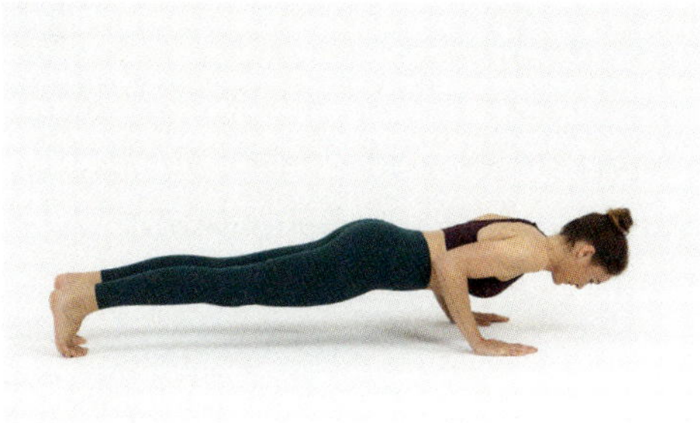

Jetzt geht es auf den Boden: Nach **10 Push-ups** (siehe Seite 149) **10 Sekunden Pause** machen und **2 weitere Sätze mit je 10 Push-ups**.

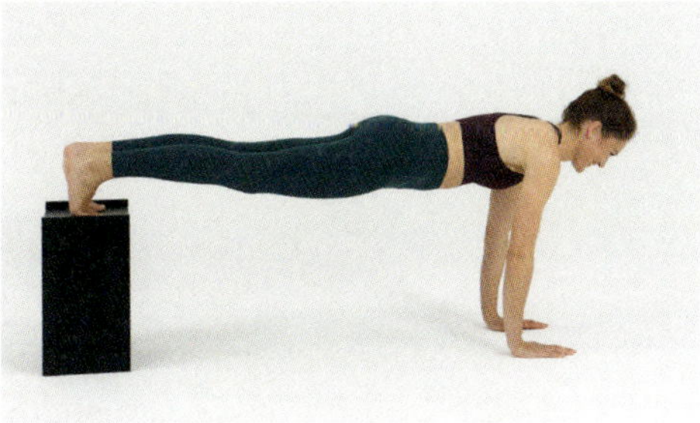
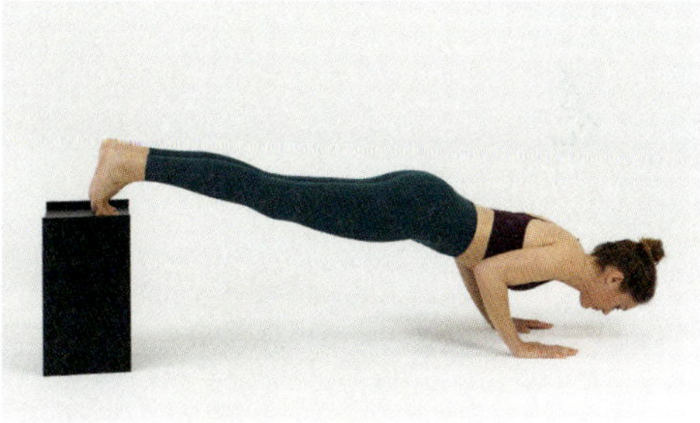

Nun übe die **erhöhte Version des Liegestütz** (siehe Seite 150). Benutze einen Hocker, die Sofasitzfläche oder einen Baumstamm – was gerade in der Nähe ist und Stabilität verspricht. Auf geht's: Mache **5 Liegestütze** und nach **10 Sekunden Pause 5 weitere**.

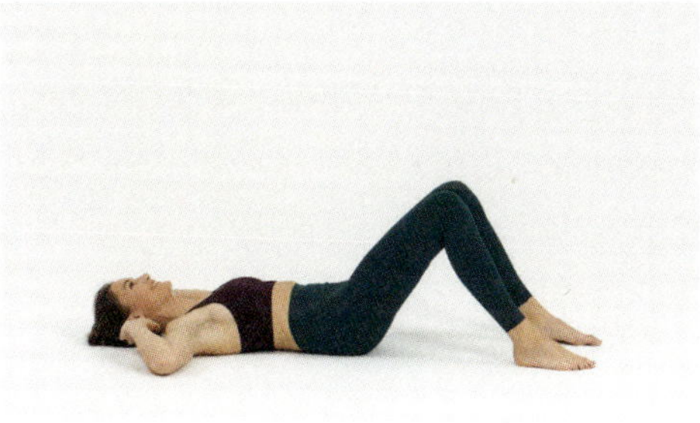
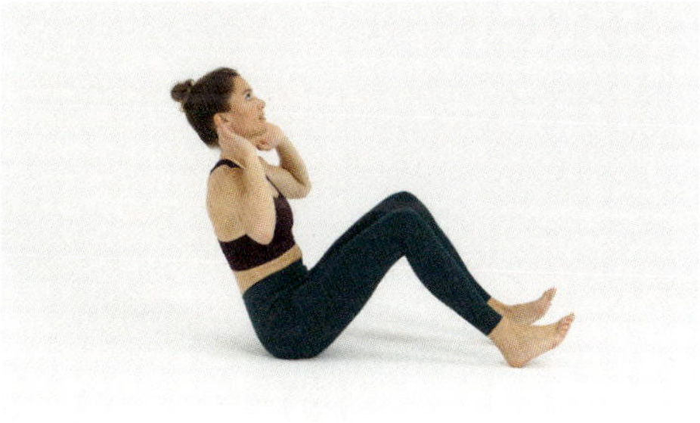

Zum Abschluss kommen die **Sit-ups** (siehe Seite 161): Nach **20 Stück** und **10 Sekunden Pause** den Satz **2-mal** wiederholen.

Tag 9

Heute ist eine ruhige Einheit an der Reihe. Beginne mit dem **Sonnengruß** (siehe ab Seite 139), **3 Wiederholungen**.

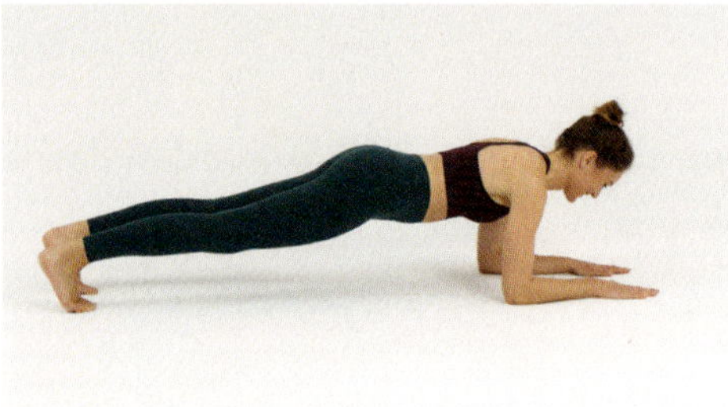

Jetzt geht es in die **Plank-Stellung** (siehe Seite 147). **3 Minuten** halten, entweder auf den Unterarmen oder auf den Händen – Hauptsache, du hältst 3 Minuten durch.

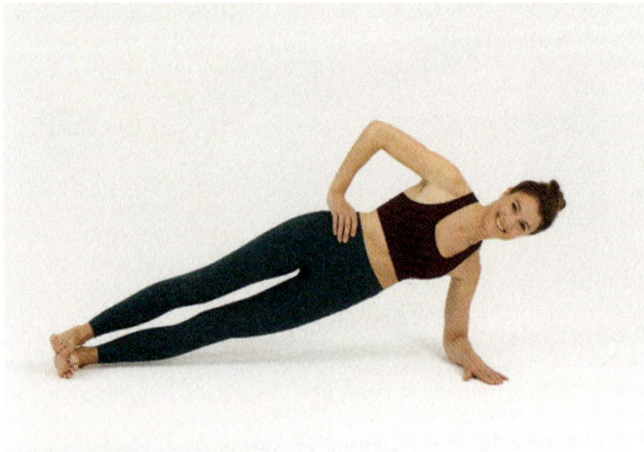

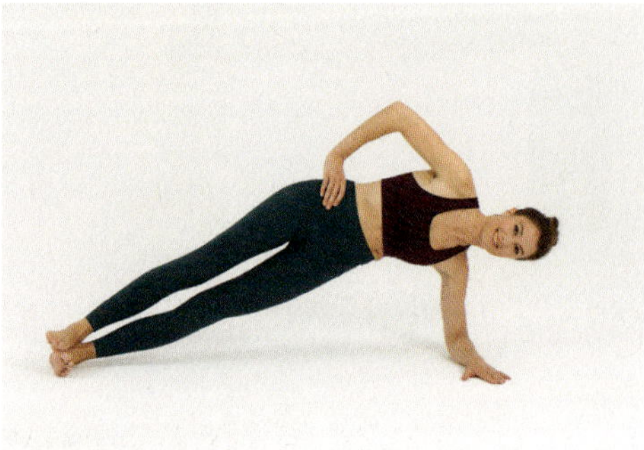

Genau wie die Plank-Haltung trainiert auch der nun folgende **Seitstütz mit Hüftheber** (siehe Seite 152) die Core-Muskulatur, also die tief liegende Rumpfmuskulatur. **10-mal pro Seite** ausführen, nach **10 Sekunden Pause** den Satz noch **1-mal** wiederholen.

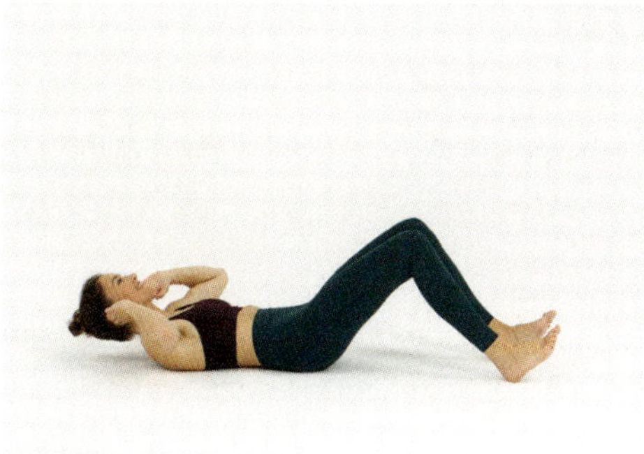

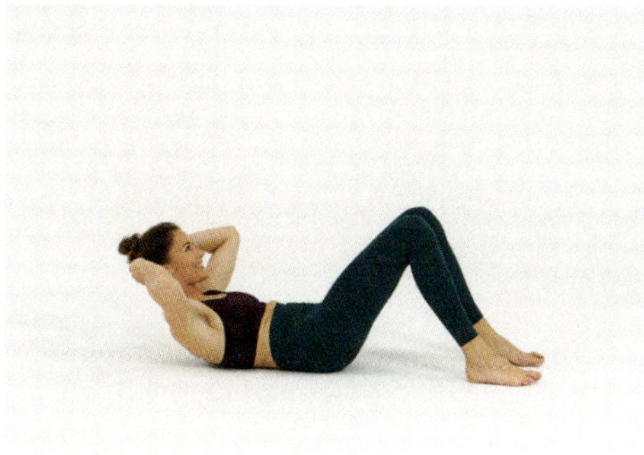

Gezielt für die Bauchmuskeln solltest du natürlich auch noch etwas tun – mit **10 Crunches** (siehe Seite 162). Nach **10 Sekunden Pause** den Satz **1-mal** wiederholen.

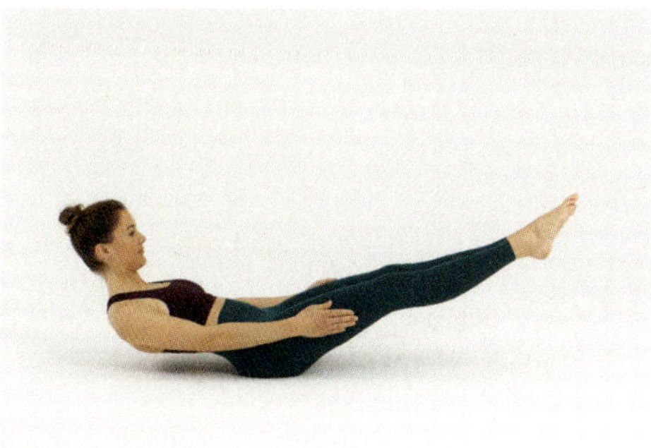

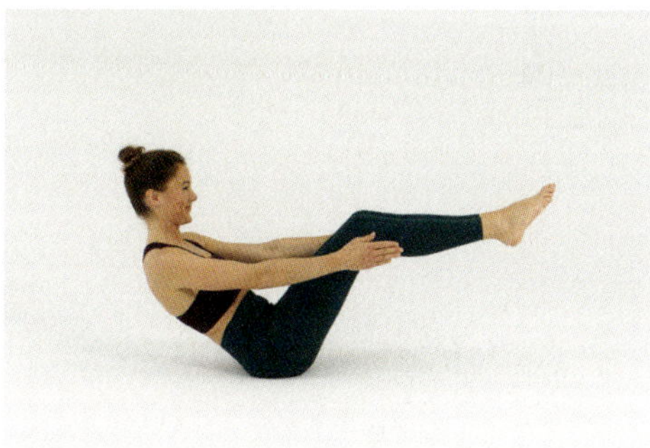

Zum Schluss folgt die **Bauchwippe** (siehe Seite 164): Nach **10 Stück 10 Sekunden Pause** einlegen und den Satz noch **1-mal** wiederholen.

Tag 10

Geschafft! Glückwunsch – du hast den Einsteigermodus, also das erste Drittel der Anti-Bauchfett-Challenge, geschafft! Heute steht nur ein bisschen Stretching und Ausdauertraining auf dem Programm.

Absolviere zunächst **1-mal den Sonnengruß** (siehe ab Seite 139).

Die **Ausdauertrainingseinheit** deiner Wahl darf **30 Minuten** dauern.

Tipp

Solltest du dich nicht wohlfühlen oder Schmerzen haben, trainiere nicht über deine Grenzen hinaus, sondern richte eine Pause ein oder brich das Training im Ernstfall ganz ab und konsultiere einen Arzt.

»Es ist nicht von Bedeutung,
wie langsam du gehst,
solange du nicht stehen bleibst.«

Konfuzius

Tag 11

Du bist in Modul zwei angekommen. Tag 11 bis 20 erwarten dich. Die Einheiten werden intensiver – aber keine Sorge, du bist durch Modul eins gut vorbereitet.

Absolviere zunächst **3-mal den Sonnengruß** (siehe ab Seite 139).

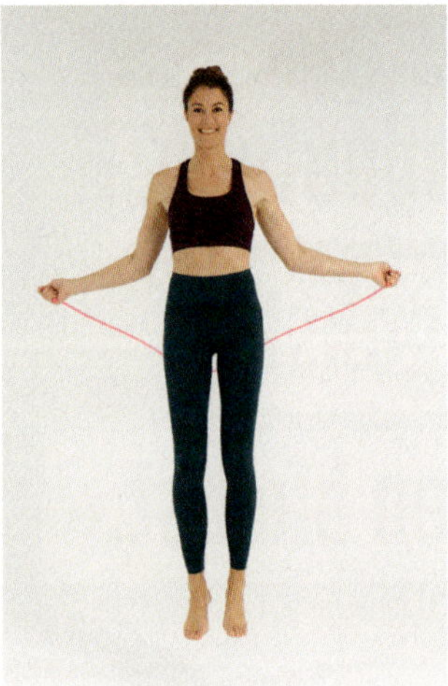

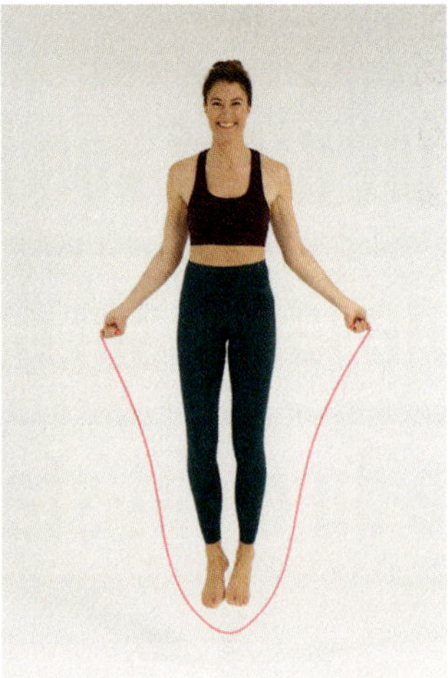

Nach dem Stretching geht es weiter mit **Seilspringen** (siehe Seite 143): **1 Minute** hüpfen.

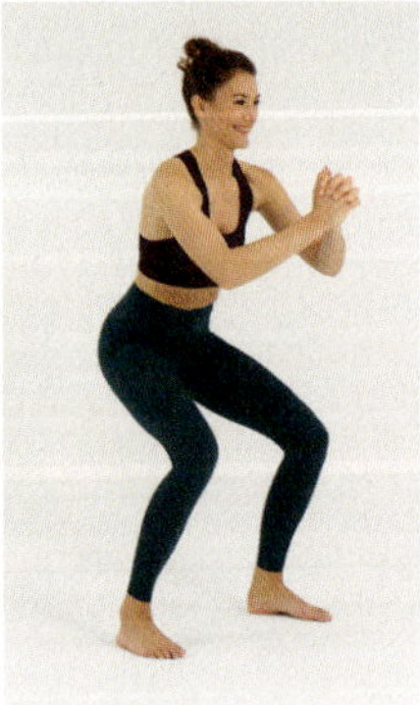

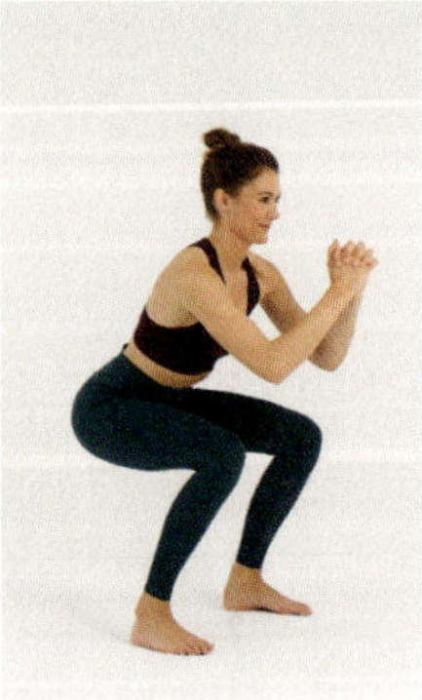

Es folgen **Squats** (siehe Seite 157): **10 Stück** ausführen, nach **10 Sekunden Pause 2 weitere Sätze**.

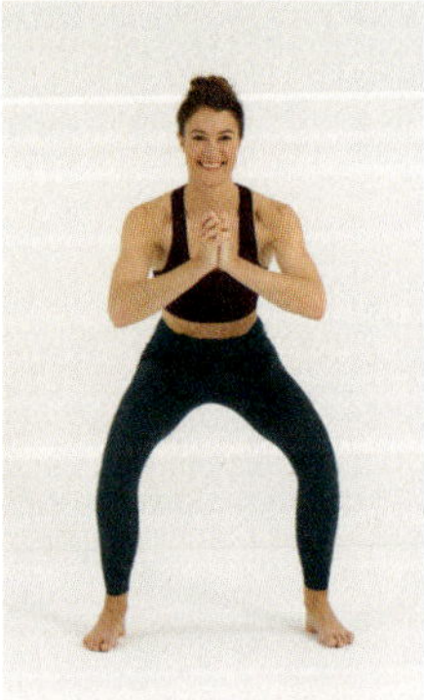

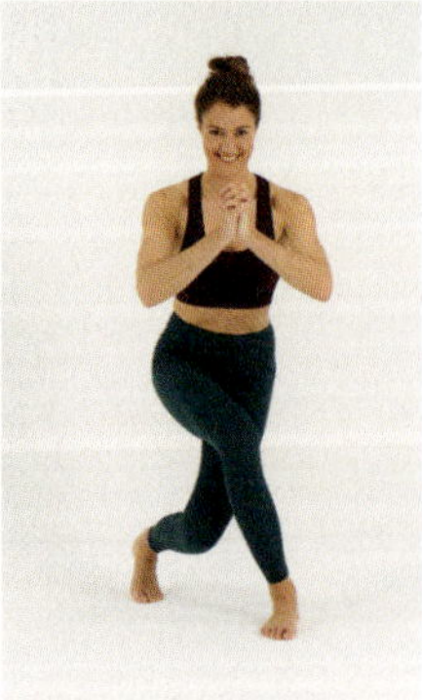

Mit **Curtsy Squats** (siehe Seite 158) fortfahren: **10 Stück** im Wechsel, nach **10 Sekunden Pause 1 Satz** anschließen.

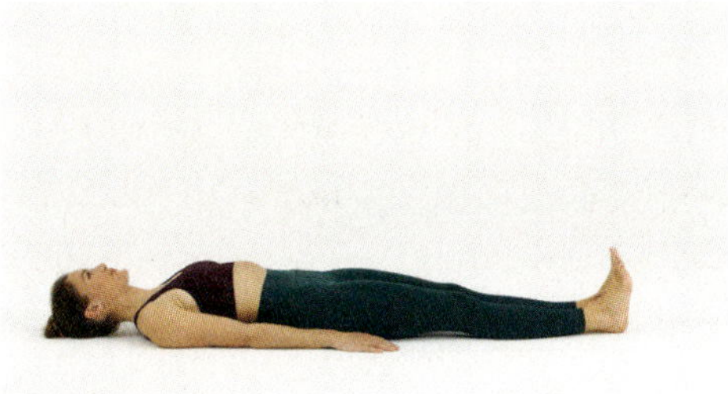
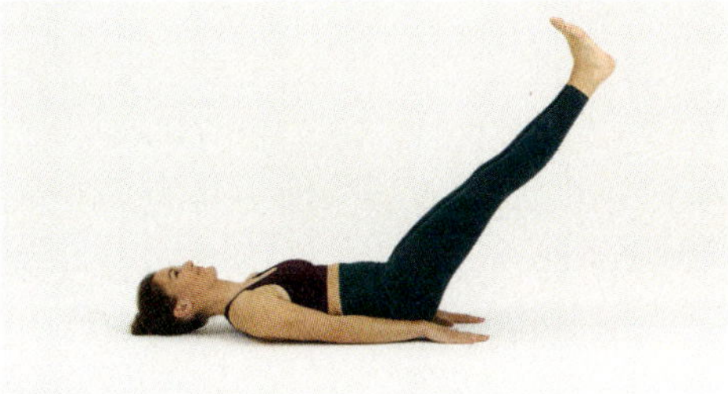

Lege dich auf den Boden und führe den **Beinheber mit gestreckten Beinen** (siehe Seite 166) **10-mal** aus. Nach **10 Sekunden Pause** den Satz **1-mal** wiederholen.

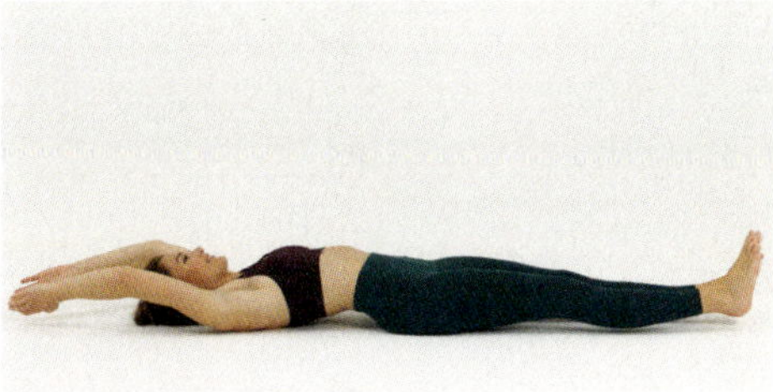
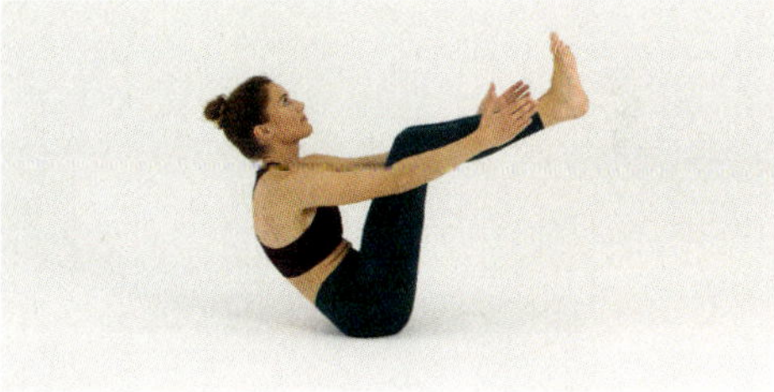

Den **Arm-Bein-Lift** (siehe Seite 167) **5-mal** ausführen, nach **10 Sekunden Pause** den Satz **1-mal** wiederholen. Diese anspruchsvolle Übung muss beim ersten Mal nicht perfekt sein. Deine Muskulatur gewöhnt sich aber recht schnell an die Art von Bewegung und nach ein paar Tagen wird dir die Übung immer besser gelingen.

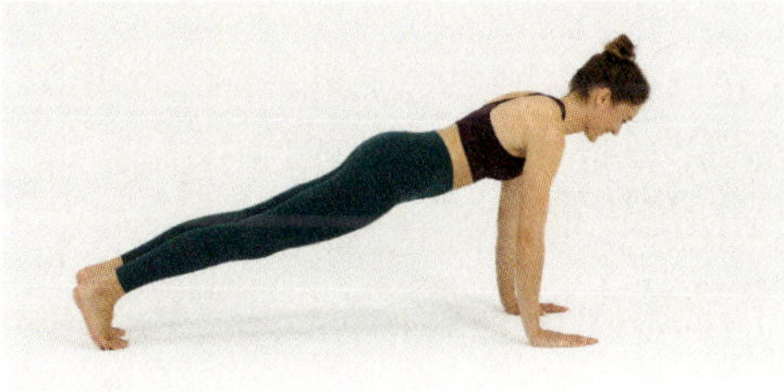
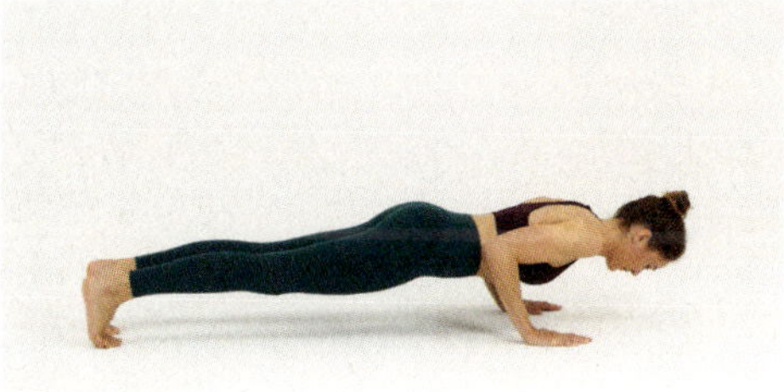

Vor der Ausdauereinheit übe noch eine Runde **Push-ups** (siehe Seite 149): **15 Stück** und nach **10 Sekunden Pause** den Satz **1-mal** wiederholen.

Starte nun oder zu einem anderen Zeitpunkt des Tages zu einer **kleinen Ausdauereinheit**: **20 Minuten** entweder lockeres Laufen, Radfahren oder zügiges Walken. Wenn du die Möglichkeit hast, kannst du auch ein paar Bahnen im Schwimmbad ziehen.

Tag 12

Sicher merkst du schon, dass du flexibler geworden bist, dir manche Dehnungen leichter fallen und du insgesamt nicht mehr so aus der Puste bist. Wenn du dich strikt an das Ernährungskonzept hältst, solltest du auch sehen und spüren, dass das hartnäckige Bauchfett langsam verschwindet. Minimal, aber du bemerkst eine Veränderung. Bleibe dran, der Effekt wird sich potenzieren. Ab einem gewissen Punkt werden die Ergebnisse immer schneller sichtbar. Und weiter geht's. Den Anfang macht wie immer der **Sonnengruß** (siehe ab Seite 139) mit **3 Wiederholungen**.

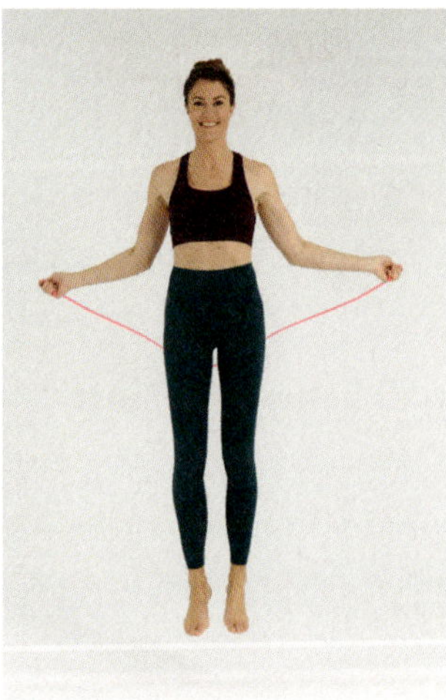

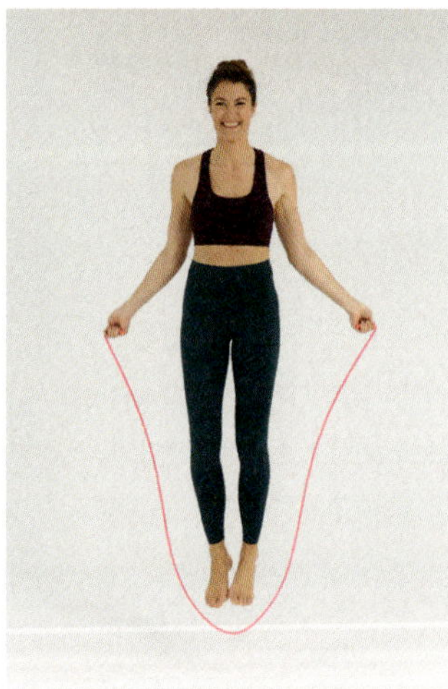

Im Anschluss an das Yoga-Stretching geht es an das Warm-up mit **Seilspringen** (siehe Seite 143): **2 Minuten** lang hüpfen, so schnell du kannst.

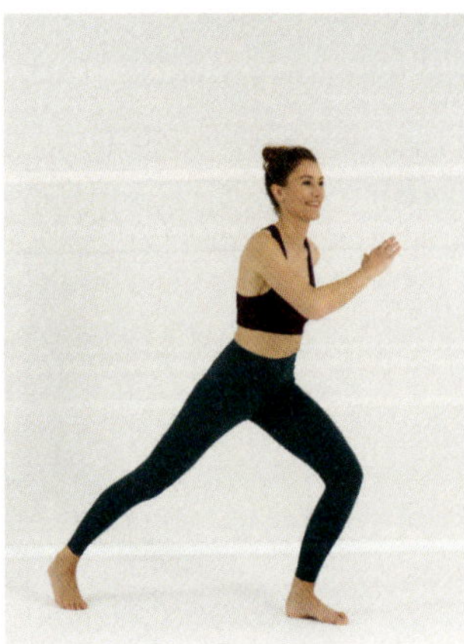

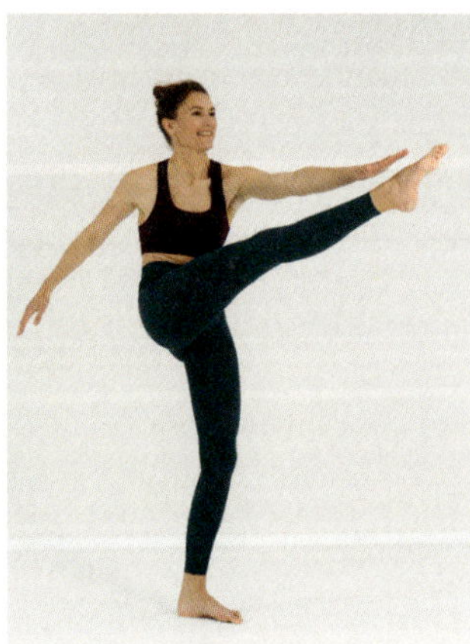

Jetzt aktiviere die Bauchmuskulatur mit **10 Power-Kicks** (siehe Seite 170) im Wechsel. Nach **10 Sekunden Pause** den Satz **2-mal** wiederholen.

Nach den Kicks geht es auf den Boden: **Plank-Runnings** (siehe Seite 148), **1 Minute** lang.

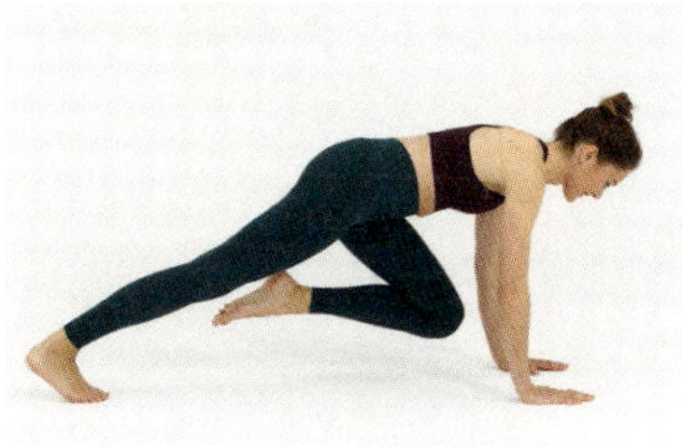

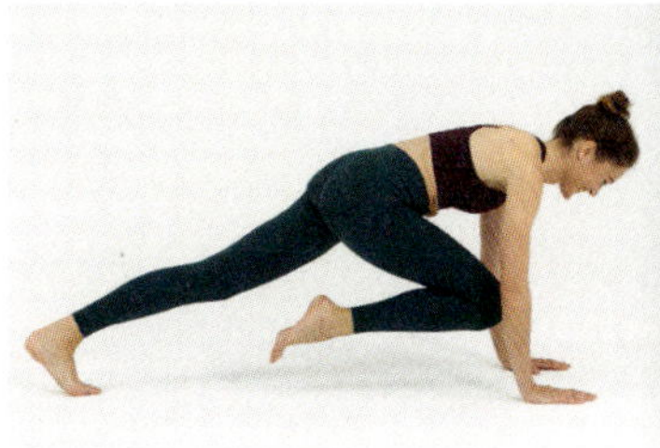

Aus der Plank die Haltung seitlich öffnen: **10-mal Seitstütz mit Hüftheber** (siehe Seite 152) ausführen, Seite wechseln, **10 Sekunden Pause**, **1-mal** wiederholen.

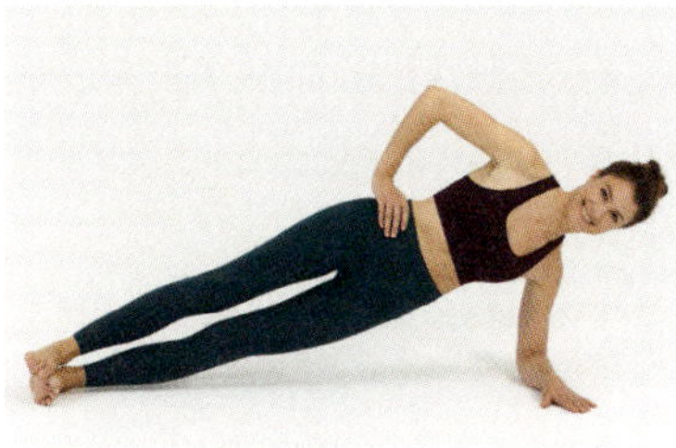

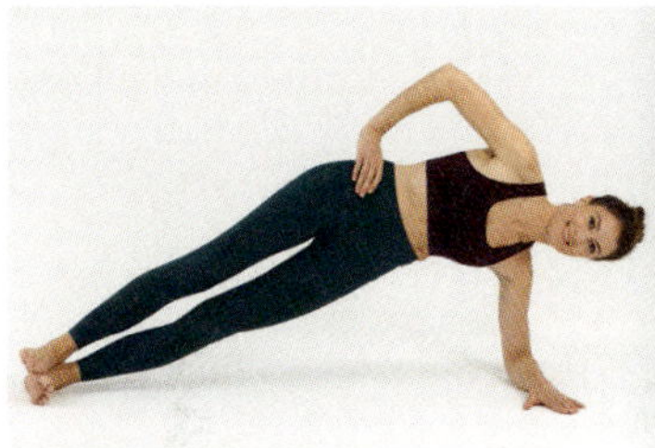

Komme wieder mit beiden Händen auf den Boden. **10-mal Diamant-Liegestütz** (siehe Seite 153) ausführen, **10 Sekunden Pause**, **1-mal** wiederholen.

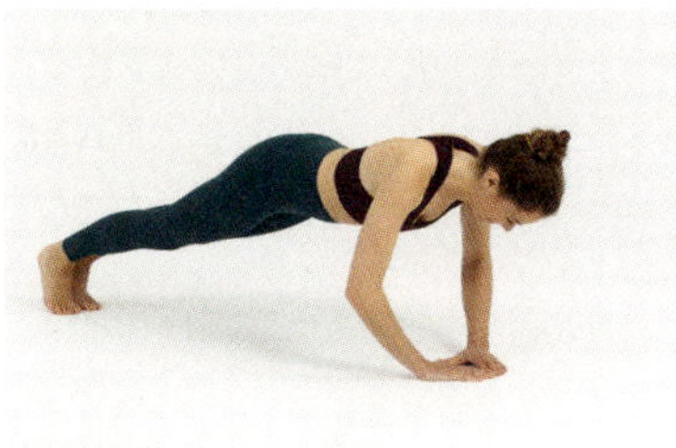

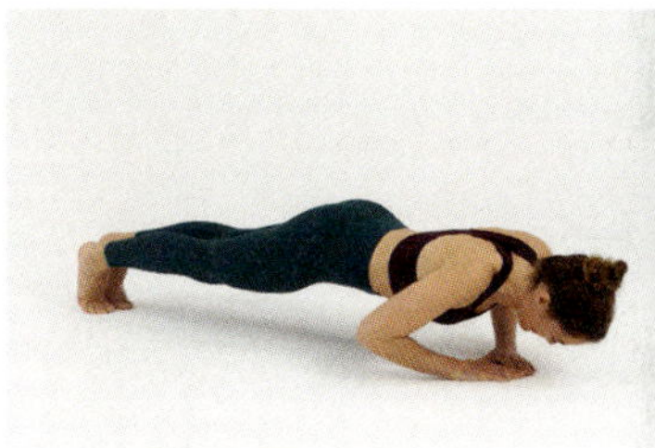

Vervollständige das heutige Work-out mit einer Runde intensiver **Squats** (siehe Seite 157): **30 Stück**, so langsam wie möglich. Dadurch müssen deine Muskeln noch mehr Kraft aufbringen, weil sie länger aktiv bleiben.

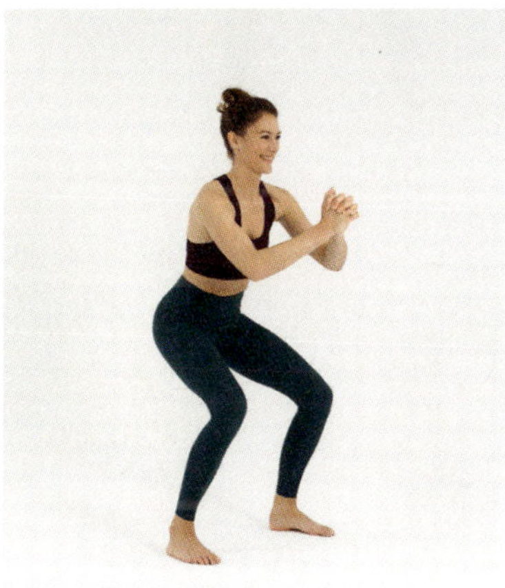

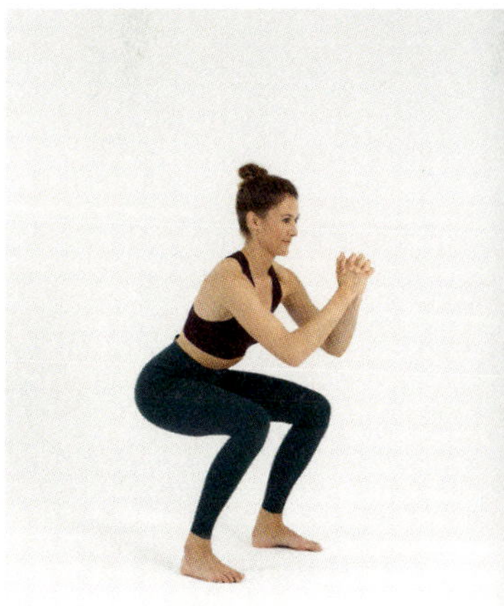

Tag 13

Nur noch zwei Tage, dann ist Bergfest – die Hälfte der Challenge hast du bis dahin geschafft. Gehe heute noch mal bewusst in dich und überprüfe, ob du alles nach Plan ausführst oder vielleicht in Sachen Ernährung noch etwas enger am Konzept bleiben kannst. Und bezogen auf die Übungen und das Ausdauertraining: Hast du oft abgekürzt oder die Übungen und Ausdauereinheiten immer bis zu Ende ausgeführt? Vielleicht kannst du noch etwas mehr Effektivität aus dem Programm herausholen, wenn du wirklich alles gibst – natürlich immer im Hinblick auf deine gesundheitlichen Grenzen. Viel Erfolg!

Absolviere zunächst **3-mal den Sonnengruß** (siehe ab Seite 139).

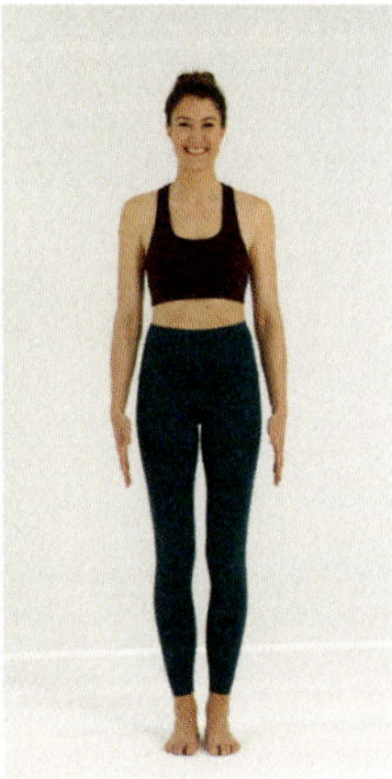

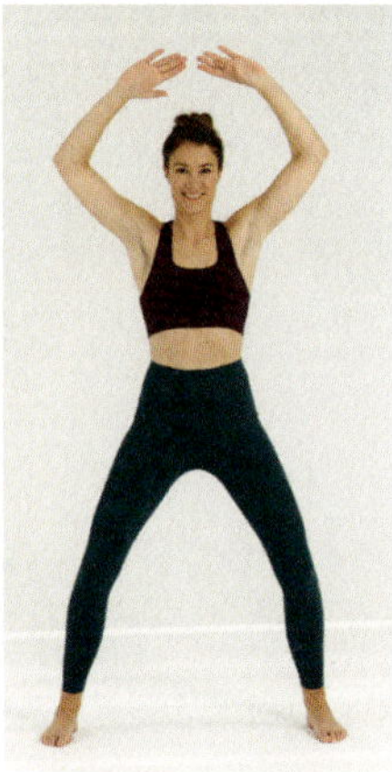

Als Warm-up kombiniere heute **Jumping Jacks** (siehe Seite 142) mit **Power-Kicks** (siehe Seite 170): 1 Jumping Jack, dann 1 Power-Kick, 1 Jumping Jack, dann Seitenwechsel bei den Power-Kicks und so weiter. Trainiere **3 Minuten**, so kraftvoll du kannst.

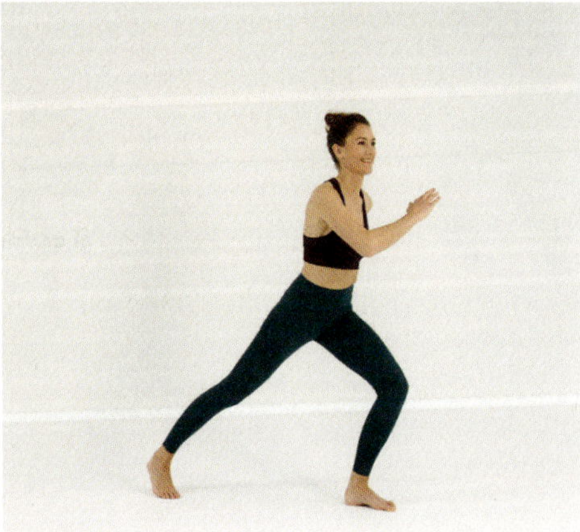

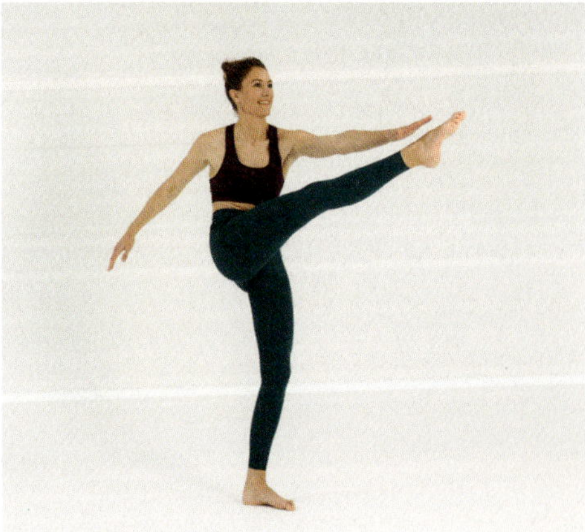

Mit den **schrägen Kneelifts** (siehe Seite 159) fortfahren: **10 pro Seite**, **Seitenwechsel** ohne Pause. Jeden Satz **2-mal** wiederholen.

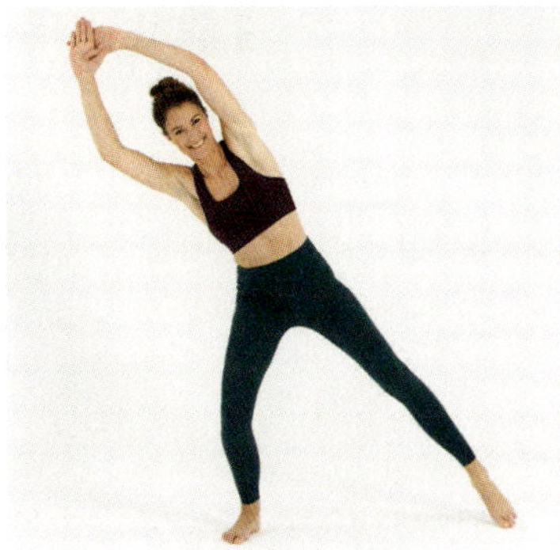

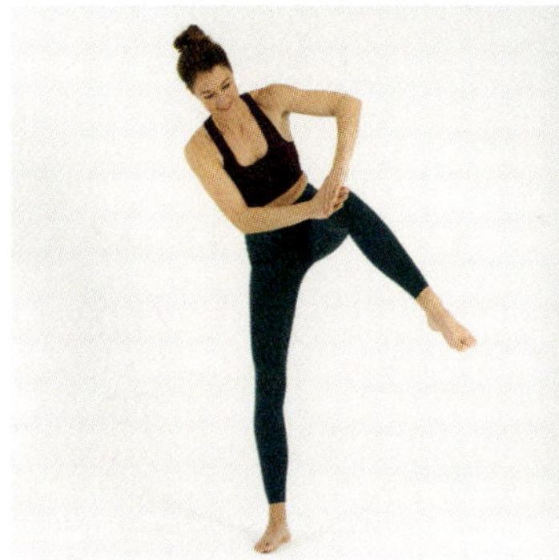

Schließe **Squats** (siehe Seite 157) an: **20 Stück** und nach **10 Sekunden Pause** den Satz **2-mal** wiederholen.

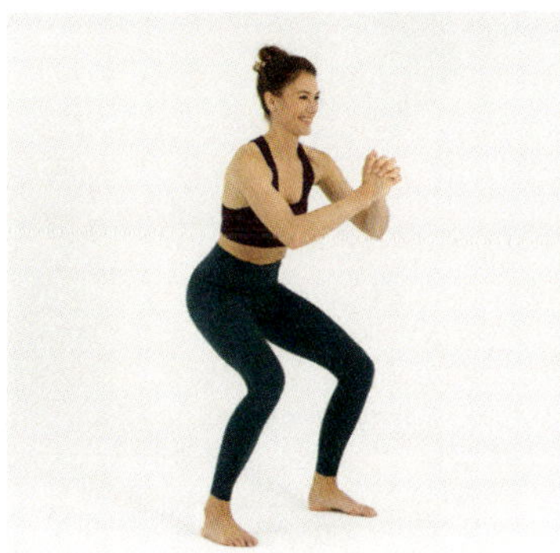

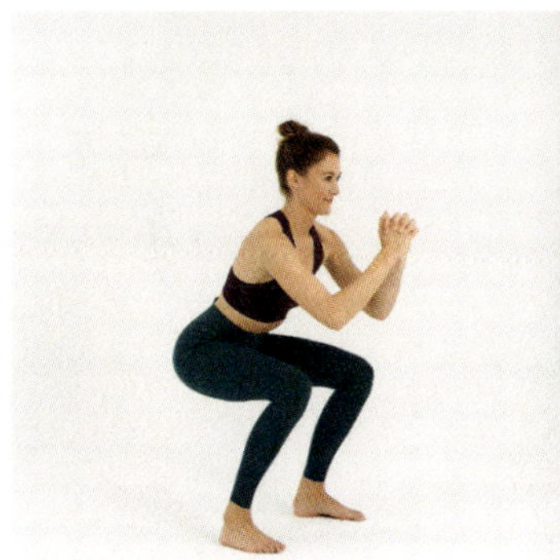

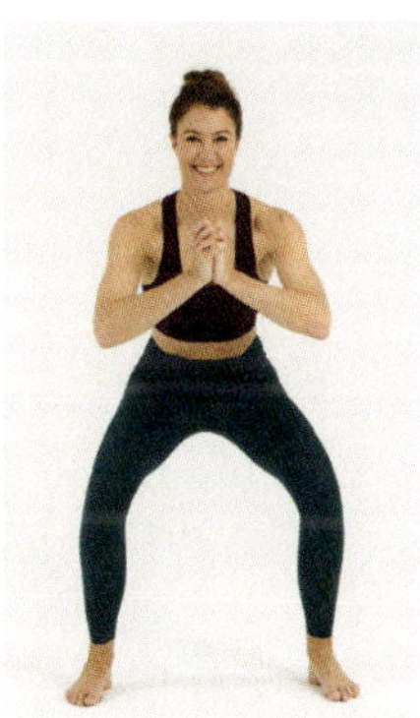

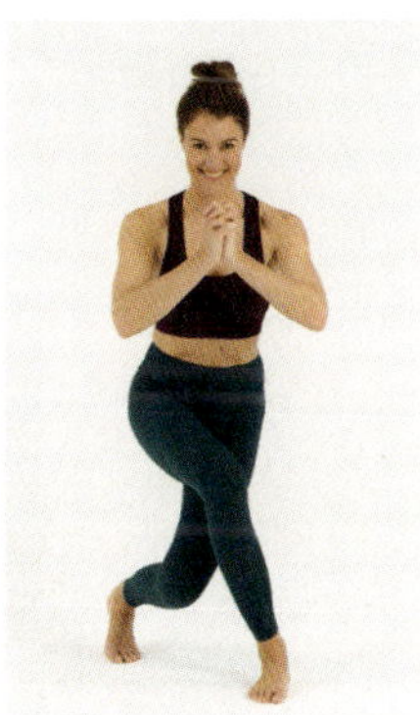

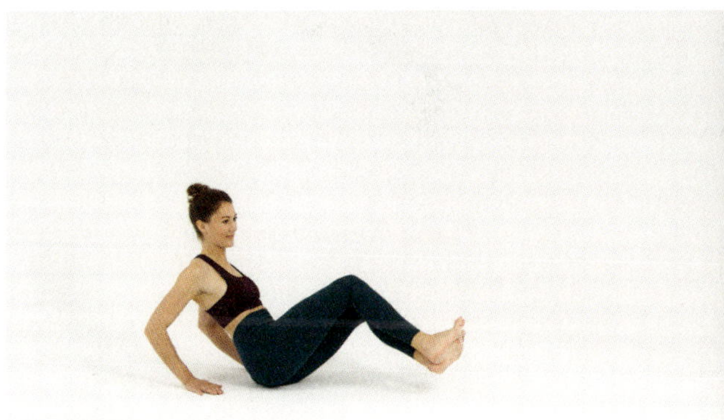

Es folgen **Curtsy Squats** (siehe Seite 158): **im Wechsel 10 Stück** und nach **10 Sekunden Pause** den Satz **1-mal** wiederholen.

Absolviere als Nächstes die **Bauchwippe-Rotation** (siehe Seite 165): **10-mal im Wechsel** nach rechts und links neigen. Nach **10 Sekunden Pause** den Satz **2-mal** wiederholen.

Schließe mit einer **30-minütigen Ausdauereinheit** ab.

Tag 14

Noch ein Tag, dann hast du die Hälfte der Bauchfett-Challenge geschafft! Und los geht's mit **3 Runden Sonnengruß** (siehe ab Seite 139).

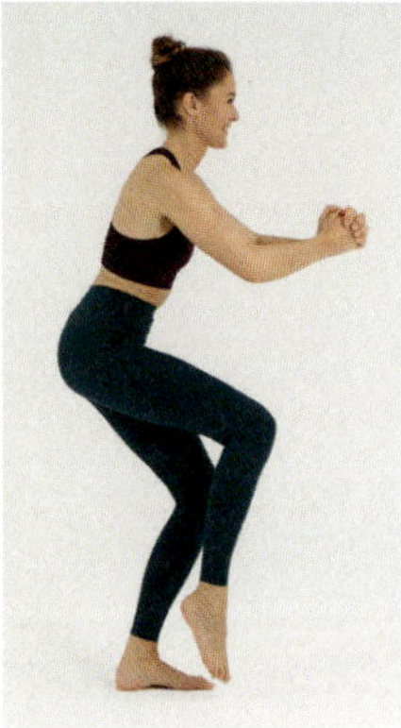

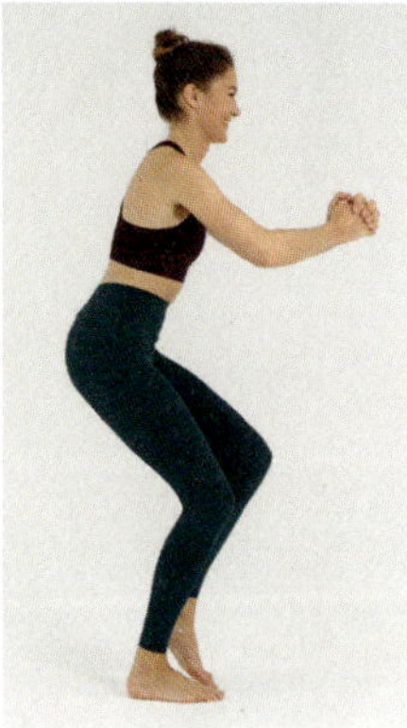

Das Warm-up geht über in die **Runnings** (siehe Seite 144): **1 Minute**.

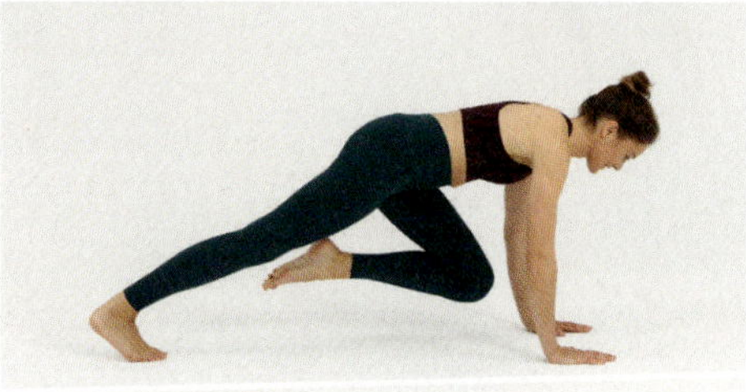

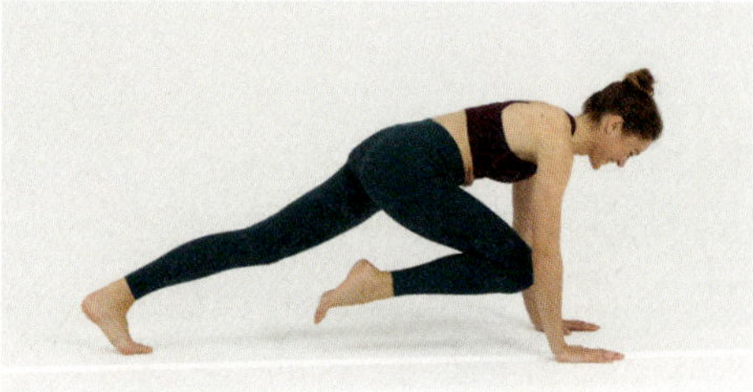

Jetzt sind alle Muskeln und Sehnen gut gedehnt und aufgewärmt. Es geht direkt weiter mit den **Plank-Runnings** (siehe Seite 148): **30 Stück**, nach **10 Sekunden Pause** den Satz **1-mal** wiederholen.

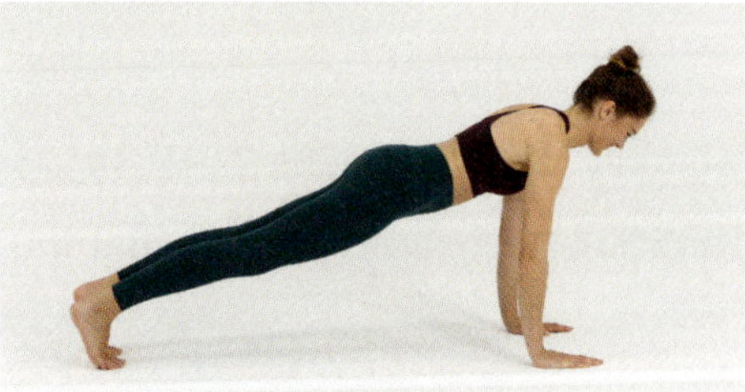

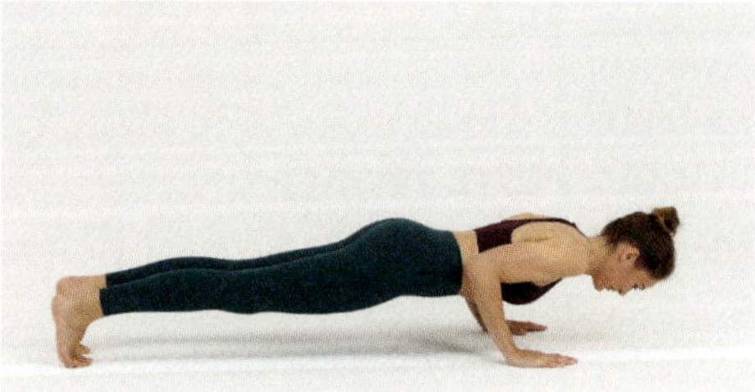

Am Boden mit den **Push-ups** (siehe Seite 149) fortfahren: **10 Stück**, nach **10 Sekunden Pause 1-mal** wiederholen.

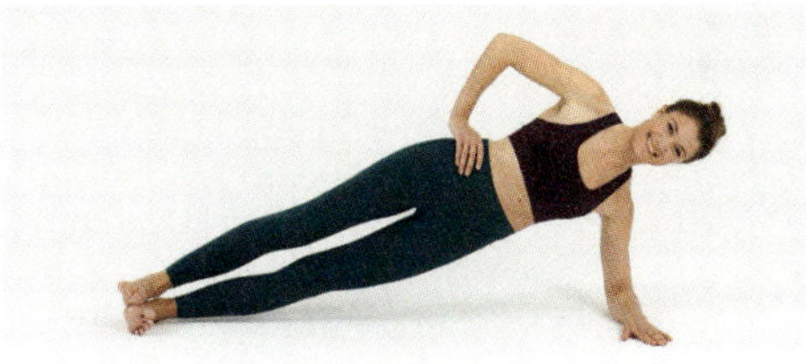
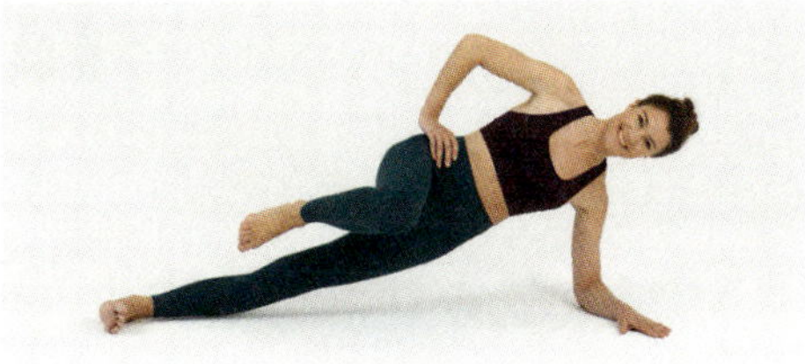

Mache weiter mit dem **Seitstütz-Knieheber** (siehe Seite 151): **10 Stück** ausführen, nach **20 Sekunden Pause die Seite wechseln**.

Danach **30 Squats** (siehe Seite 157) anschließen, nach **10 Sekunden Pause weitere 30**.

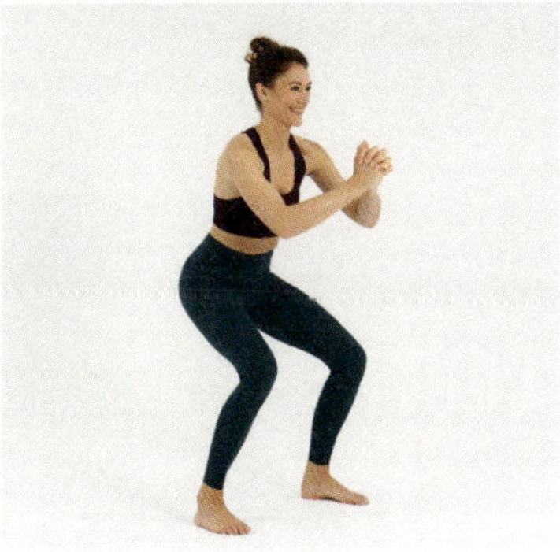
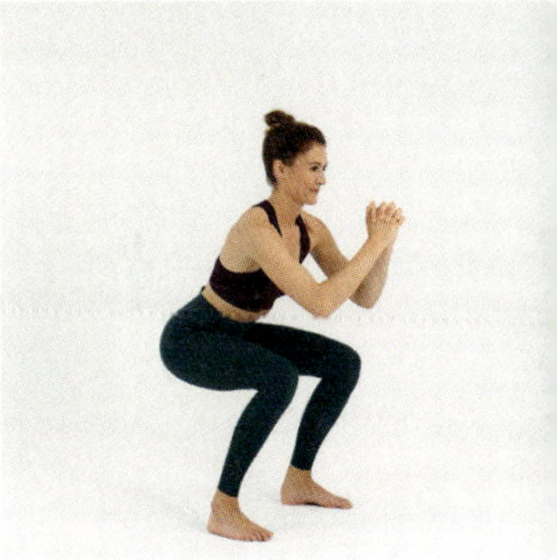

Jetzt kommt der **schräge Kneelift** (siehe Seite 159) hinzu: **20 Lifts,** nach **10 Sekunden Pause die Seite wechseln**.

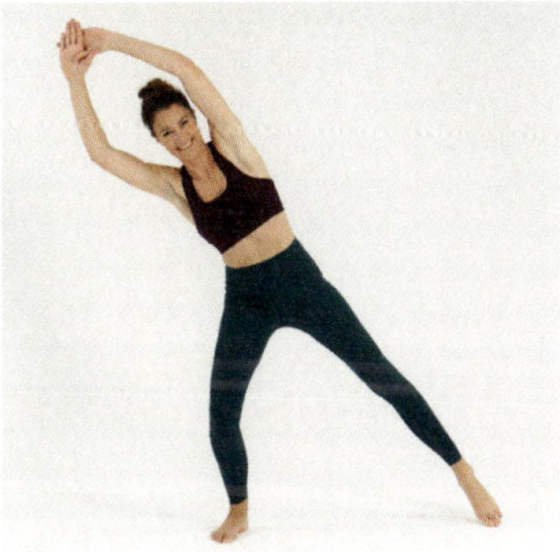
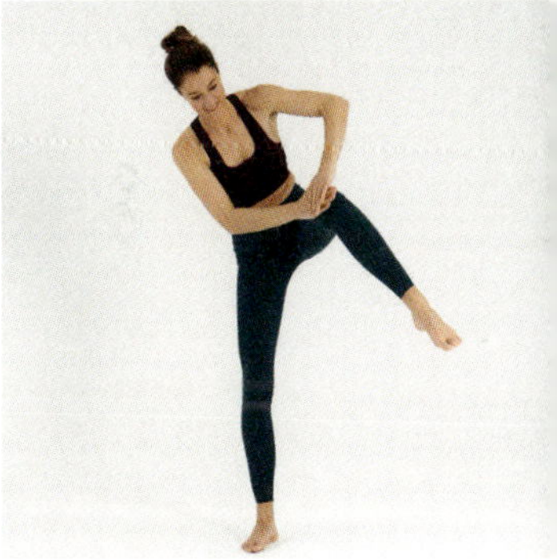

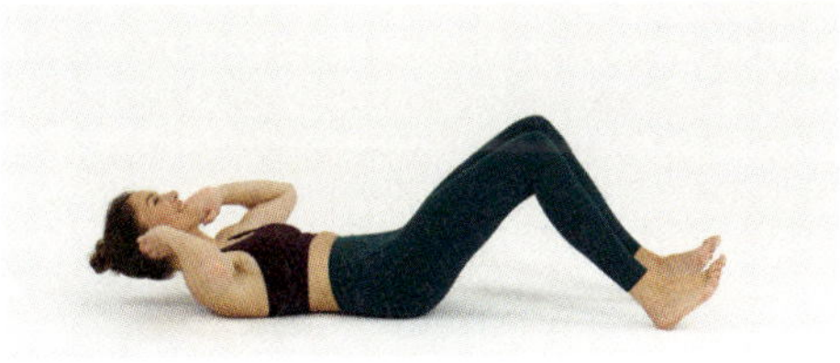
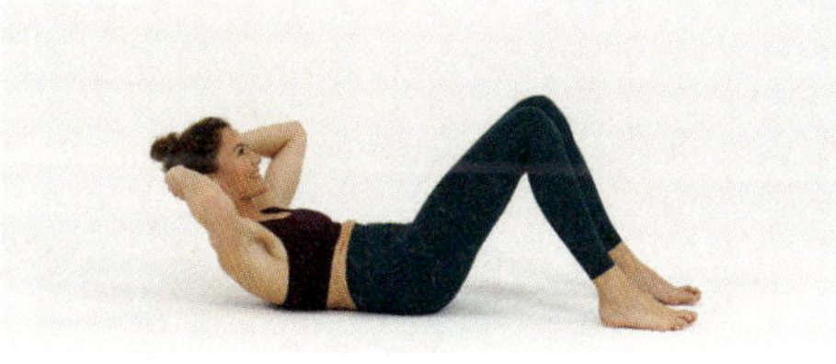

Und zum Schluss mache deine Powereinheit für den Bauch mit **15 Crunches** (siehe Seite 162).

Tag 15

Bergfest! Du hast die Hälfte der Challenge erreicht. Heute ist Pause. Wenn du magst, kannst du eine **lockere Einheit Sonnengruß** (siehe ab Seite 139) durchführen. Ansonsten steht heute lediglich Regeneration auf dem Plan.

Social-Media-Detox – die Challenge in der Challenge

Bist du viel auf den gängigen Social-Media-Kanälen wie Instagram, Facebook oder TikTok unterwegs? Gönne dir heute mal eine Pause und konzentriere dich noch etwas mehr auf deinen Weg. Erstens irritiert »swiping« die Dopaminproduktion und beeinflusst damit den Hormonhaushalt nicht unbedingt auf vorteilhafte Weise. Zweitens haben Social-Media-Kanäle oft den Effekt, dass man sich mit anderen vergleicht – ein Vorhaben, das in keinem Lebensbereich wirklich nützlich ist. Miss dich immer nur mit dir selbst: Wer warst du vor einem Jahr? Wo willst du hin? Wie weit bist du auf dem Weg zu diesem Ziel bisher gekommen? Was die anderen machen, ist für das Erreichen deines Ziels schlicht egal.

»Ruhm liegt nicht darin, niemals zu fallen, sondern jedes Mal wieder aufzustehen, wenn wir gescheitert sind.«

Konfuzius

Tag 16

Kurz nach dem Bergfest steht schon das nächste Etappenziel vor der Tür: In vier Tagen hast du das dritte und letzte Modul erreicht. Los geht's mit dem Stretching: **3 Runden Sonnengruß** (siehe ab Seite 139).

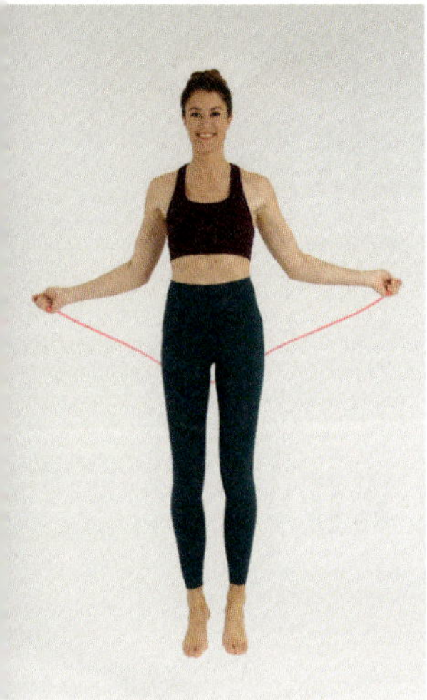
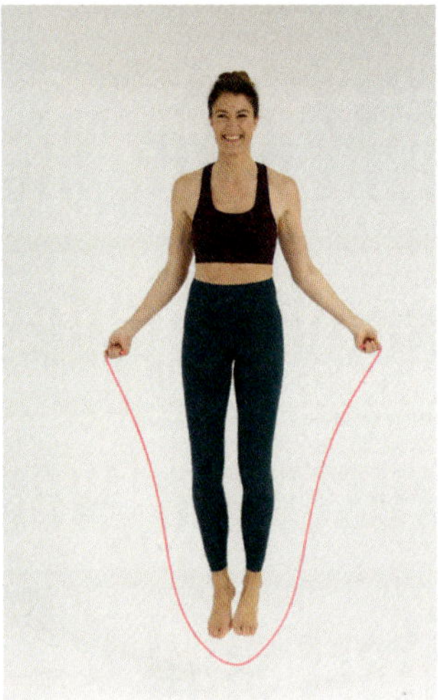

Für das Tempo-Warm-up starte mit **1 Minute Seilspringen** (siehe Seite 143).

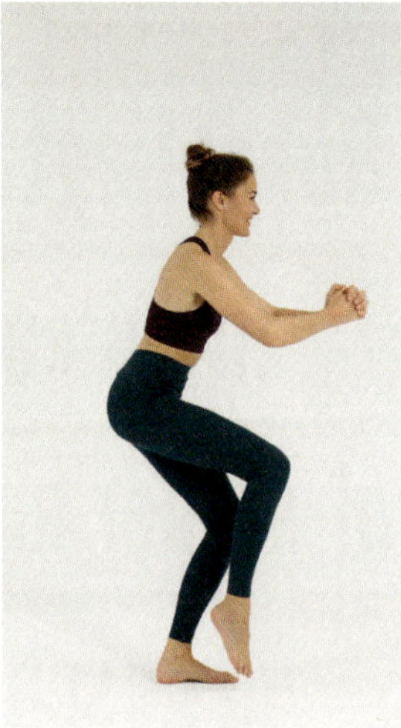
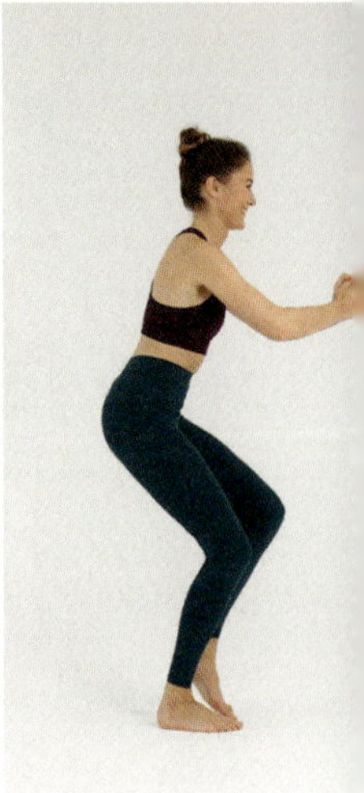

Danach **1 Minute Runnings** (siehe Seite 144) anschließen – so schnell du kannst.

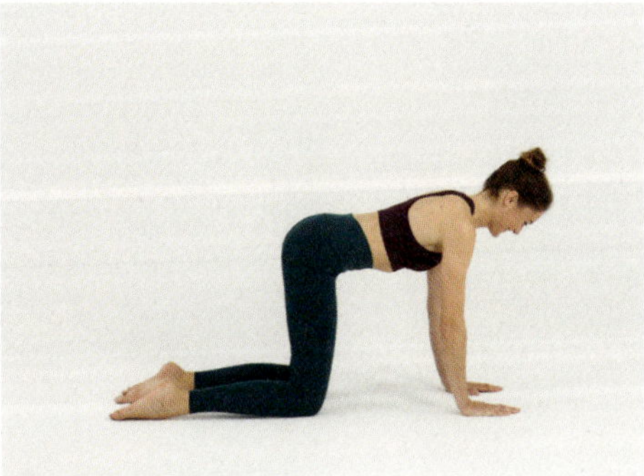
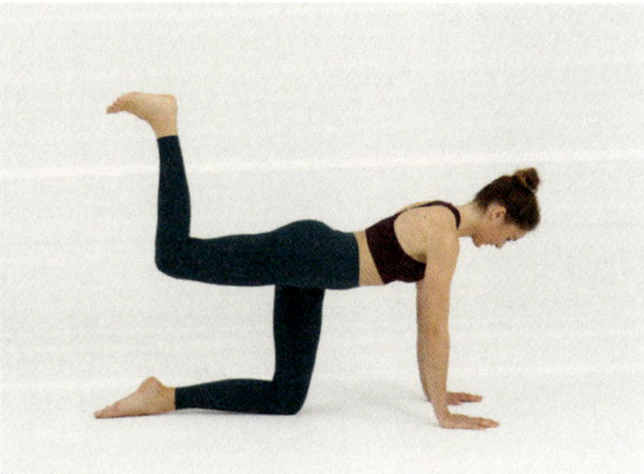

Am Boden geht es weiter mit den **Leglifts im Vierfüßlerstand** (siehe Seite 156): **15 Lifts im Wechsel**, nach **10 Sekunden Pause weitere 15**.

Fahre mit **Diamant-Liegestützen** (siehe Seite 153) fort: Nach **10 Stück** und **10 Sekunden Pause** folgen **weitere 10**.

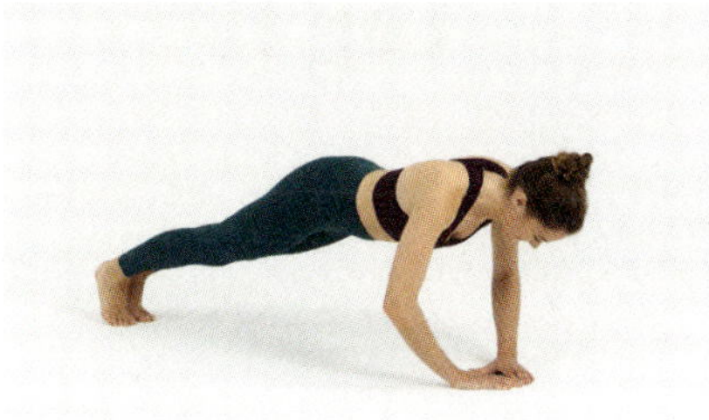

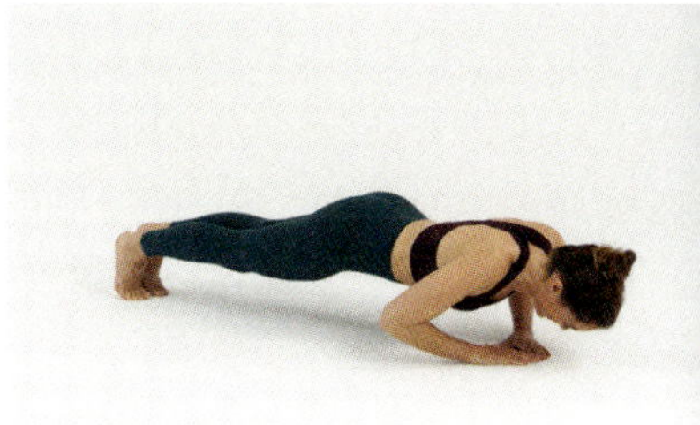

Es folgen **10 Push-ups** (siehe Seite 149). Nach **10 Sekunden Pause 1-mal** wiederholen.

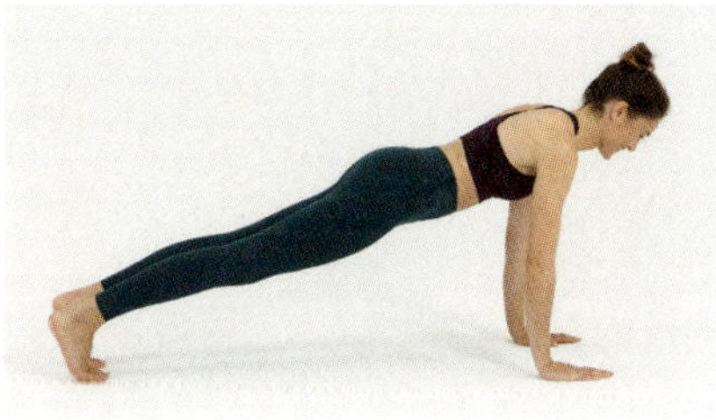

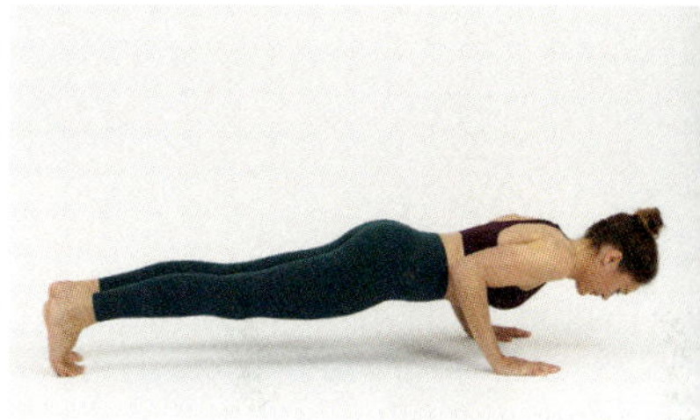

Die **Twist-Crunches** (siehe Seite 163) im Wechsel **5-mal** zu jeder Seite ausführen.

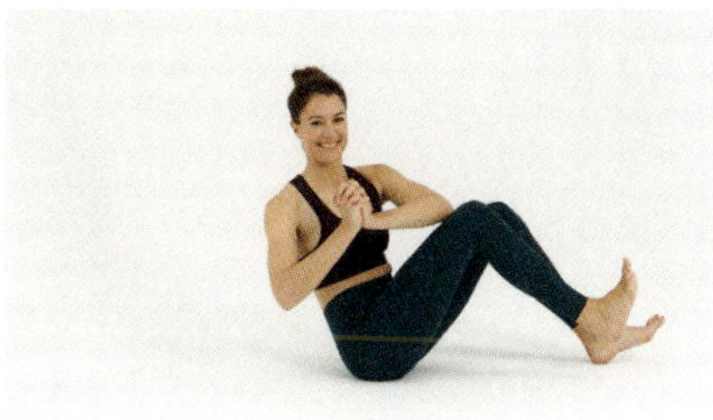

Es folgen **5 große Sit-ups** (siehe Seite 168).

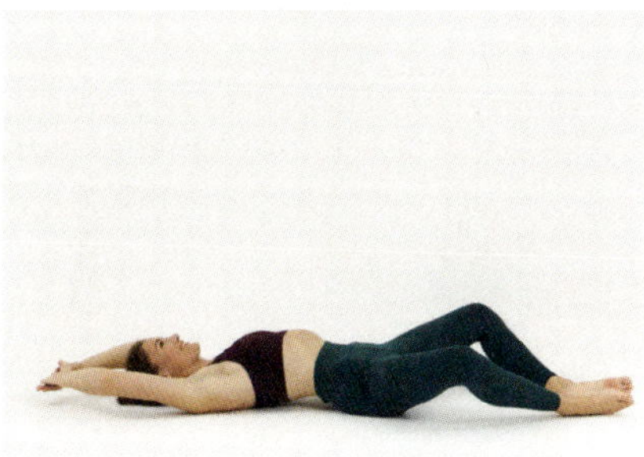

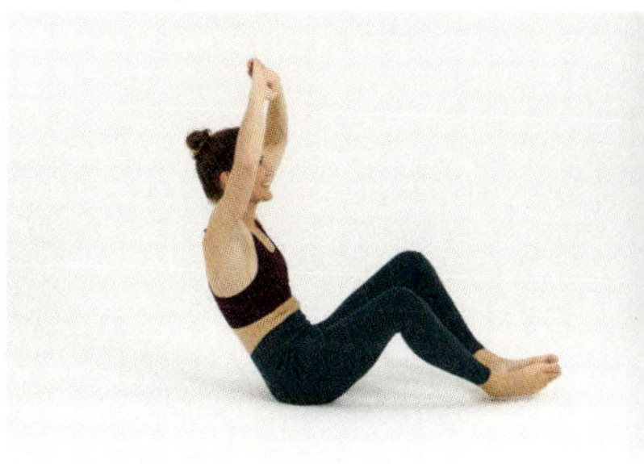

Als **Ausdauereinheit 40 Minuten** schnell **walken**.

Tag 17

Heute ist Repeat-Day. Dein Training ist dasselbe wie gestern. Die Ausdauereinheit lass weg, dafür beende das Training mit einer Intensiv-Squat-Einheit.

Beginne mit **3 Runden Sonnengruß** (siehe ab Seite 139).

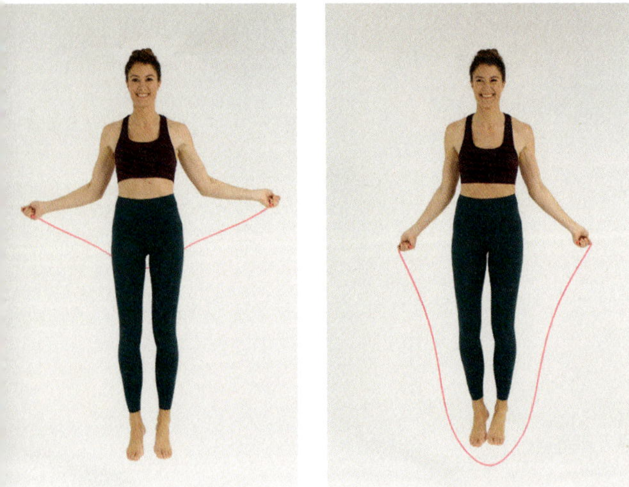

Für das Tempo-Warm-up starte mit **2 Minuten Seilspringen** (siehe Seite 143).

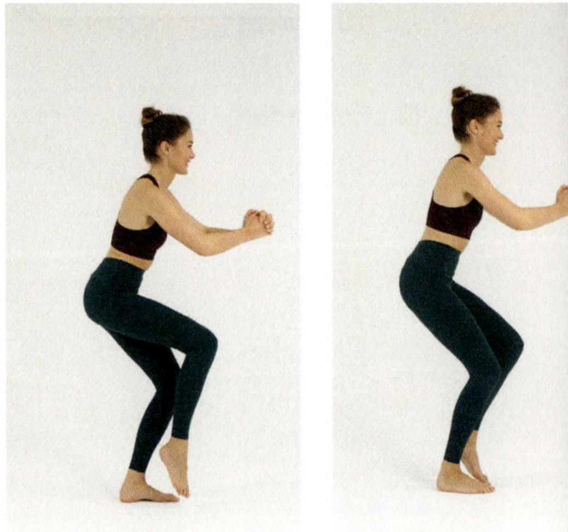

Danach **1 Minute Runnings** (siehe Seite 144) anschließen – so schnell du kannst.

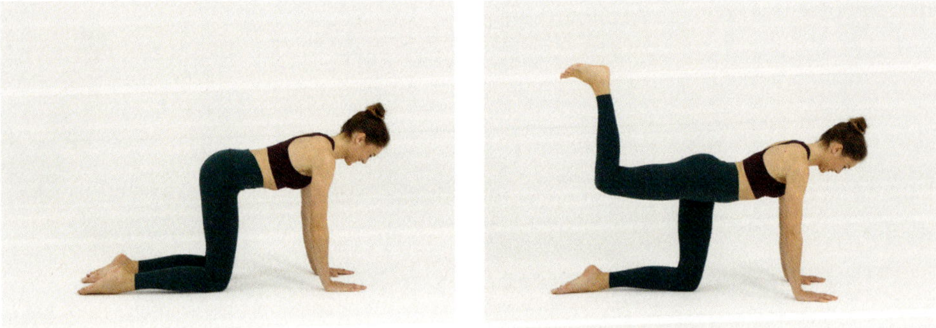

Am Boden geht es weiter mit den **Leglifts im Vierfüßlerstand** (siehe Seite 156): **15 Stück im Wechsel**, nach **10 Sekunden Pause weitere 15**.

Führe **10 Diamant-Liegestützen** (siehe Seite 153) aus, nach **10 Sekunden Pause 10 weitere**.

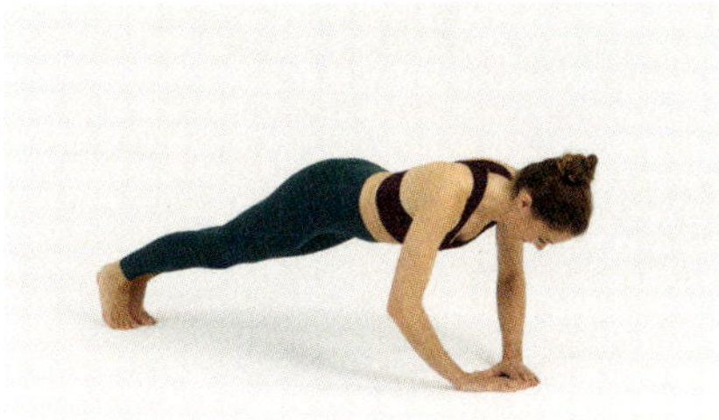

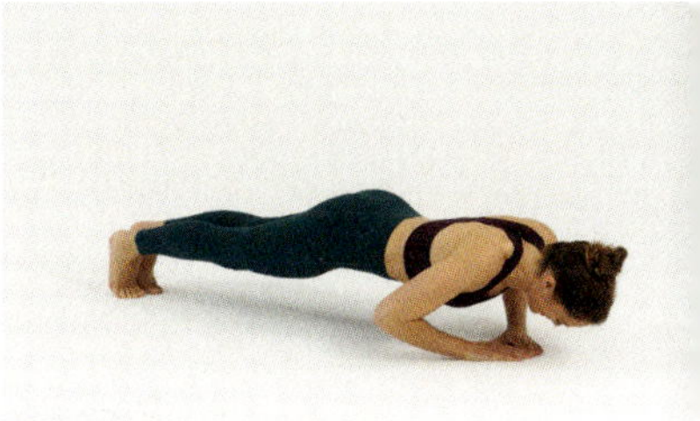

Es folgen **10 Push-ups** (siehe Seite 149). Nach **10 Sekunden Pause 1-mal** wiederholen.

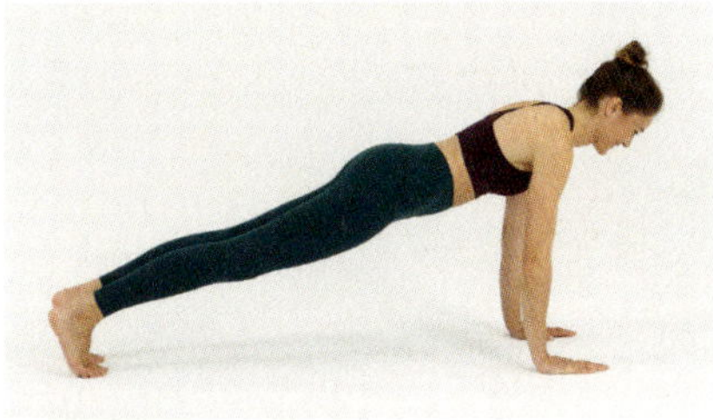

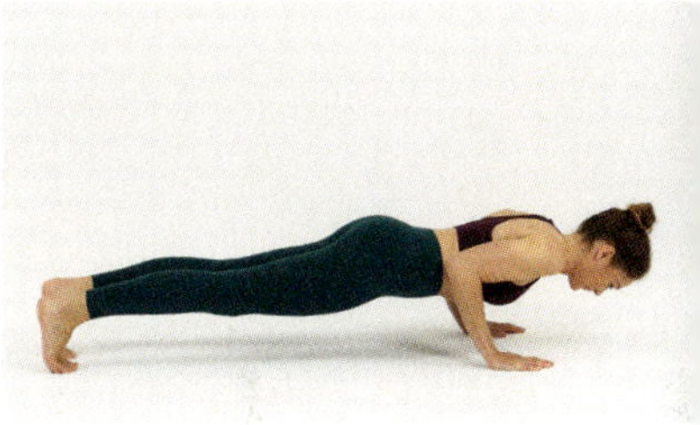

10 Twist-Crunches (siehe Seite 163) im Wechsel zu jeder Seite ausführen.

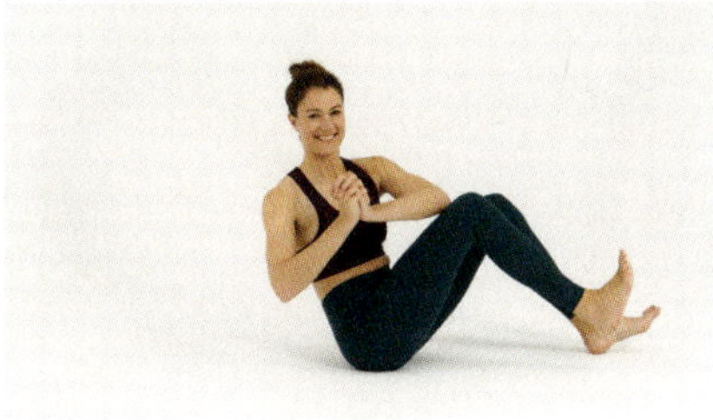

Es folgen **5 große Sit-ups** (siehe Seite 168).

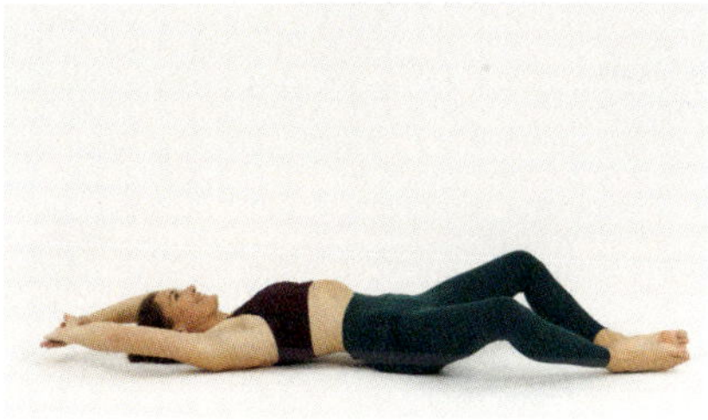

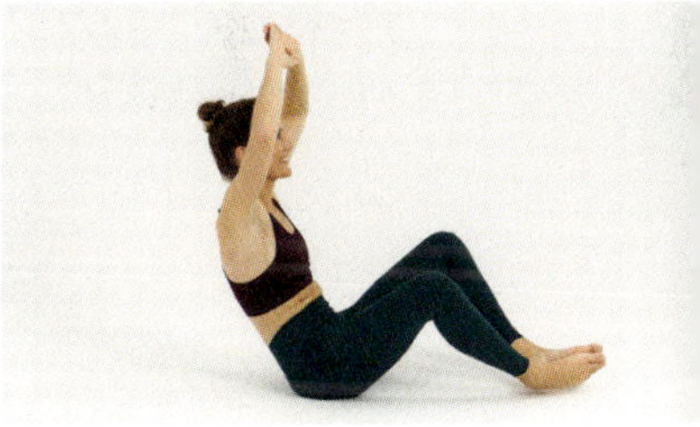

Das Training mit **30 Slow Squats** (siehe Seite 157) beenden.

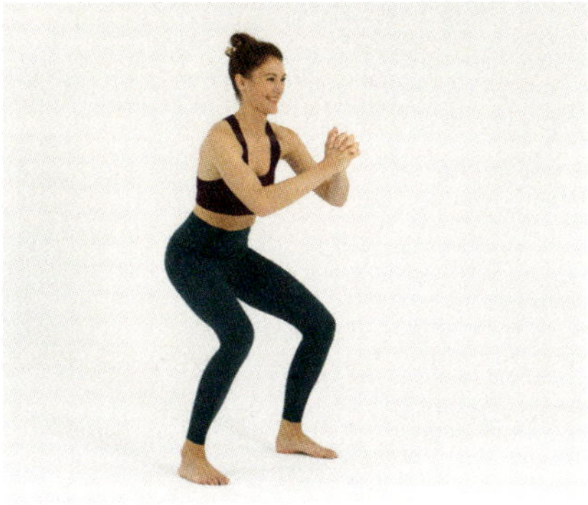

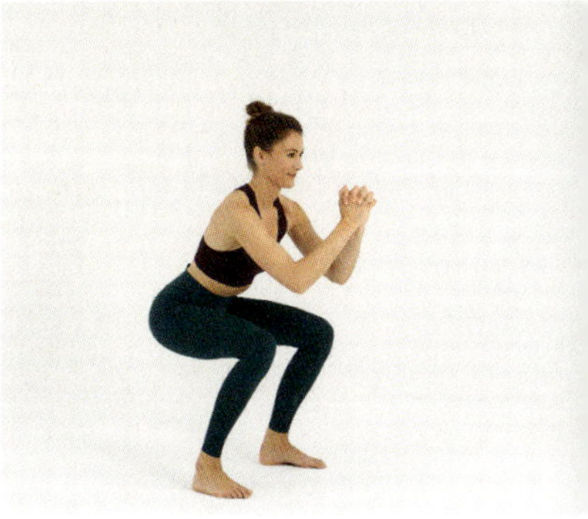

Tag 18

Ein neuer Tag, der dich deinem Ziel näher bringt. Viel Freude mit dem heutigen Trainingsplan!

Starte mit **3 Runden Sonnengruß** (siehe ab Seite 139).

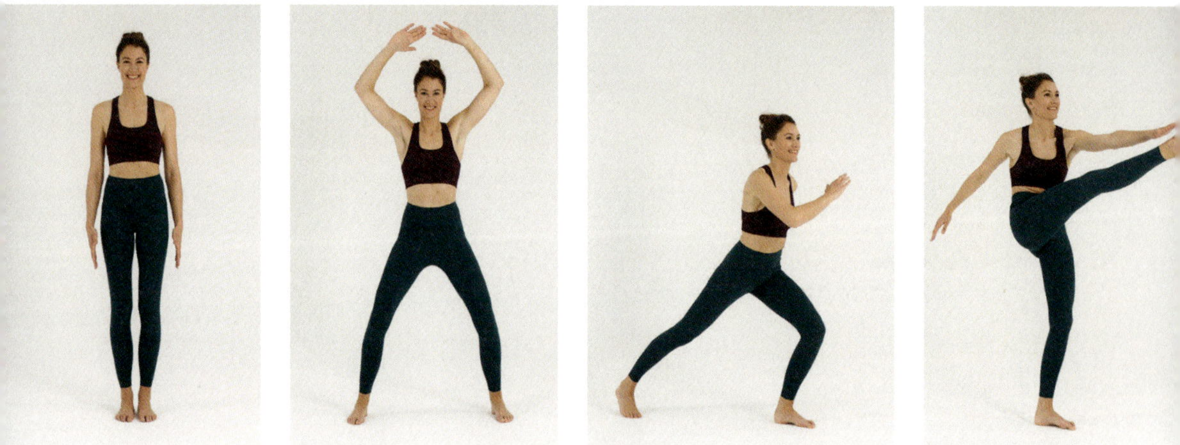

Danach trainiere **1 Minute Jumping Jacks** (siehe Seite 142) **im Wechsel mit Power-Kicks** (siehe Seite 170).

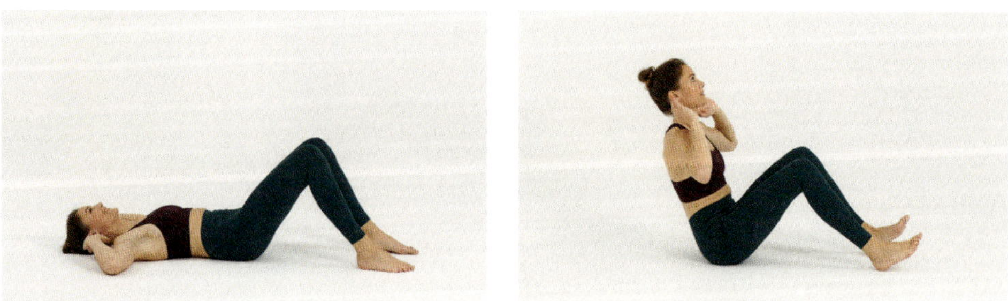

Führe **20 Sit-ups** (siehe Seite 161) aus, nach **10 Sekunden Pause** den Satz **2-mal** wiederholen.

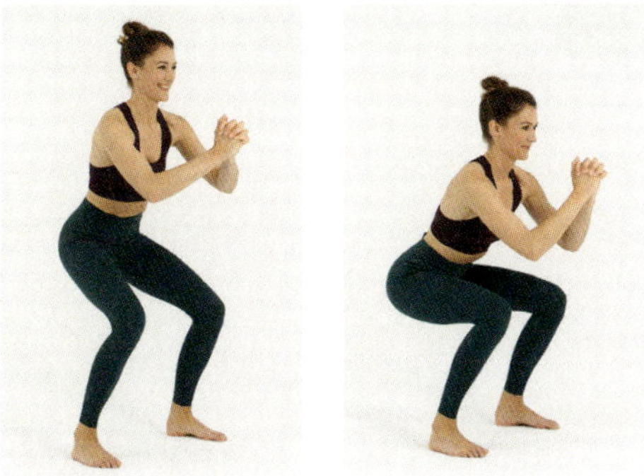

Es folgen **Squats** (siehe Seite 157): Nach **20 Stück** und **10 Sekunden Pause** den Satz **1-mal** wiederholen.

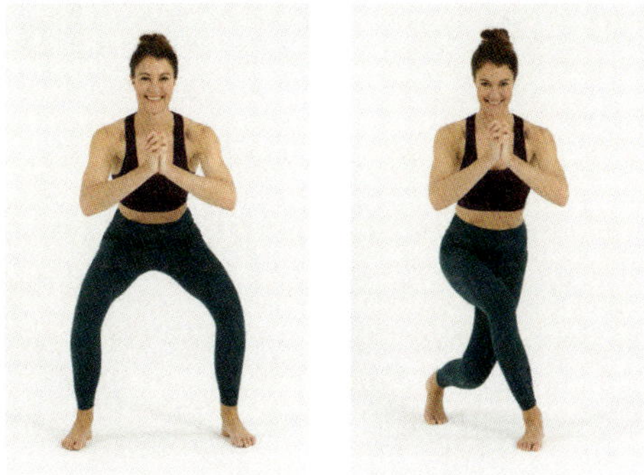

Danach **10 Curtsy Squats** (siehe Seite 158) **im Wechsel** ausführen, nach **10 Sekunden Pause** den Satz **1-mal** wiederholen.

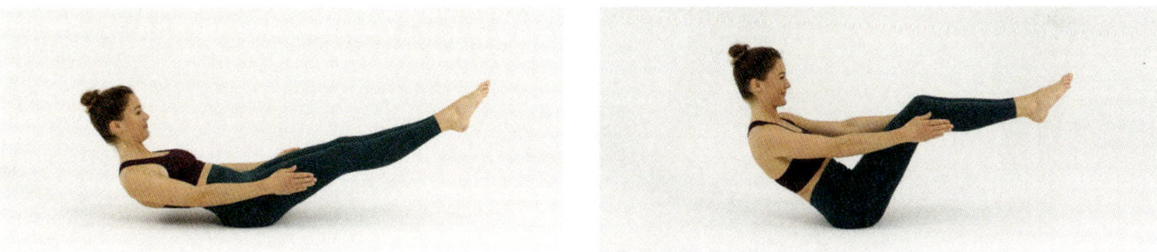

Schließe die **Bauchwippe** (siehe Seite 164) an: Die Übung dynamisch ausführen. Aus der unteren Position langsam in die obere wechseln und dann wieder absenken. **15-mal** wiederholen.

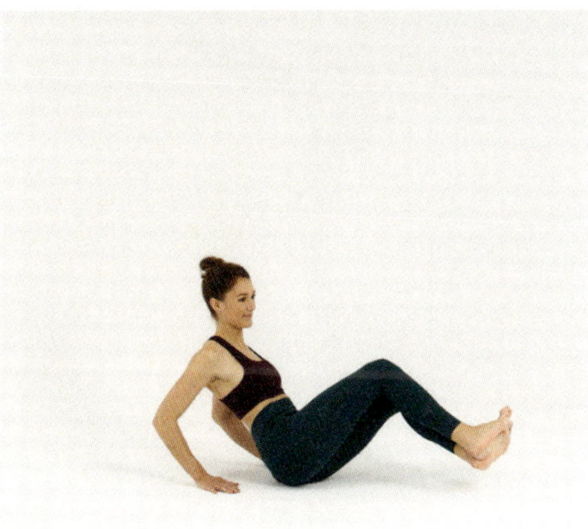

Es folgt die **Bauchwippe-Rotation** (siehe Seite 165): **30 Sekunden**.

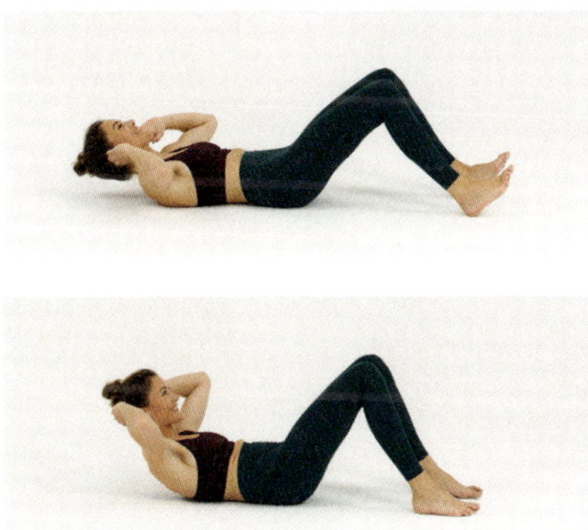

Schließe das Training mit **15 Crunches** (siehe Seite 162) ab. Nach **10 Sekunden Pause** den Satz **1-mal** wiederholen.

Tag 19

Noch ein Tag und zwei Drittel sind geschafft. Dann kommen noch ein paar anspruchsvollere Übungen dazu. Heute gibt es eine intensive, auf Tempo basierende Kardioeinheit. Den Sonnengruß kannst du heute auslassen. Wenn du möchtest, baue ihn aber trotzdem gerne als Startroutine ins Training ein.

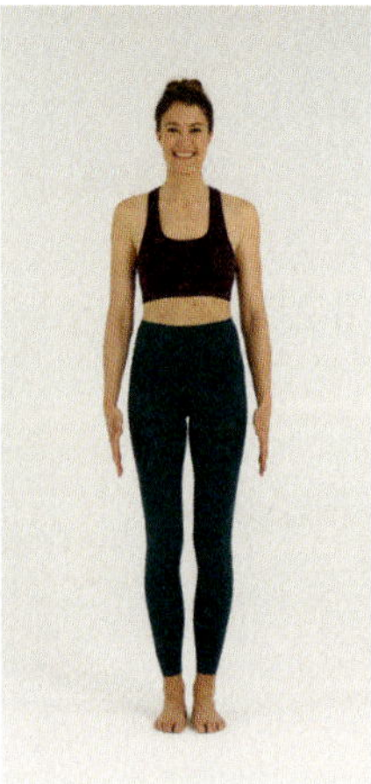

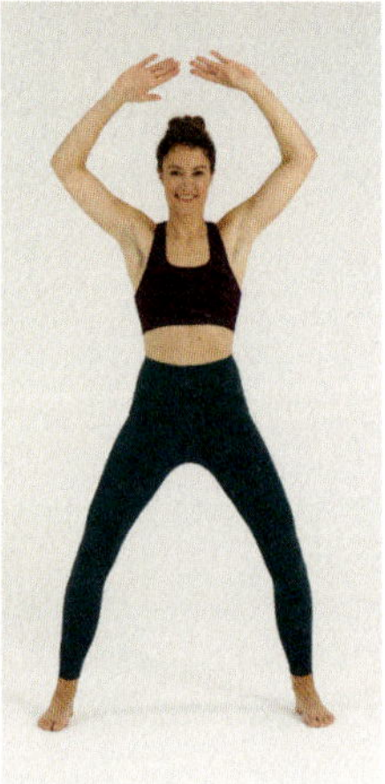

Als Warm-up kombiniere wieder **Jumping Jacks** (siehe Seite 142) mit **Power-Kicks** (siehe Seite 170): 1 Jumping Jack, dann 1 Power-Kick, 1 Jumping Jack, dann Seitenwechsel bei den Power-Kicks und so weiter. Übe **3 Minuten**, so kraftvoll du kannst.

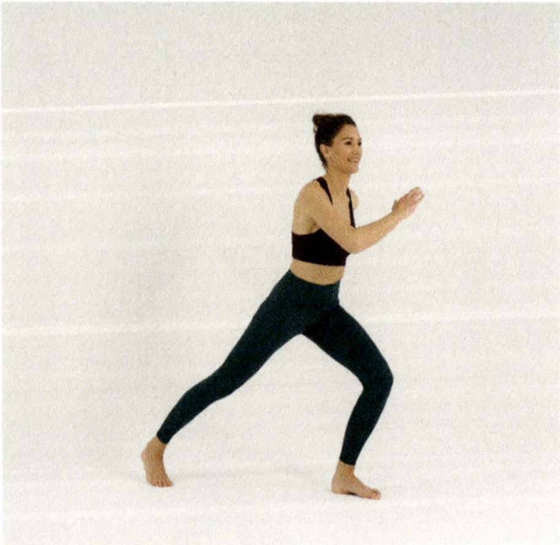

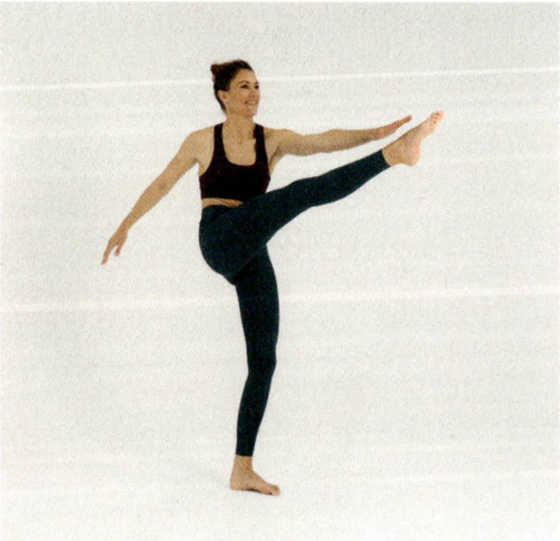

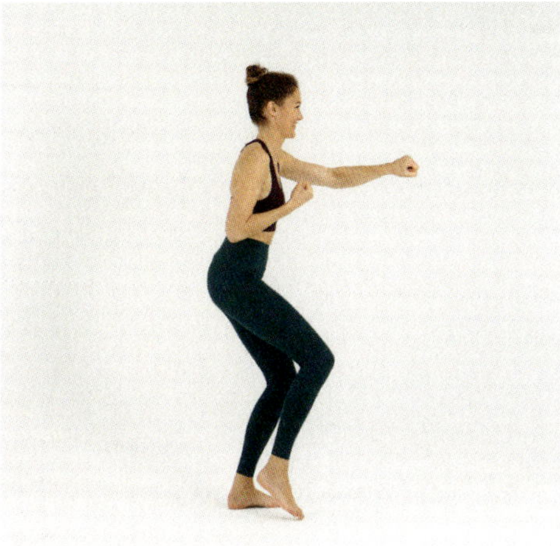

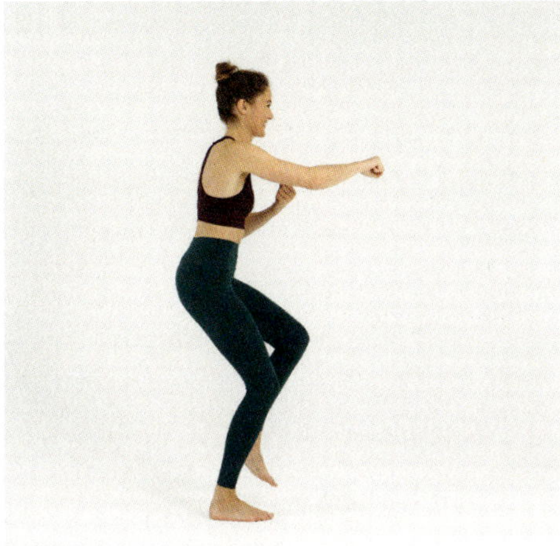

Behalte das Tempo bei und gehe über in die **Box-Runnings** (siehe Seite 145): **3 Minuten**.

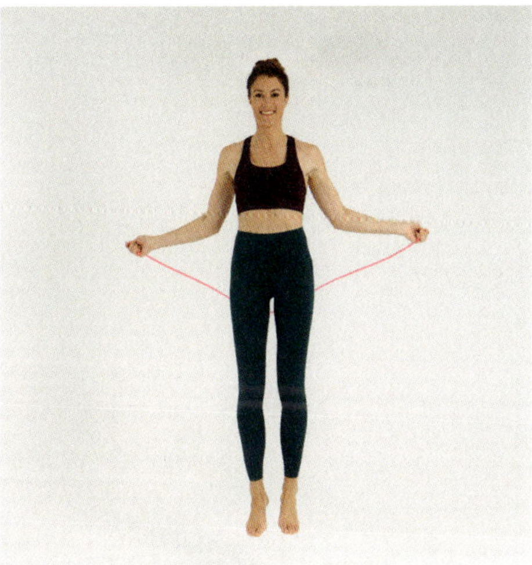

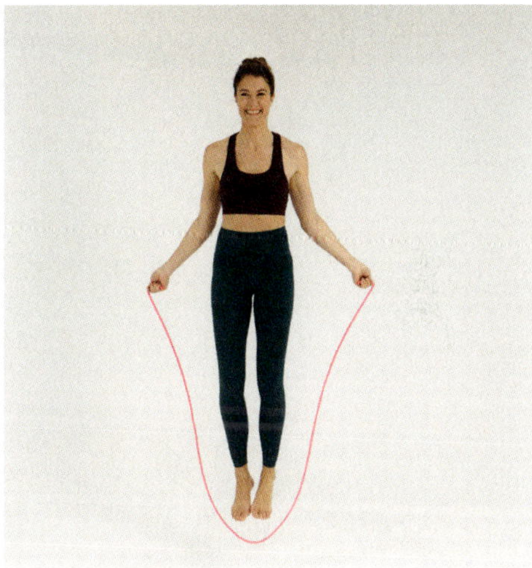

Lege zum Ende der Tempoeinheit noch eine Runde **Seilspringen** (siehe Seite 143) ein: **2 Minuten** hüpfen.

Das Training mit einer **Ausdauereinheit** deiner Wahl abschließen: **40 Minuten**.

Tag 20

Geschafft! Letzter Tag von Modul zwei. Ab morgen bist du im letzten Drittel deiner Challenge angekommen. Sicher spürst und siehst du schon Veränderungen an deinem Körper. Weiter so!

Starte mit **3 Runden Sonnengruß** (siehe ab Seite 139).

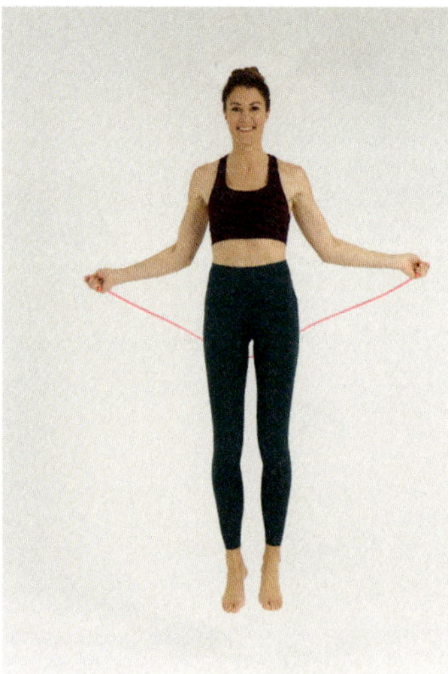

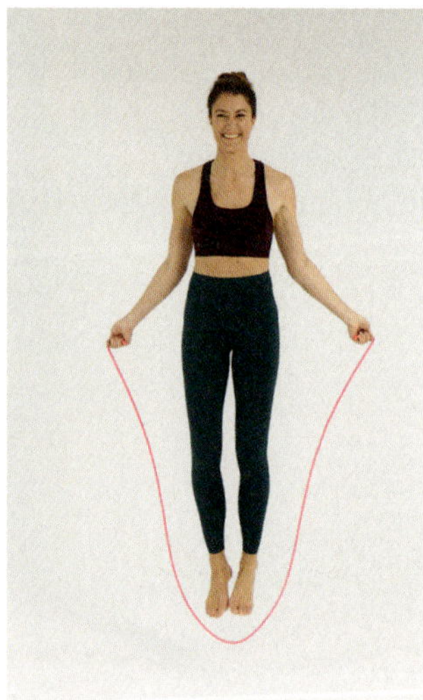

Als Tempo-Warm-up beginnst du heute mit **3 Minuten Seilspringen** (siehe Seite 143).

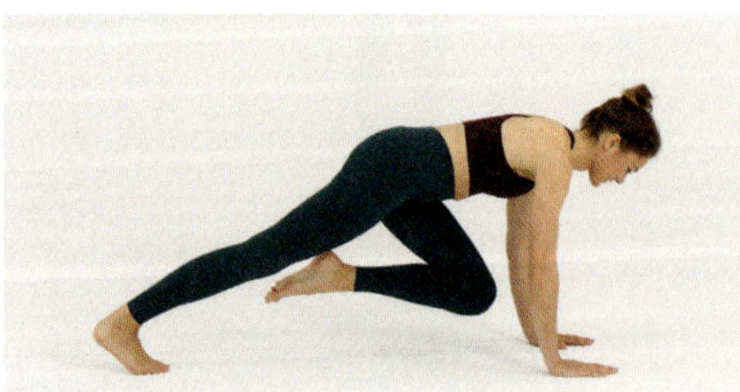

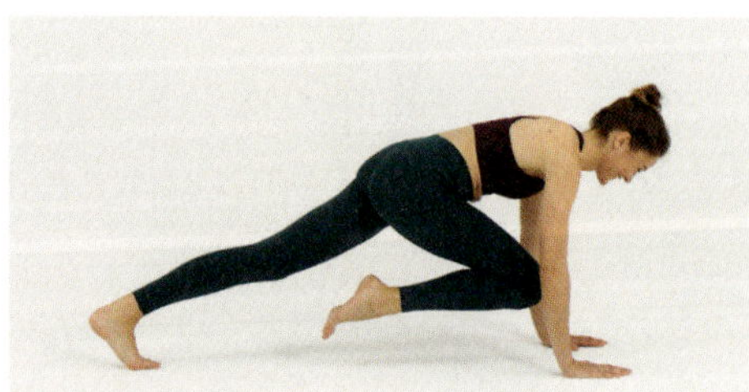

Es geht direkt weiter mit den **Plank-Runnings** (siehe Seite 148): **30 Stück**, nach **10 Sekunden Pause 1-mal** wiederholen.

Am Boden mit den **Push-ups** (siehe Seite 149) fortfahren: **10 Stück**, nach **10 Sekunden Pause** den Satz **1-mal** wiederholen.

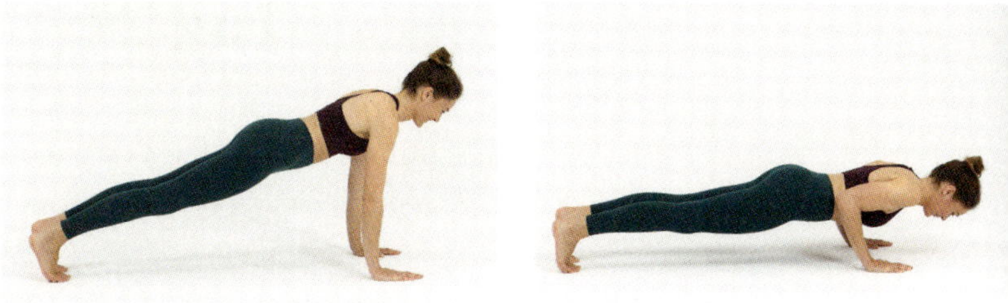

Führe **10 Seitstütz-Knieheber** (siehe Seite 151) aus. Nach **20 Sekunden Pause** die **Seite wechseln**.

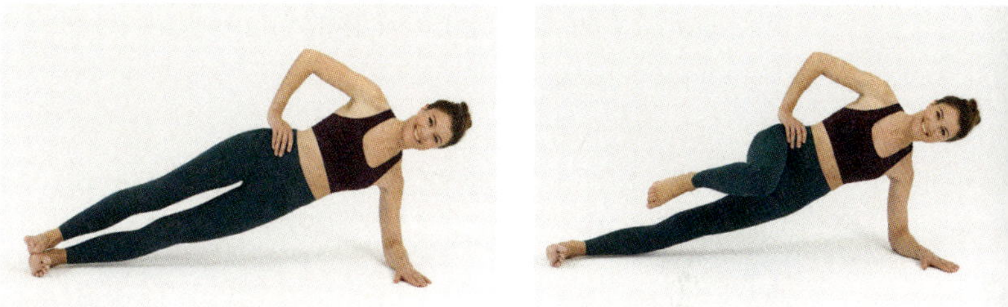

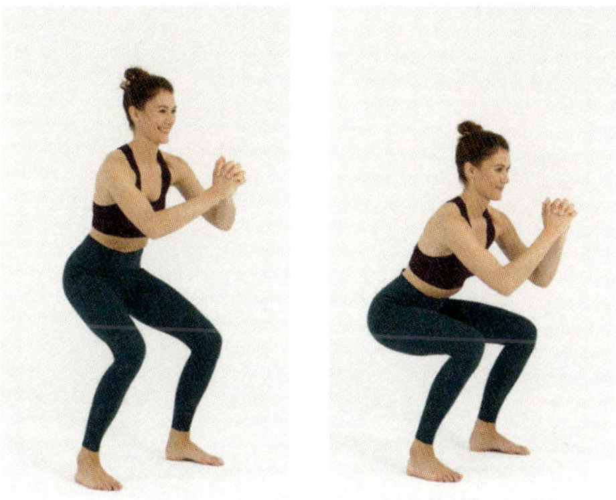

Es folgen **30 Squats** (siehe Seite 157) und nach **10 Sekunden Pause weitere 30**.

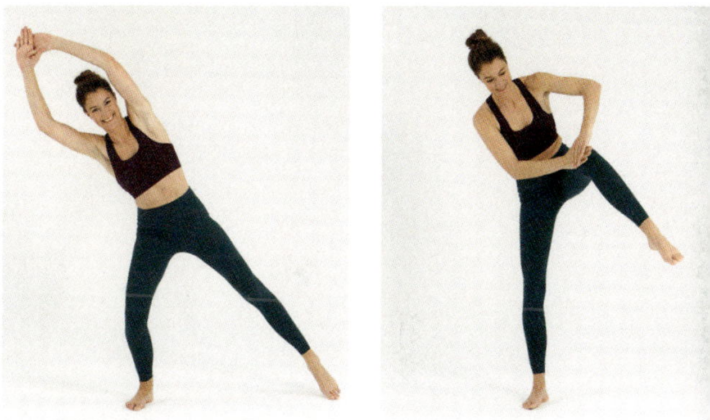

Jetzt kommt der **schräge Kneelift** (siehe Seite 159) hinzu: **20 Lifts pro Seite**. Nach **10 Sekunden Pause Seite wechseln**.

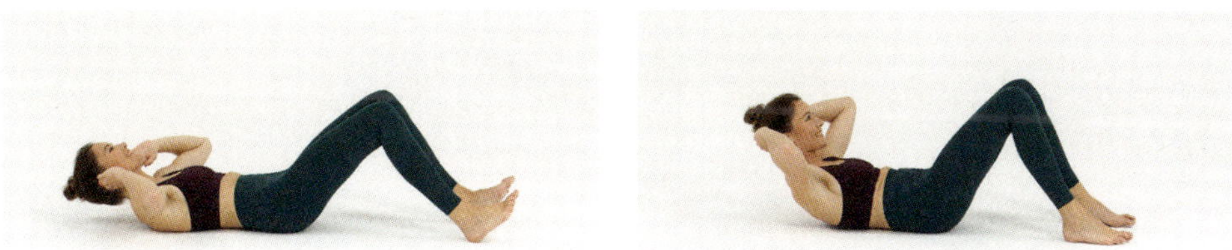

Und zum Schluss mache deine Powereinheit für den Bauch mit **20 Crunches** (siehe Seite 162).

Tag 21

Herzlichen Glückwunsch, du hast es bis Modul drei geschafft. Ab jetzt werden die Intensität und das Tempo noch einmal gesteigert. Denke dabei bitte immer daran, deine Grenzen zu respektieren. Das geht auch, ohne das Ziel aus den Augen zu verlieren. Wenn du erkältet bist, Schmerzen hast oder Schwindel empfindest, lege eine Pause ein, bis es dir besser geht. Den fehlenden Trainingstag kannst du ganz einfach am Ende der Challenge dranhängen.

Auf geht's ins Stretching mit **3 Runden Sonnengruß** (siehe ab Seite 139).

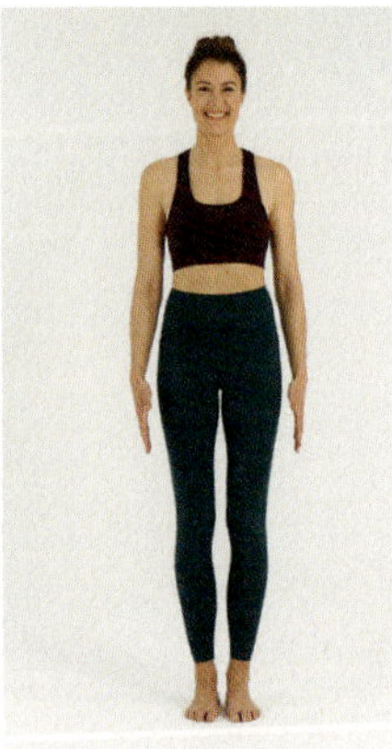
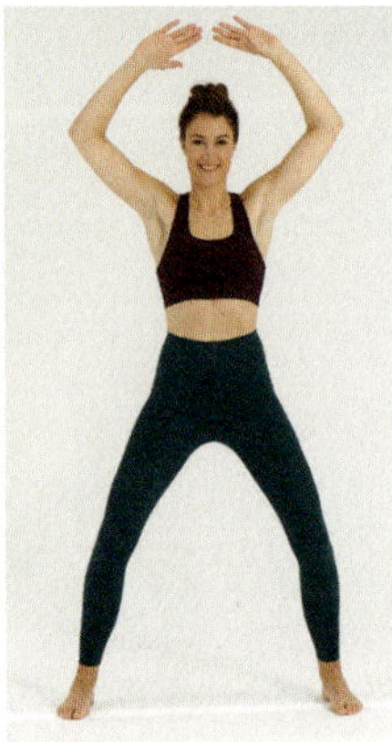

Zum Warm-up beginne mit **2 Minuten Jumping Jacks** (siehe Seite 142).

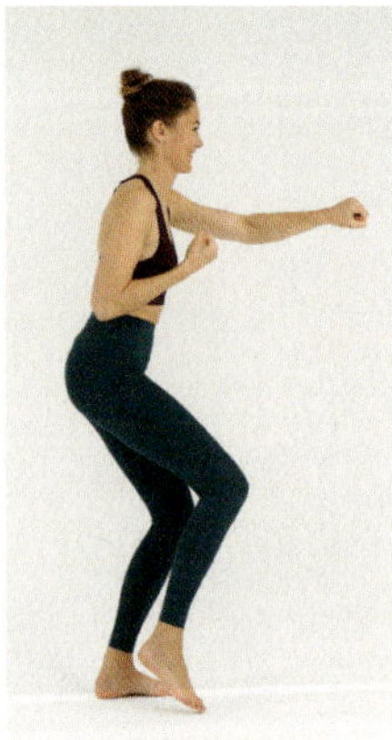
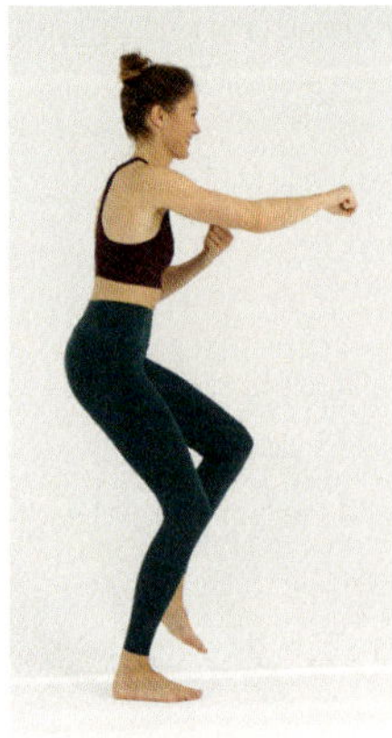

Es folgen **Box-Runnings** (siehe Seite 145): **2 Minuten**, so schnell du kannst.

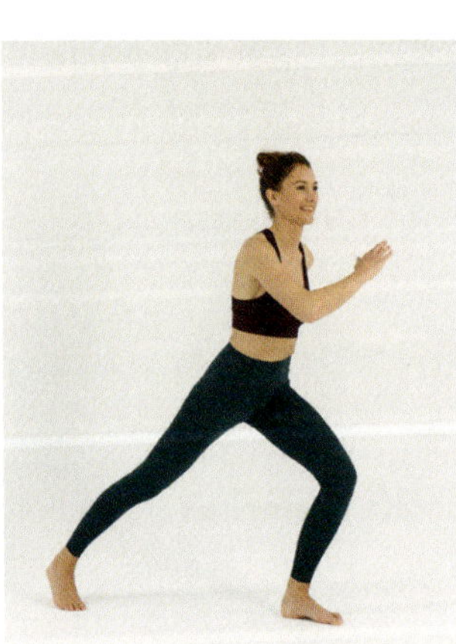
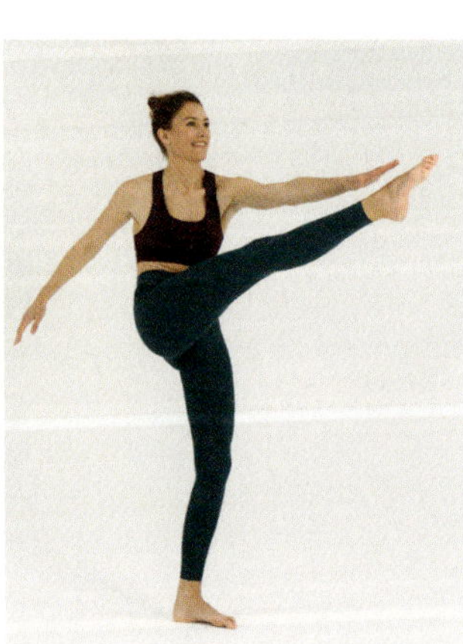

20 Power-Kicks (siehe Seite 170) im Wechsel anschließen.

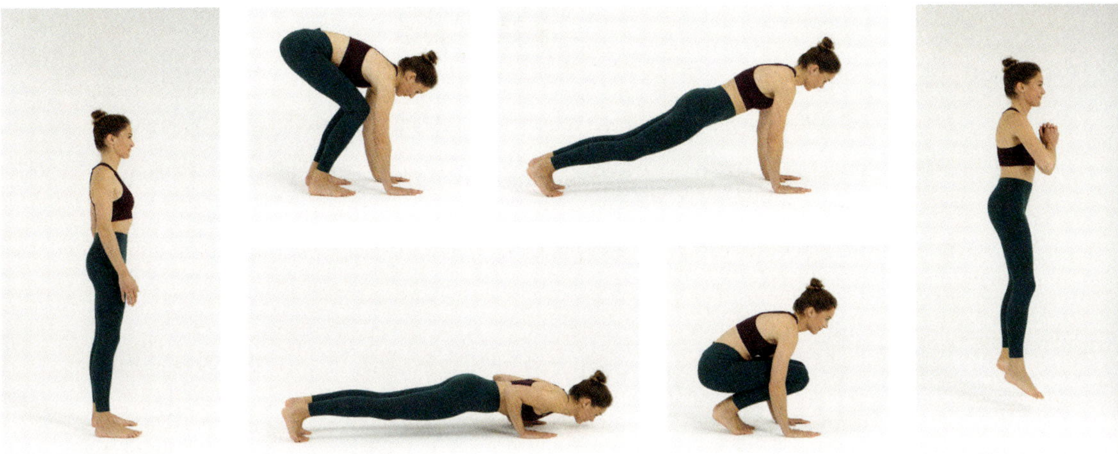

5-mal die Burpee-Reihe (siehe ab Seite 172) ausführen.

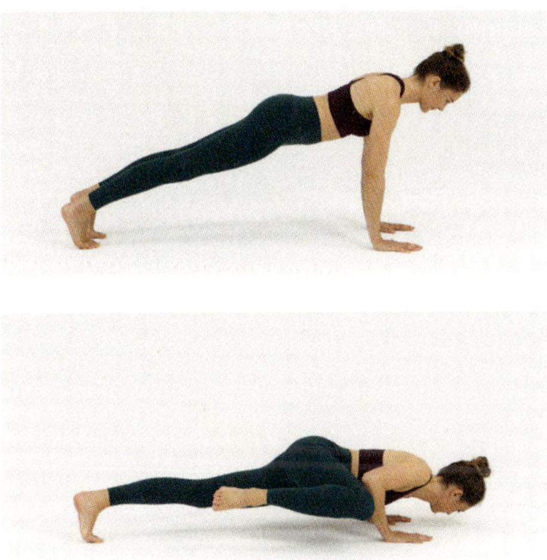

Danach folgt der **Spiderstütz** (siehe Seite 154): Die Haltung **10-mal** wechseln.

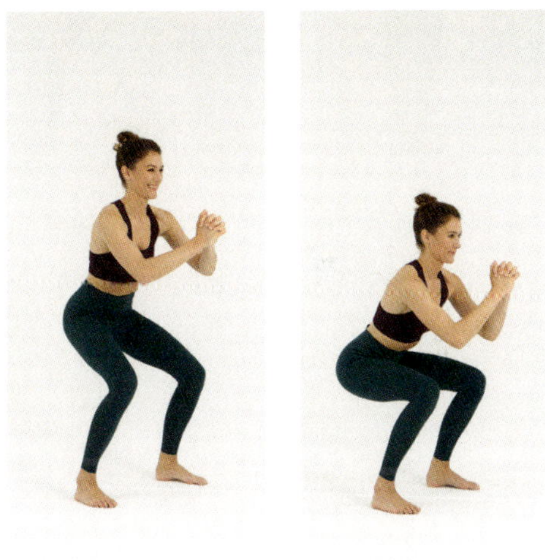

Schließe das Training mit **30 Slow Squats** (siehe Seite 157) ab.

Tag 22

Heute ist Repeat-Day: dasselbe Training wie gestern, nur dass heute eine Ausdauereinheit dazukommt.

Beginne mit **3 Runden Sonnengruß** (siehe ab Seite 139).

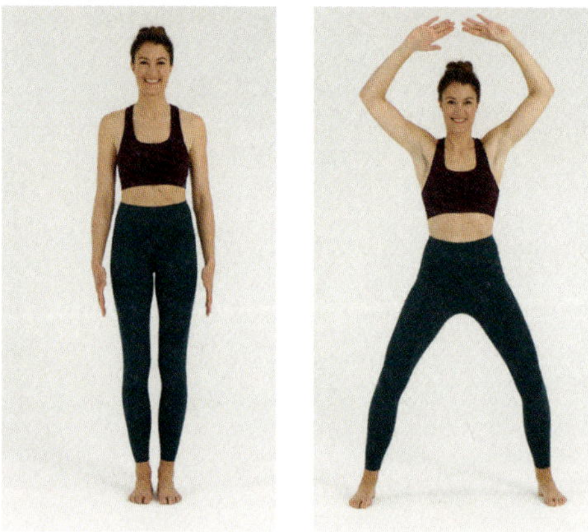

Das Tempo-Warm-up mit **2 Minuten Jumping Jacks** (siehe Seite 142) beginnen.

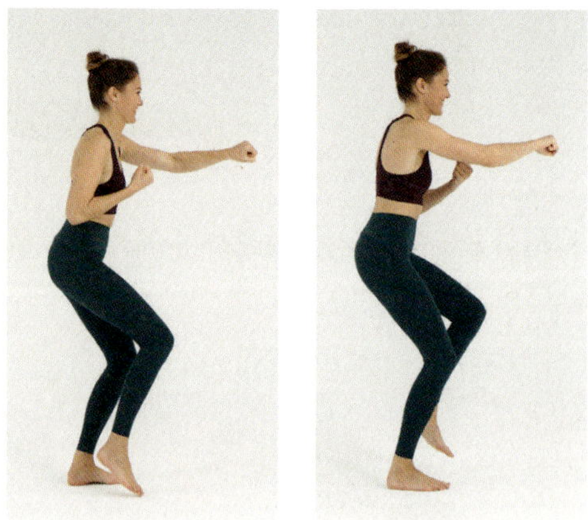

Es folgen **Box-Runnings** (siehe Seite 145): **3 Minuten**, so schnell du kannst.

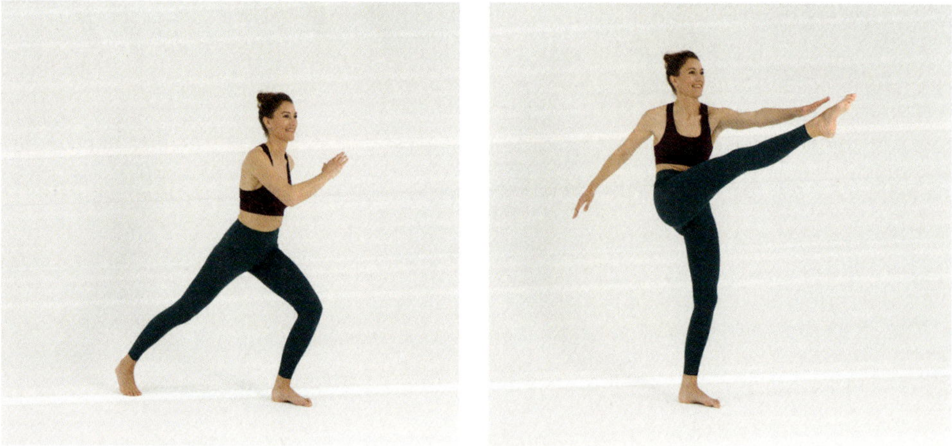

20 Power-Kicks (siehe Seite 170) im Wechsel anschließen.

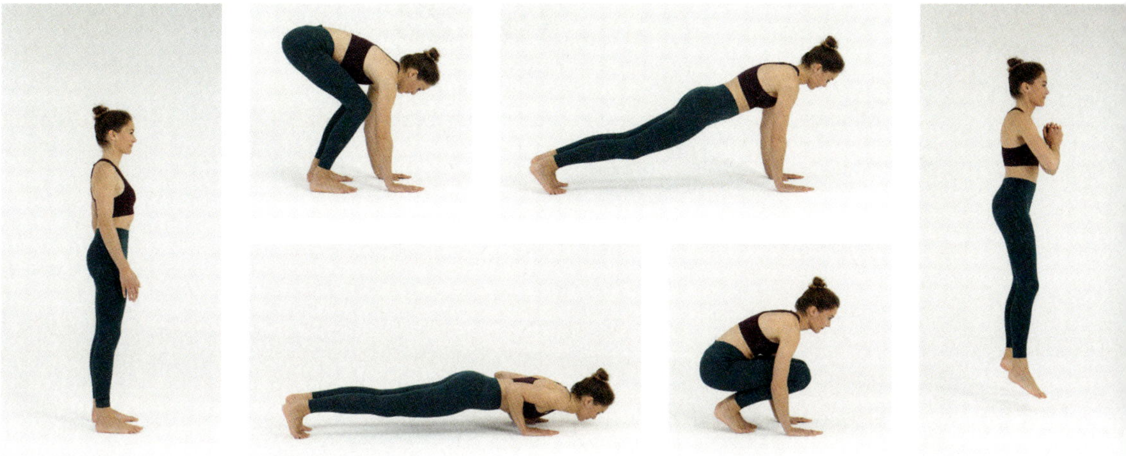

Als Nächstes **5-mal die Burpee-Reihe** (siehe ab Seite 172) ausführen.

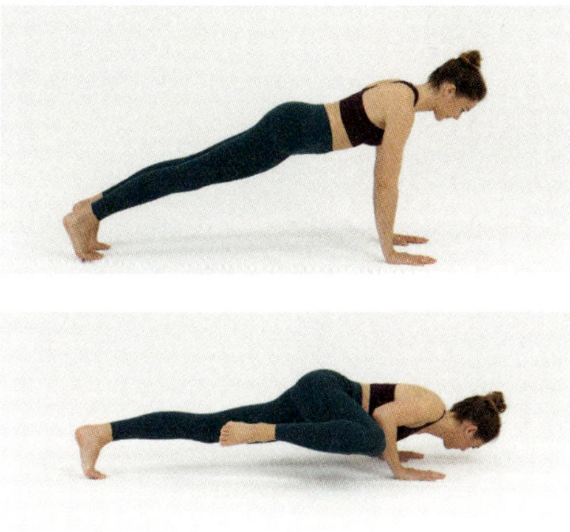

Danach folgt der **Spiderstütz** (siehe Seite 154): Die Haltung **10-mal** wechseln.

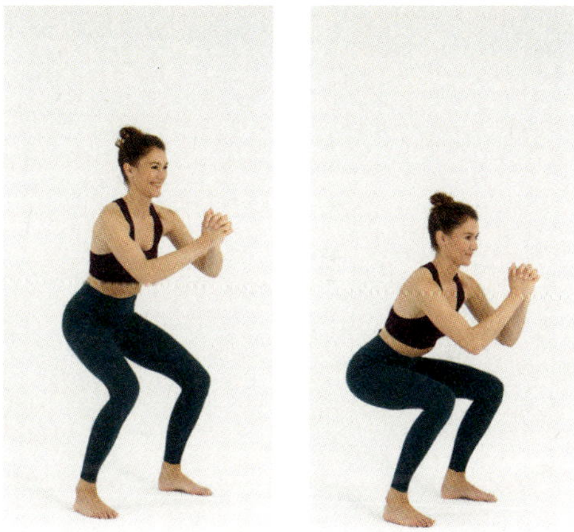

Schließe **30 Slow Squats** (siehe Seite 157) an.

Beende dein Training mit einer **30-minütigen Ausdauereinheit** deiner Wahl.

Tag 23

Heute ist eine Pause angesagt. Wenn du Lust hast, kannst du die **Sonnengrußreihe** (siehe ab Seite 139) beliebig oft absolvieren.

Gut für Körper und Geist

Der Sonnengruß ist auf allen Ebenen perfekt als Pre-Warm-up. Er bringt das Herz-Kreislauf-System in Schwung, harmonisiert Körper und Geist, bringt die Energien zum Fließen, erweitert das Atemvolumen und hilft so, Muskeln und Organe mit mehr Sauerstoff zu versorgen.

»Wer sich selbst besiegt,
ist stark.«

Laotse

Tag 24

Auf in den nächsten Trainingstag! Versuche, das Training ganz bewusst zu genießen. Schließlich tust du deinem Körper und damit auch deiner Seele etwas Gutes. Wenn du aber dabei fluchst und das, was du tust, hasst, speichert dein Bewusstsein die Erfahrung des Trainings als etwas Negatives ab. Im besten Fall möchtest du aber ja über die Challenge hinaus Sport regelmäßig in dein Leben integrieren. Und feste Bestandteile des Lebens sollten möglichst positiv erlebt werden, damit du ein erfülltes Leben führst. Ein kleiner Perspektivwechsel hilft dabei manchmal schon: Es ist ein Geschenk, dass du überhaupt trainieren kannst. Du bist gesund genug, um an dieser Challenge teilnehmen zu können.

Beginne auch diesen Tag mit **3 Runden Sonnengruß** (siehe ab Seite 139).

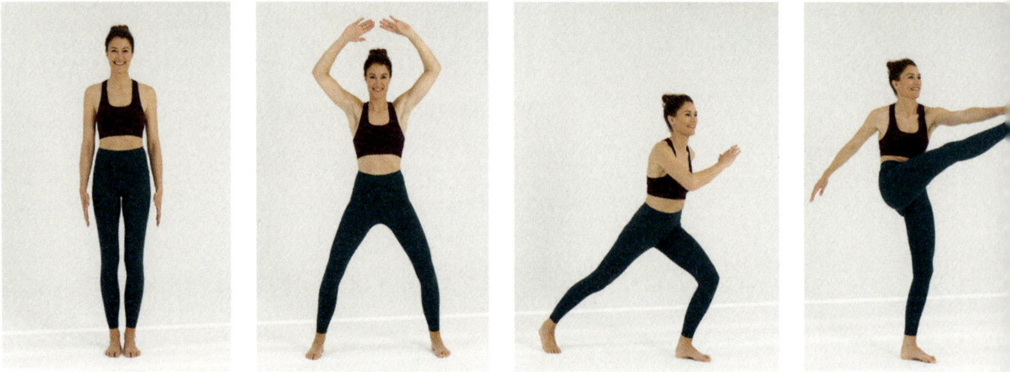

Das Warm-up mit **2 Minuten Jumping Jacks** (siehe Seite 142) kombiniert mit **Power-Kicks** (siehe Seite 170) fortsetzen: Immer zwischen 1 Jumping Jack und 1 Kick wechseln.

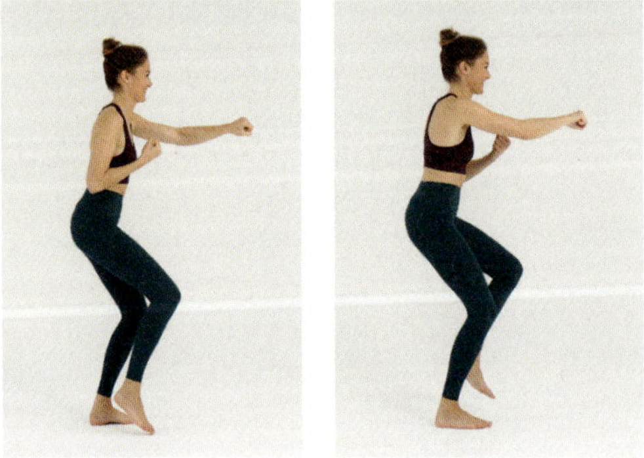

Führe **Box-Runnings** (siehe Seite 145) **3 Minuten**, so schnell du kannst, durch.

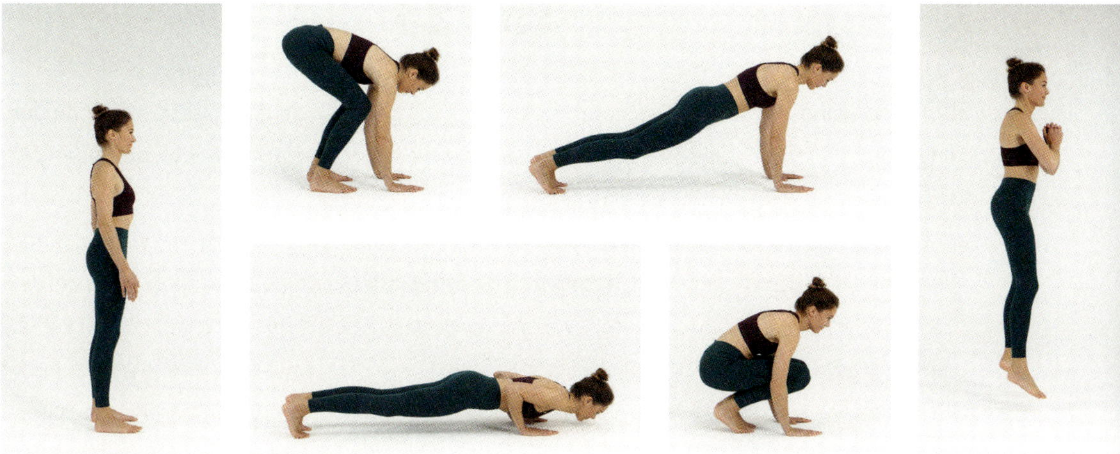

Die **Burpee-Reihe** (siehe ab Seite 172) **5-mal** durchführen, nach **10 Sekunden Pause** weitere **3-mal**.

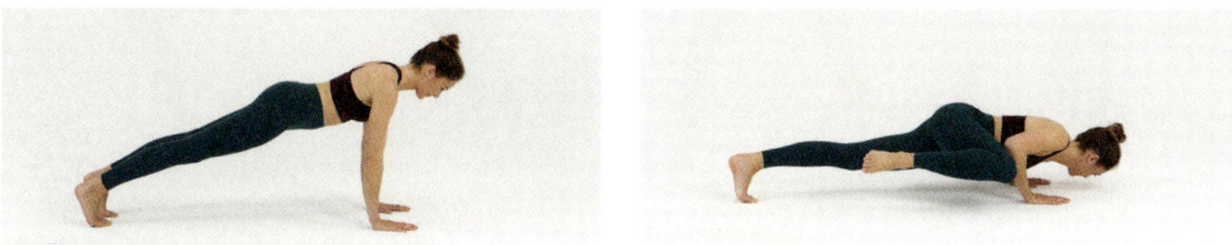

Den **Spiderstütz** (siehe Seite 154) **10-mal** im Wechsel ausführen.

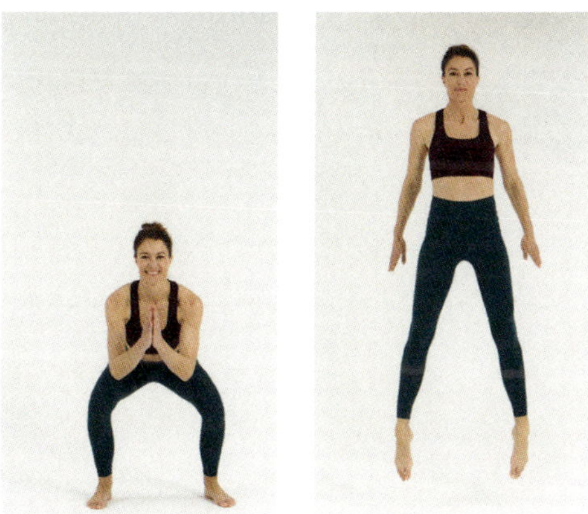

10 Squat-Jumps (siehe Seite 171) durchführen, nach **10 Sekunden Pause** weitere **10** ausführen.

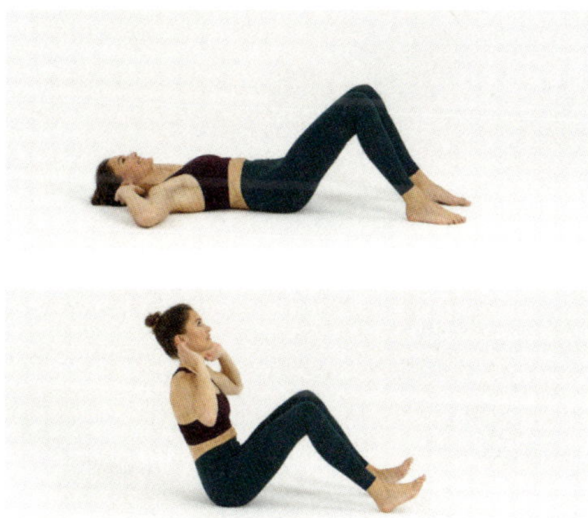

Schließe **15 Sit-ups** (siehe Seite 161) an, nach **10 Sekunden Pause** wiederhole den Satz **2-mal**.

Tag 25

Nur noch eine Handvoll Tage und du bist am Ziel! Du hast ein paar anspruchsvolle Trainingstage hinter dir. Heute kannst du aussuchen, ob du trainierst oder nicht. Beides ist ok – je nachdem, wie du dich fühlst.

Beginne auch diesen Tag mit **3 Runden Sonnengruß** (siehe ab Seite 139).

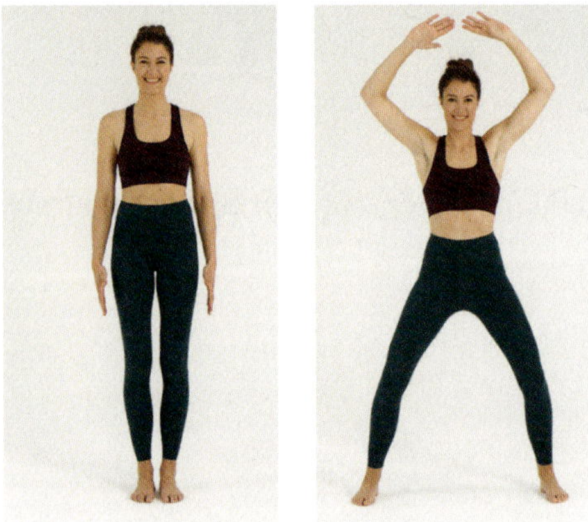

Mit **2 Minuten Jumping Jacks** (siehe Seite 142) weiter aufwärmen.

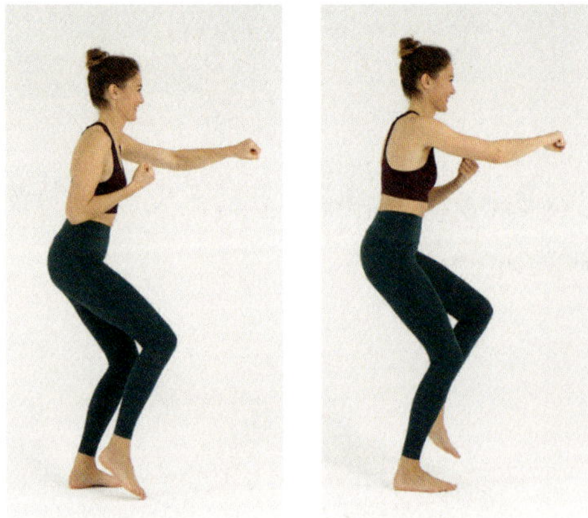

Übe **Box-Runnings** (siehe Seite 145) **3 Minuten**, so schnell du kannst.

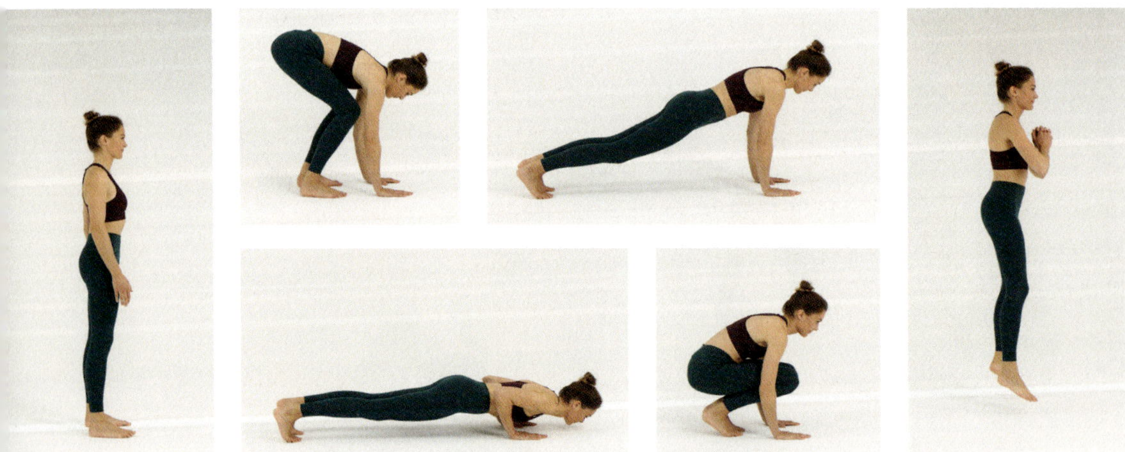

Führe die **Burpee-Reihe** (siehe ab Seite 172) **5-mal** durch und wiederhole nach **10 Sekunden Pause** den ganzen Satz **3-mal**.

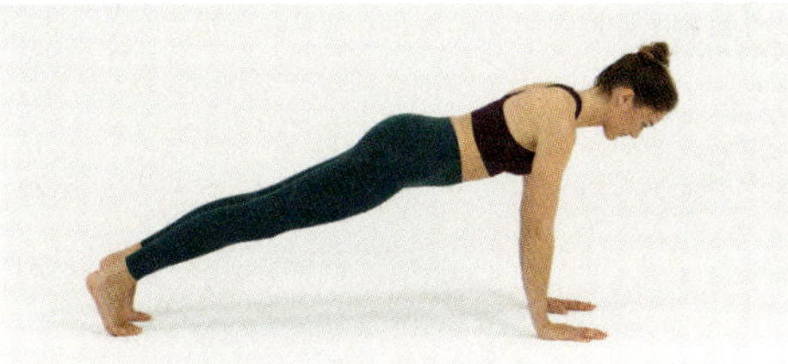
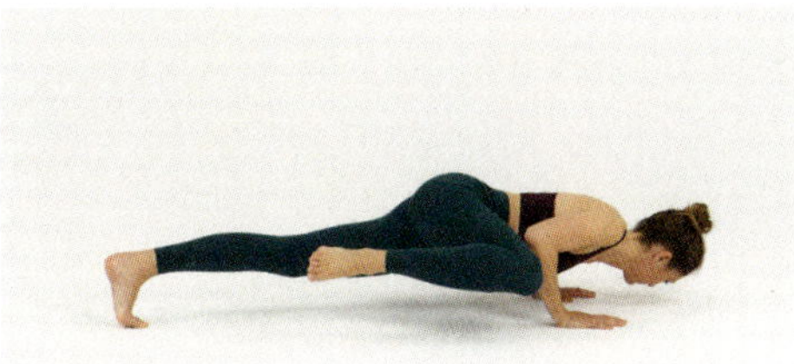

Den **Spiderstütz** (siehe Seite 154) **10-mal** im Wechsel üben.

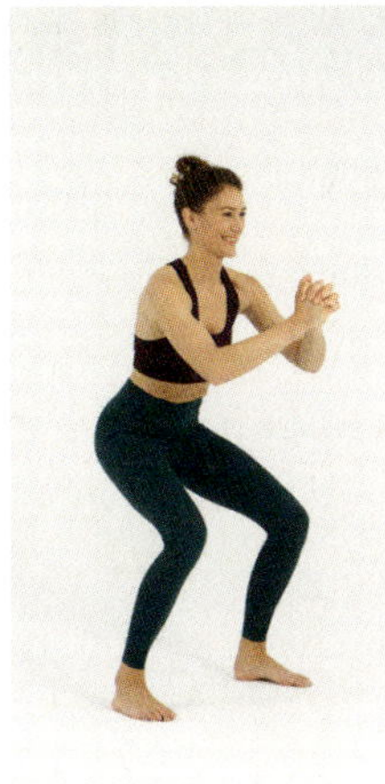
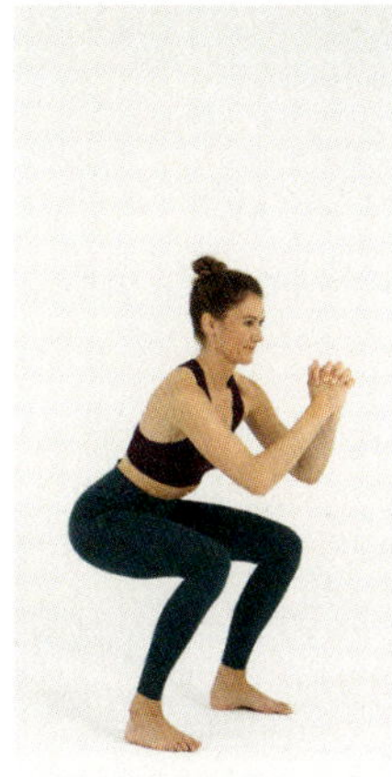

Es folgen **50 Slow Squats** (siehe Seite 157).

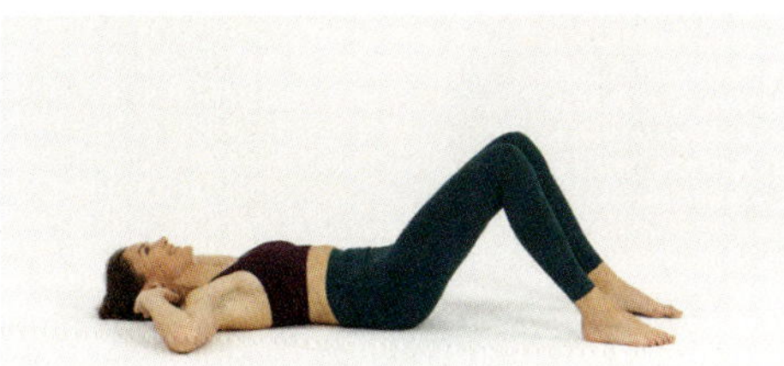
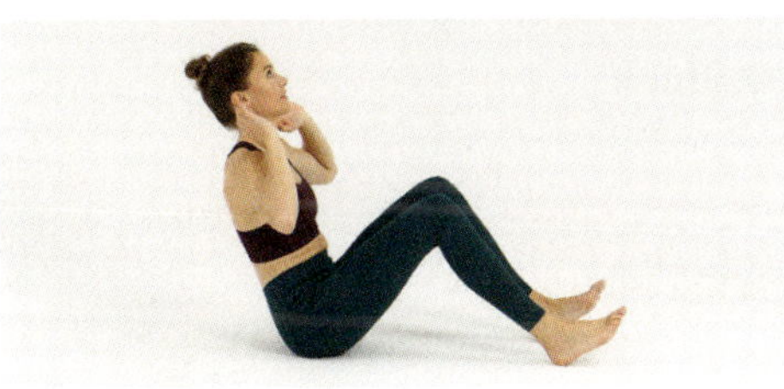

Führe **30 Sit-ups** (siehe Seite 161) durch und wiederhole den Satz **2-mal** mit jeweils **10 Sekunden Pause**.

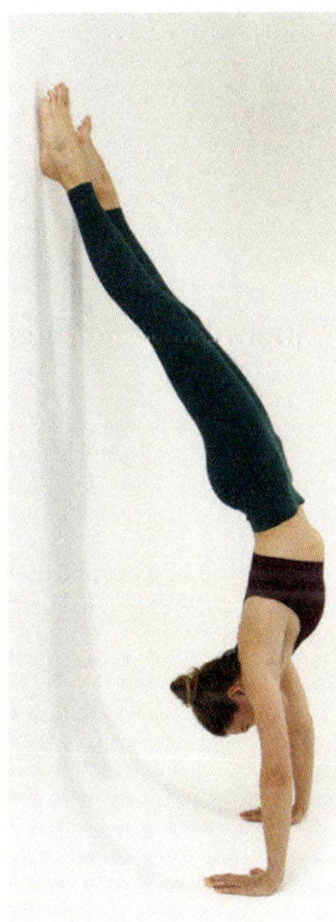

Jetzt hast du so viel Muskulatur aufgebaut, dass du dich an den **Handstand an der Wand** oder eine Variante (siehe ab Seite 174) wagen kannst. Wenn du erprobt bist mit dieser Übung, kannst du auch gern ein paar Handstand-Stützen machen, das sind quasi Liegestütze in der Vertikalen. Limit: so viele du schaffst.

Schließe das Training mit einer **20-minütigen Ausdauereinheit** deiner Wahl ab.

Tag 26

Weiter geht's. Heute gibt es eine knackige Trainingseinheit inklusive Burpees und Ausdauer. Bist du fit? Dann viel Spaß.

Starte mit **3 Runden Sonnengruß** (siehe ab Seite 139).

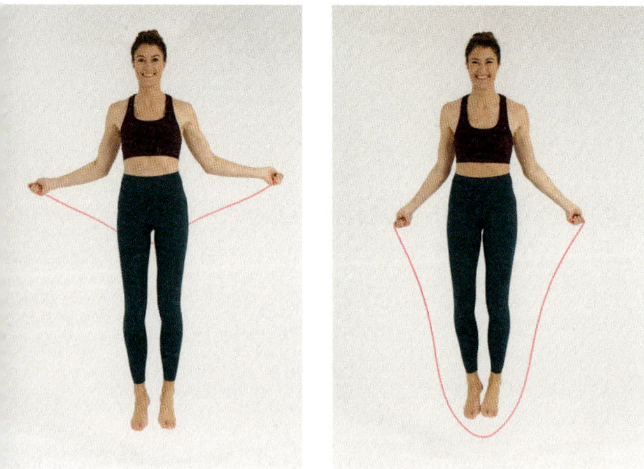

Mit **3 Minuten Seilspringen** (siehe Seite 143) weiter aufwärmen.

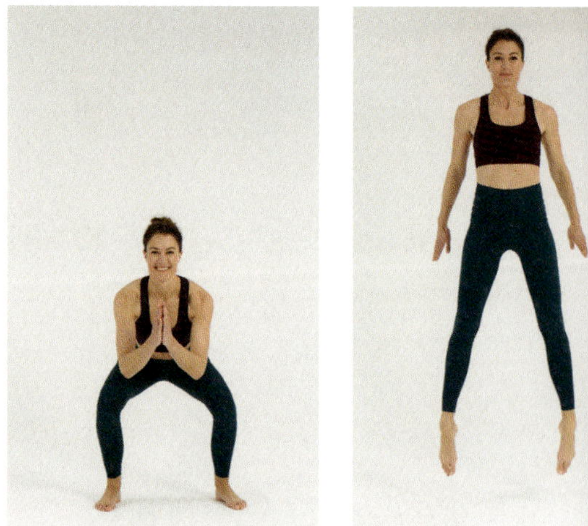

Mache **10 Squat-Jumps** (siehe Seite 171), **10 Sekunden Pause** und noch einmal **10 Stück**.

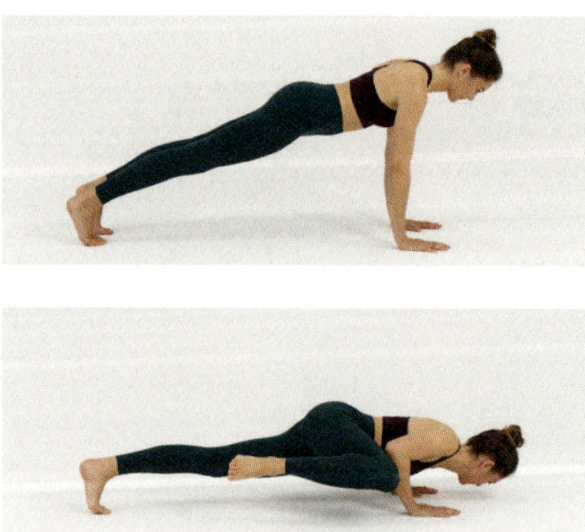

Es folgt der **Spiderstütz** (siehe Seite 154) **10-mal** im Wechsel.

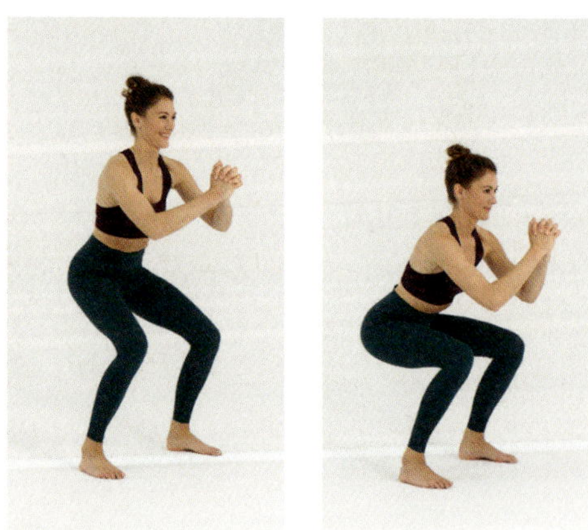

Mit **50 Slow Squats** (siehe Seite 157) fortfahren.

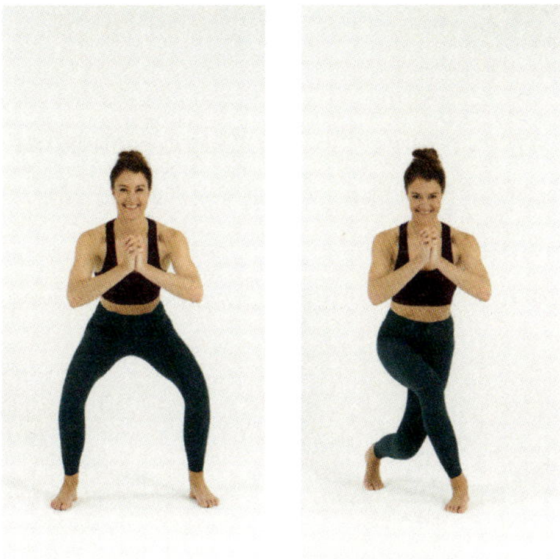

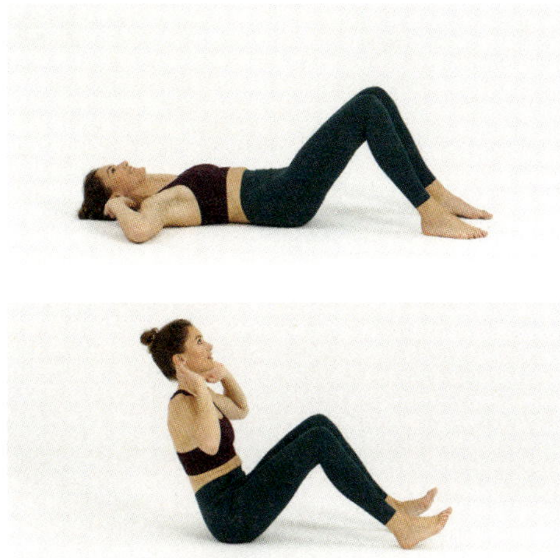

20 Curtsy Squats (siehe Seite 158) im Wechsel üben, nach **10 Sekunden Pause** weitere **10**.

Führe **30 Sit-ups** (siehe Seite 161) durch und wiederhole den Satz **2-mal** mit jeweils **10 Sekunden Pause**.

Führe **Box-Runnings** (siehe Seite 145) **3 Minuten**, so schnell du kannst, durch.

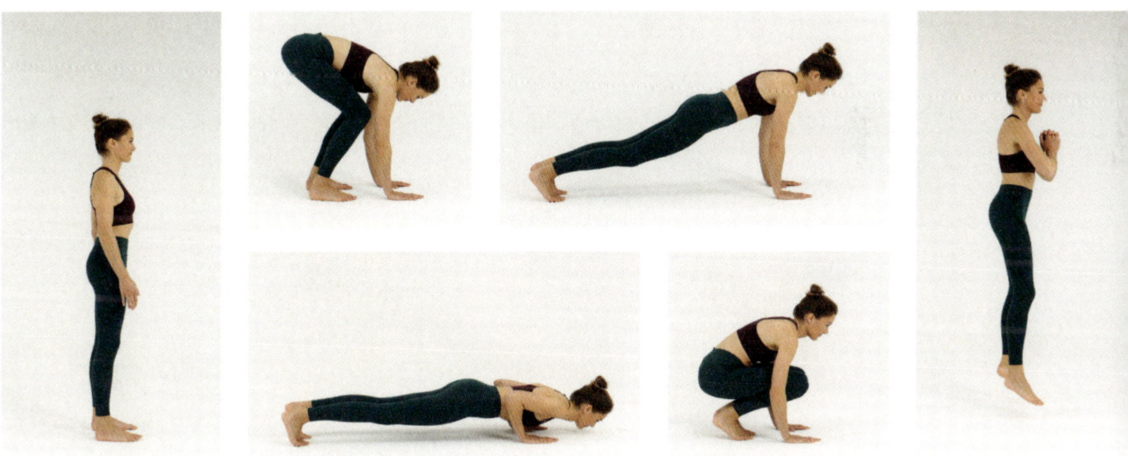

Die **Burpee-Reihe** (siehe ab Seite 172) **5-mal** durchführen, nach **10 Sekunden Pause** weitere **3-mal**.

Schließe das Training mit einer **30-minütigen Ausdauereinheit** deiner Wahl ab.

Tag 27

Du bist auf der Zielgeraden – noch vier Tage! Dieses Training eignet sich übrigens optimal, um danach weiterzumachen. Du kannst dir einfach ein Modul aussuchen, auf dessen Level du fortfahren möchtest. So bleibst du über die Challenge hinaus in Form. Und du wirst keine Probleme mehr mit ungesundem Bauchfett haben. Vorausgesetzt natürlich, dass du parallel weiterhin deine Ernährung anpasst. Viel Freude mit dem heutigen Workout.

Starte mit **3 Runden Sonnengruß** (siehe ab Seite 139).

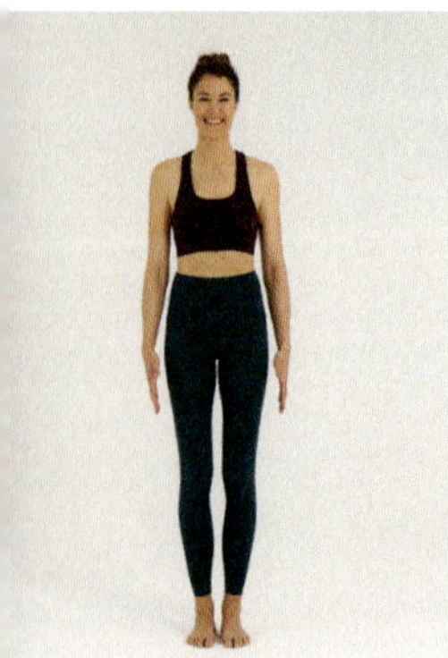
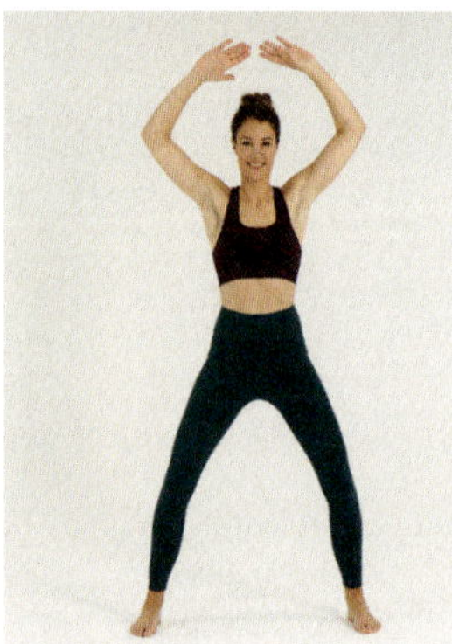
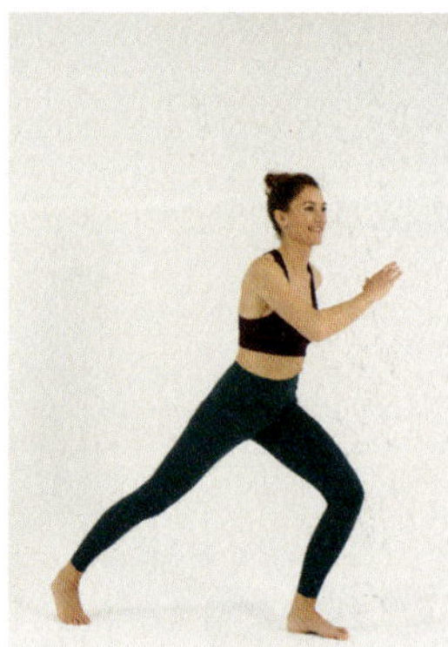
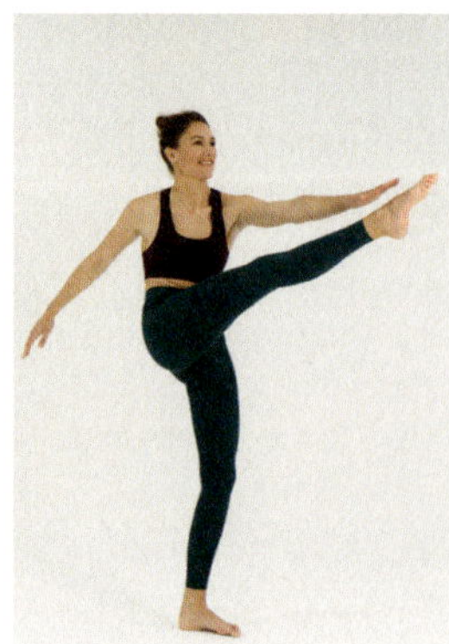

Wärme dich **2 Minuten** mit **Jumping Jacks** (siehe Seite 142) kombiniert mit **Power-Kicks** (siehe Seite 170) auf. Dabei immer zwischen 1 Jumping Jack und 1 Kick abwechseln.

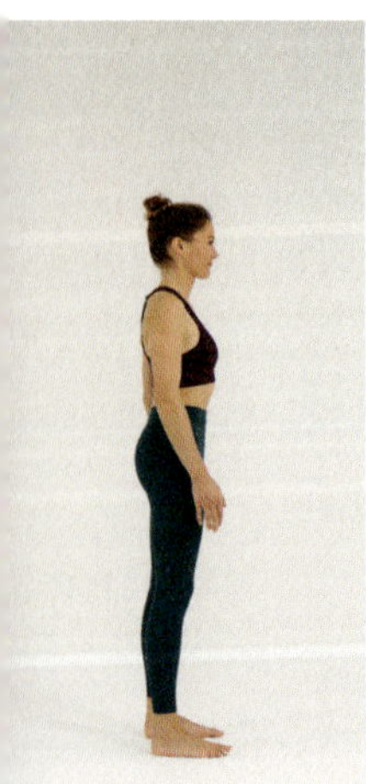
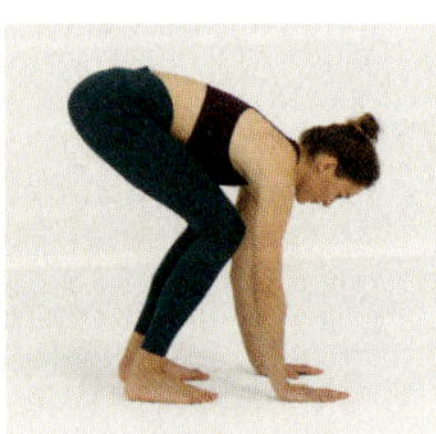
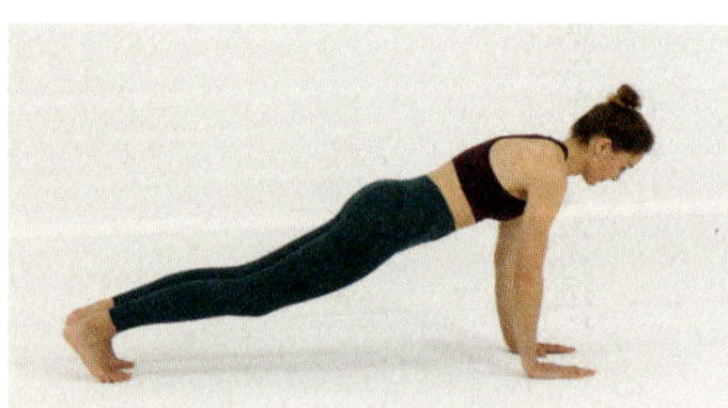
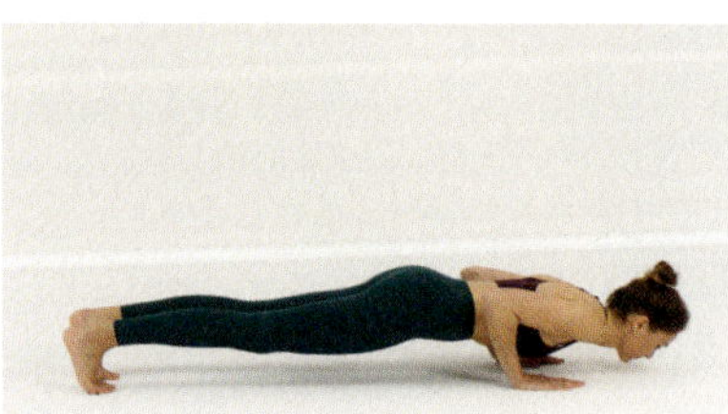
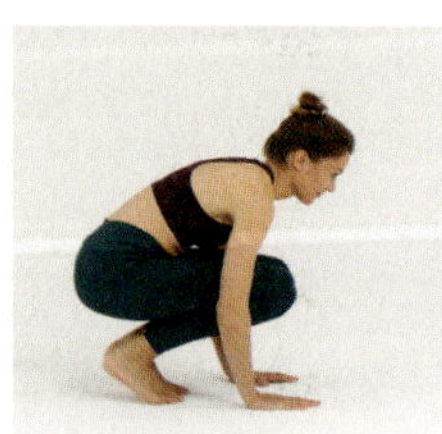
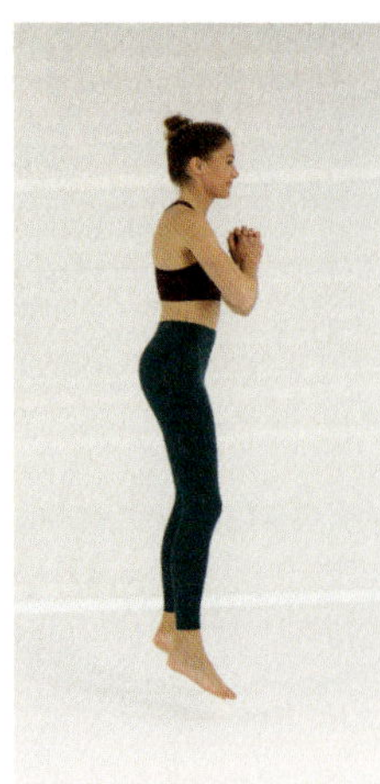

Führe die **Burpee-Reihe** (siehe ab Seite 172) **5-mal** durch und wiederhole nach **10 Sekunden Pause** den ganzen Satz **5-mal**.

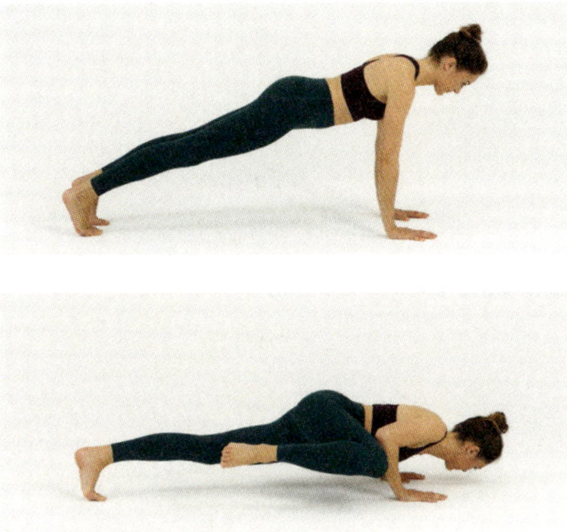

Es folgt der **Spiderstütz** (siehe Seite 154) **10-mal** im Wechsel.

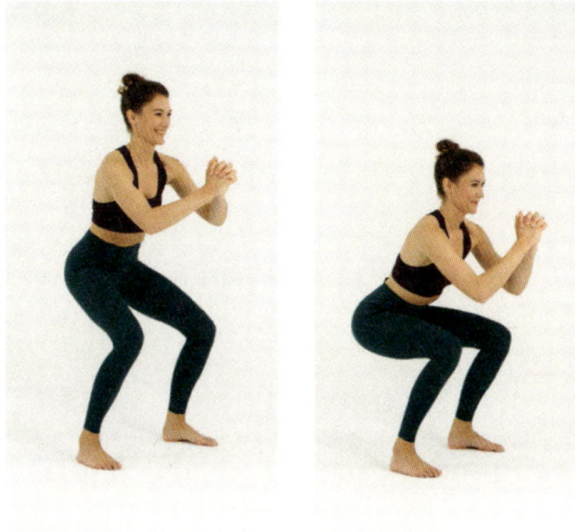

Fahre mit **20 Slow Squats** (siehe Seite 157) fort.

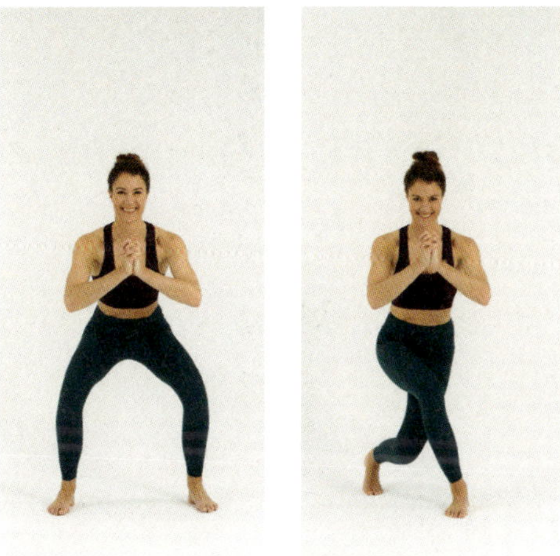

Führe **20 Curtsy Squats** (siehe Seite 158) im Wechsel aus, nach **10 Sekunden Pause** weitere **10**.

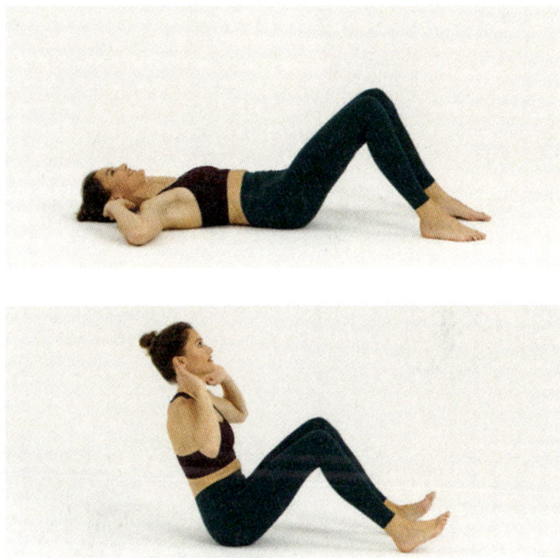

Mit **30 Sit-ups** (siehe Seite 161) abschließen, nach **10 Sekunden Pause** den Satz **2-mal** wiederholen.

Tag 28

Noch drei Tage und du hast dein Ziel erreicht! Jetzt heißt es noch einmal dranbleiben und durchbeißen. Du kannst stolz auf dich sein, so weit gekommen zu sein.

Beginne mit **3 Runden Sonnengruß** (siehe ab Seite 139).

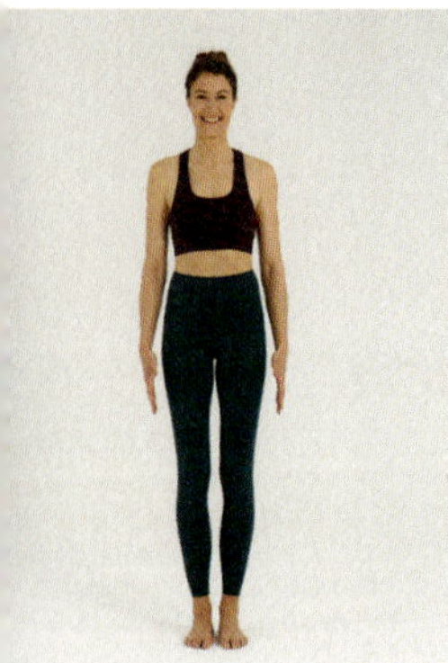
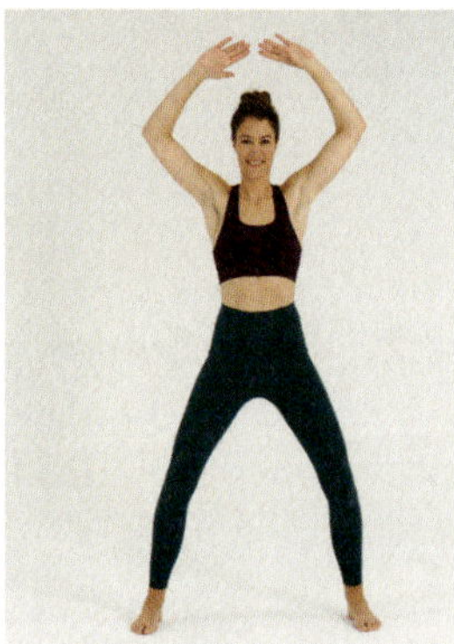
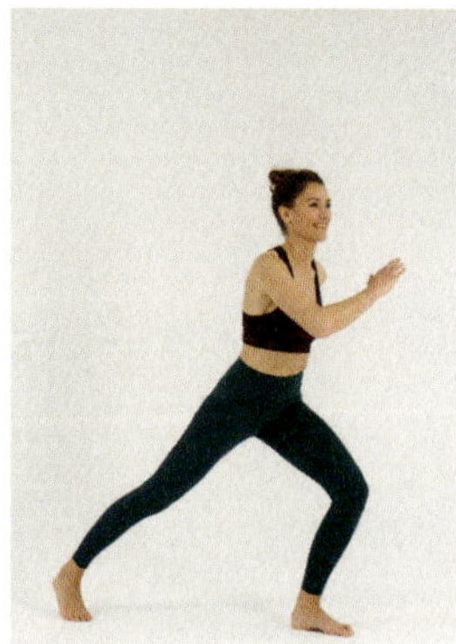
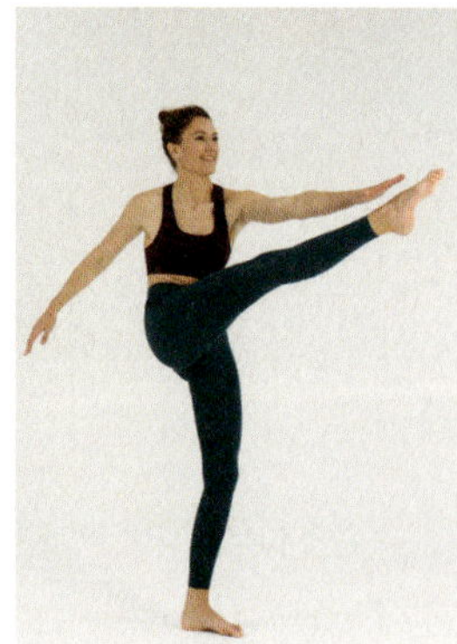

Wärme dich mit **2 Minuten Jumping Jacks** (siehe Seite 142) kombiniert mit **Power-Kicks** (siehe Seite 170) weiter auf: immer im Wechsel 1 Jumping Jack und 1 Kick.

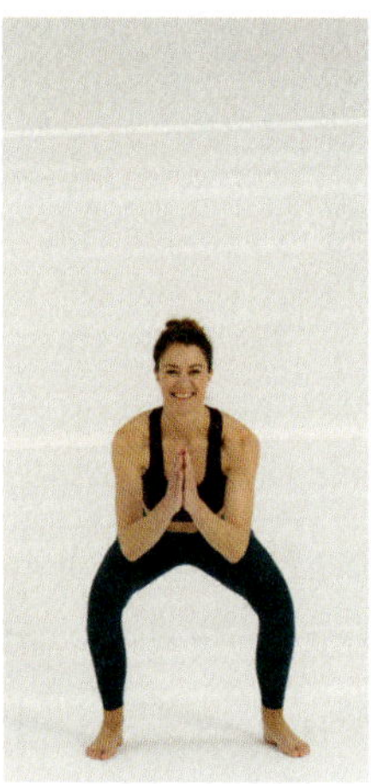
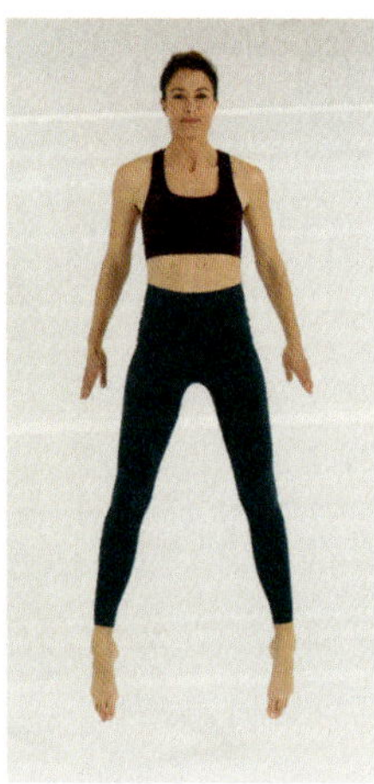

Führe **10 Squat-Jumps** (siehe Seite 171) aus und nach **10 Sekunden Pause** weitere **10**.

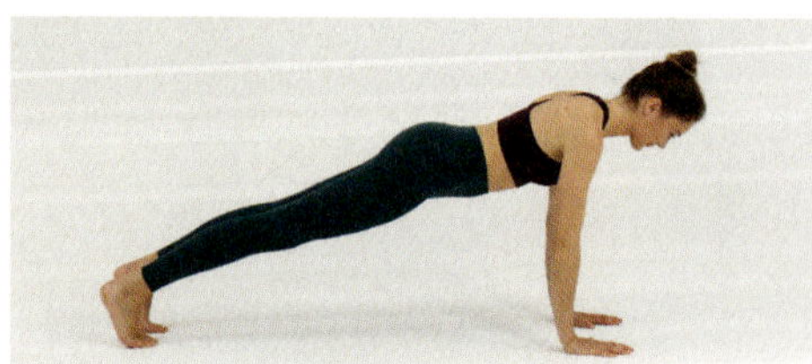
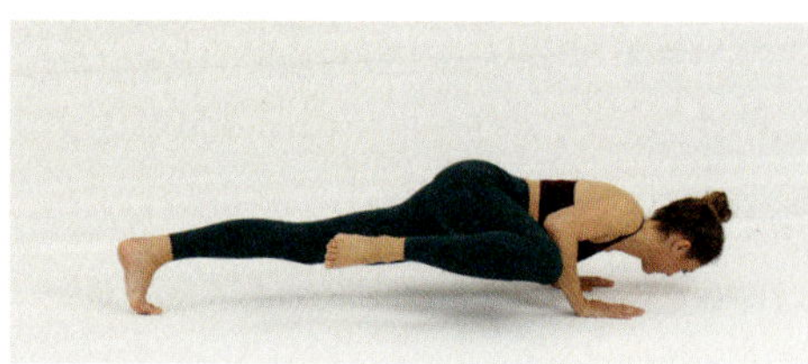

Es folgen **Spiderstütze** (siehe Seite 154) **10-mal** im Wechsel.

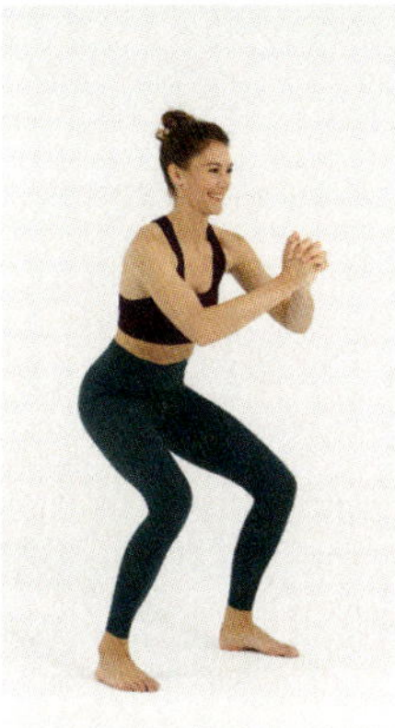
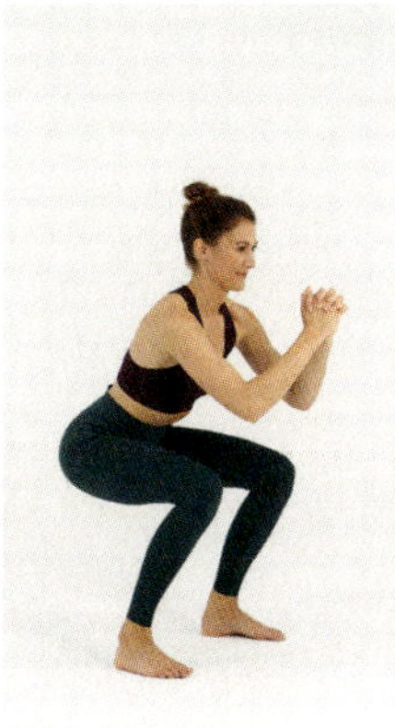

Fahre mit **50 Slow Squats** (siehe Seite 157) fort.

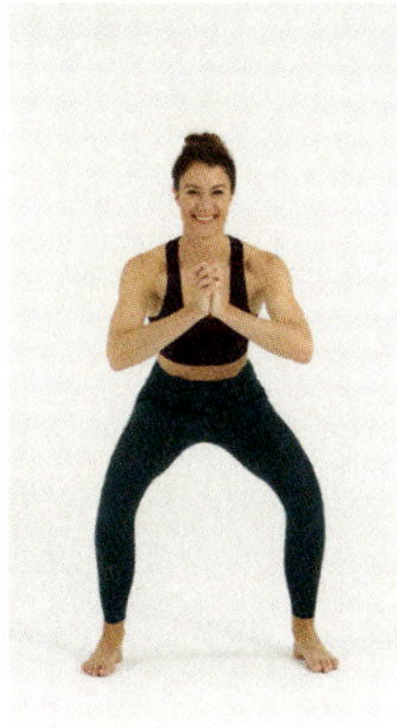
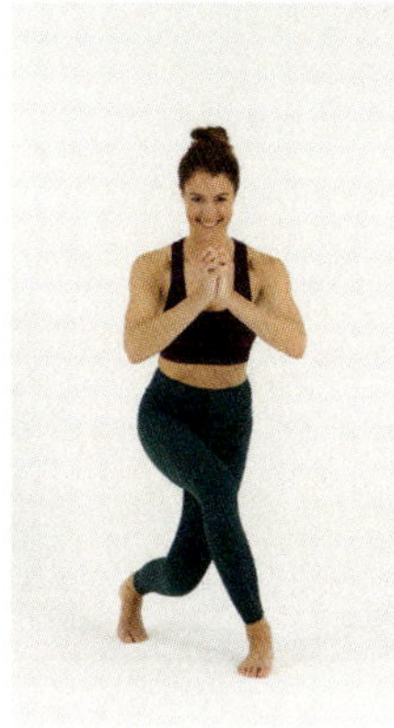

Führe **20 Curtsy Squats** (siehe Seite 158) im Wechsel aus, nach **10 Sekunden Pause** weitere **10**.

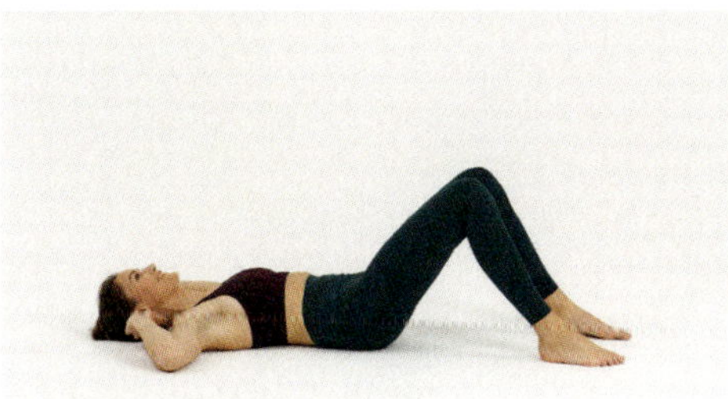
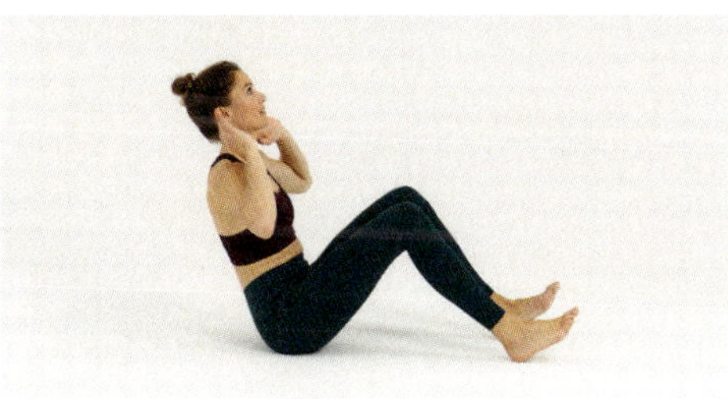

Mache **30 Sit-ups** (siehe Seite 161) und wiederhole den Satz **2-mal** mit jeweils **10 Sekunden Pause**.

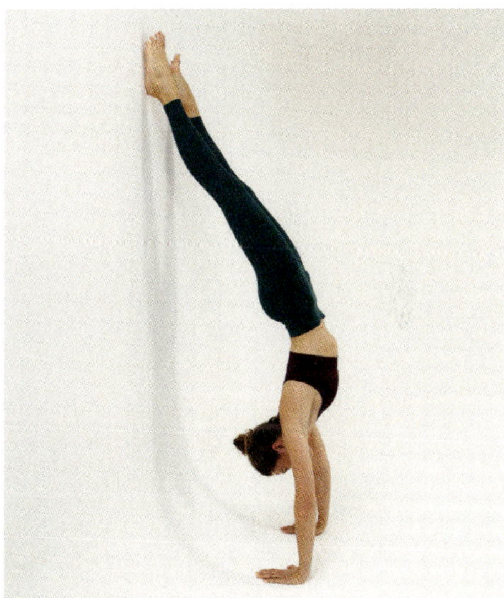

Probiere den **Handstand an der Wand** oder eine Variante (siehe ab Seite 174): **20 Sekunden** halten.

Tag 29

Heute, am vorletzten Tag deiner Anti-Bauchfett-Challenge, möchte ich dir eine Ausdauereinheit in der Natur empfehlen. Gehe raus und bewege dich eine Stunde zügig in der Natur. Dabei lässt es sich wunderbar nachdenken und du kannst Ziele neu stecken. Morgen ist das Programm vorbei. Wie möchtest du weitermachen? Wenn du magst, kannst du vorher zum Aufwärmen die **Sonnengrußreihe** (siehe ab Seite 139) durchgehen.

Doppelt hält besser

Sport macht glücklich, das ist mittlerweile in diversen Studien belegt.[9] Dieser Effekt wird gleich zweifach hervorgerufen: Auf der einen Seite regt regelmäßige Bewegung die Produktion der Glückshormone Serotonin, Endorphine und Dopamin an. Gleichzeitig verringert sich das Angst- und Stressempfinden, da die hierfür verantwortlichen Hormone durch Bewegung abgebaut werden.

»In einem gesunden Körper wohnt ein gesunder Geist.«

Juvenal

Tag 30

Es ist geschafft! Du hast es durchgezogen. 30 Tage intensives Anti-Bauchfett-Training. Viel Spaß bei deiner Abschlusstrainingseinheit – sofern es eine für dich ist. Vielleicht, und das würde mich sehr freuen, machst du ja in irgendeiner Form weiter. Wenn ja, bedenke bitte, dass das hier vorgestellte Programm eine zeitlich begrenzte Challenge ist, deren Konzept man nicht eins zu eins auf das ganze Jahr übertragen kann. Wenn du die Übungen übernehmen möchtest, kannst du das gerne machen, du solltest aber einen oder zwei Tage Pause zwischen den Trainingseinheiten einlegen.

Starte mit **3 Runden Sonnengruß** (siehe ab Seite 139).

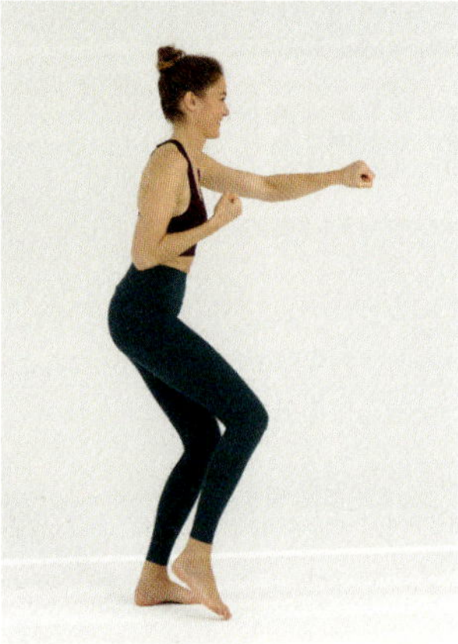

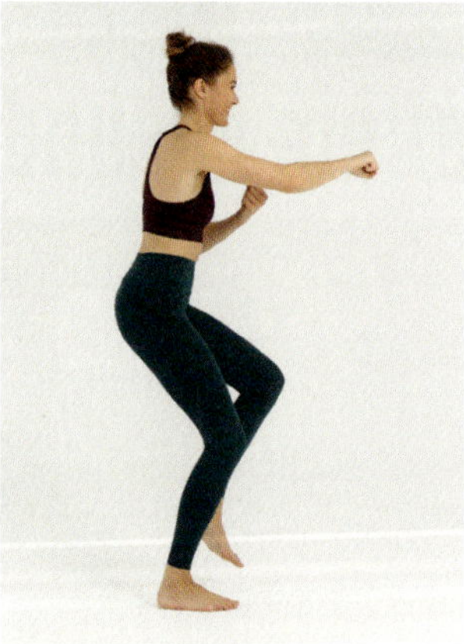

Weiter geht es mit dem Tempo-Warm-up: **3 Minuten Box-Runnings** (siehe Seite 145).

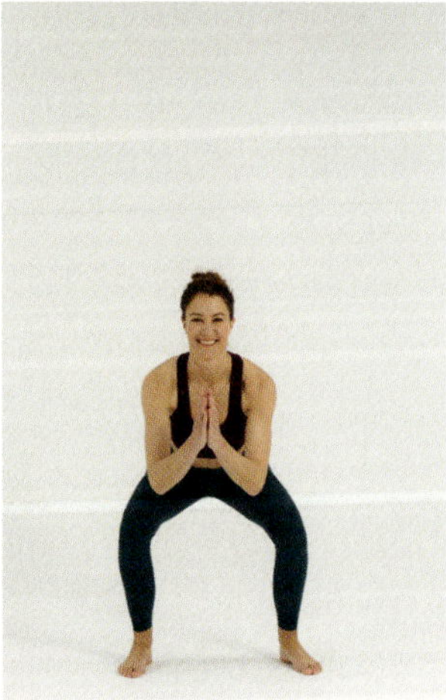

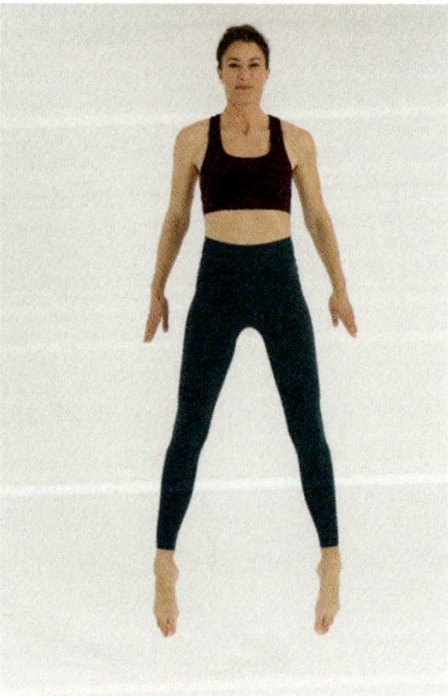

Mache **20 Squat-Jumps** (siehe Seite 171) und nach **10 Sekunden Pause** weitere **20**.

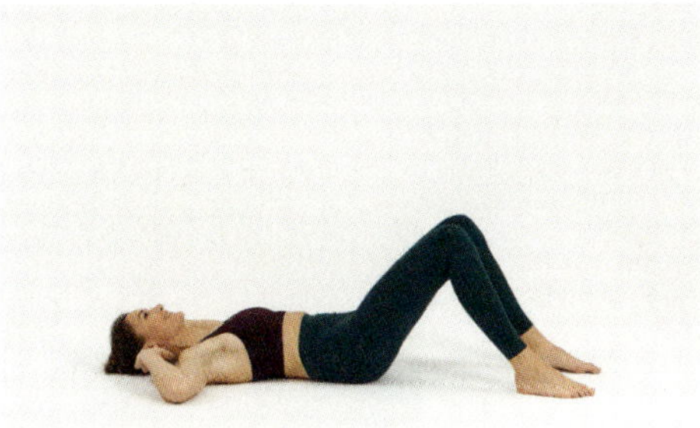
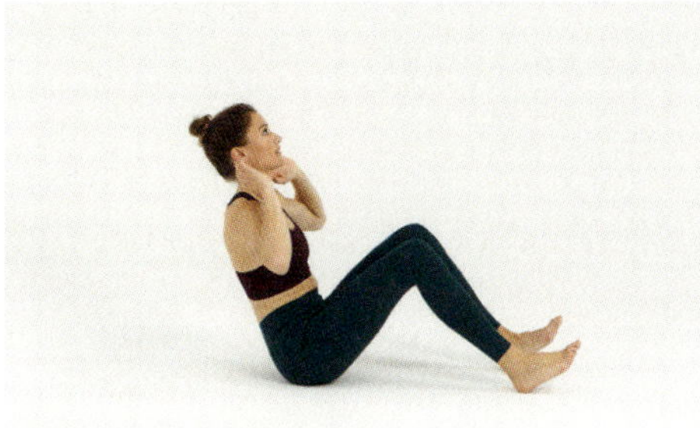

Führe **30 Sit-ups** (siehe Seite 161) aus und wiederhole den Satz nach **10 Sekunden Pause 2-mal**.

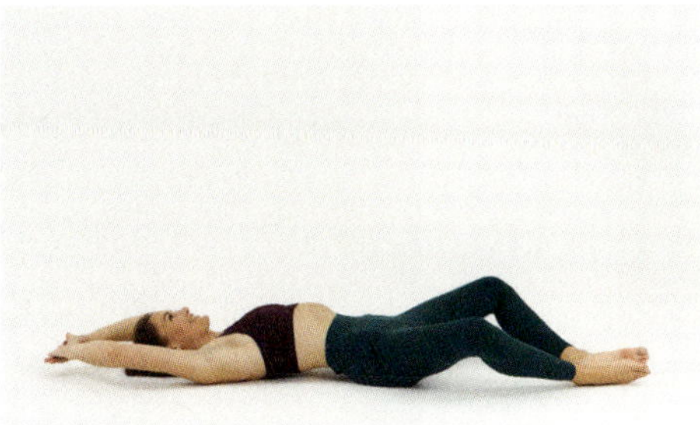
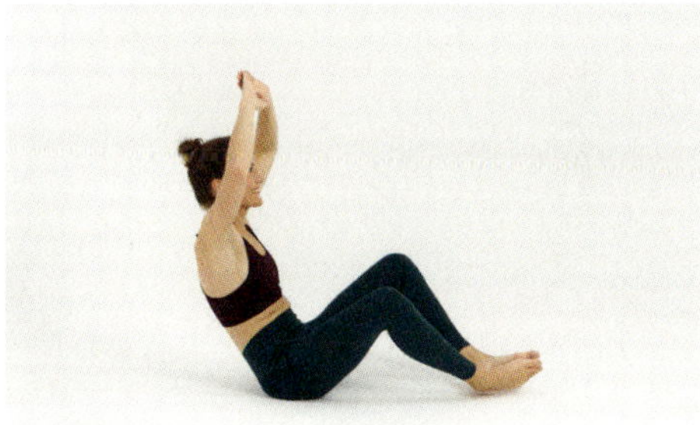

Schließe daran **30 große Sit-ups** (siehe Seite 168) an und wiederhole den Satz nach **10 Sekunden Pause 2-mal**.

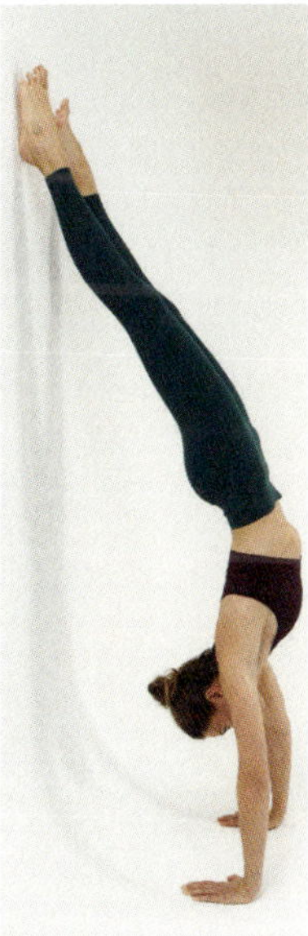
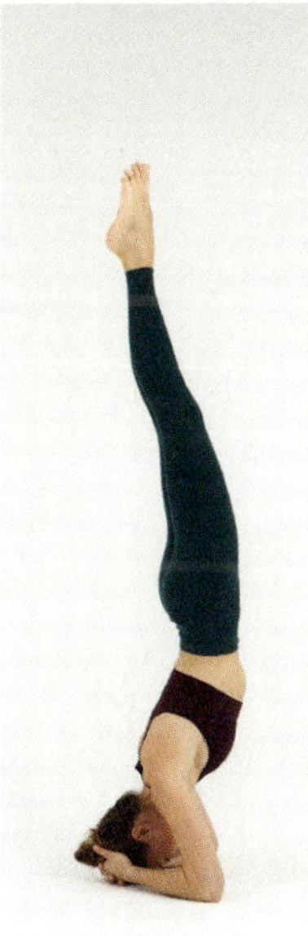
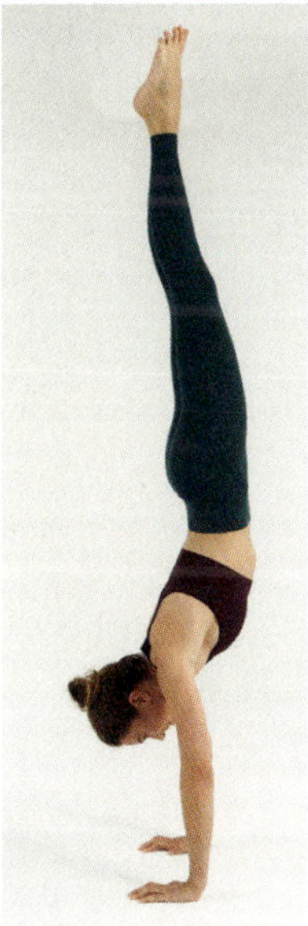

Das Training mit dem **Handstand an der Wand** (siehe ab Seite 174) abschließen: **20 Sekunden** halten. Wenn dir der Handstand an der Wand noch zu herausfordernd erscheint, kannst du auch mit dem **Kopfstand** vorliebnehmen. Unterfordert dich der gestützte Handstand hingegen, darfst du natürlich auch den **freien Handstand** wählen.

4

DIE ANTI-BAUCHFETT-ÜBUNGEN

Damit du die Übungen richtig umsetzen kannst, werden sie hier ausführlich erklärt. Wenn du dich genau an die Anleitungen hältst, kannst du eigentlich nichts falsch machen, was Gelenken, Sehnen oder Muskeln schaden könnte. Die Beschreibungen sind eingeteilt in Warm-up, Training für den ganzen Körper, den Po, starke Bauchmuskeln und noch mehr Power.

WARM-UP

Das Warm-up dient dem Aufwärmen der Muskulatur. Aber auch Bänder, Sehnen und Faszien werden so auf die Trainingseinheit vorbereitet. Durch die Bewegung zirkuliert das Blut schneller und versorgt die Muskulatur besser mit Sauerstoff und Nährstoffen. Der gesamte Bewegungsapparat wird so belastbarer.

Sonnengruß

Die Yogareihe »Sonnengruß« aktiviert nahezu alle großen und kleinen Muskelgruppen und sorgt außerdem für mehr Geschmeidigkeit und Flexibilität – das ideale Pre-Warm-up.

1. **Aufrechter Stand:** Die Beine hüftbreit aufstellen, die Arme locker am Körper herunterhängen lassen. Der Blick ist nach vorn gerichtet. Der Hals ist lang, den Scheitel nach hinten oben ziehen. In dieser Haltung 3-mal tief in den Bauchraum ein- und wieder ausatmen.
2. **Gestreckter Stand:** Die Arme über die Seiten gestreckt nach oben führen. Die Handflächen zusammenlegen, die Fingerspitzen zeigen zur Decke. Der Blick folgt den Fingern oder ist geradeaus gerichtet. In dieser Haltung 3-mal tief in den Bauchraum ein- und wieder ausatmen.
3. **Gebeugter Oberkörper:** Den Oberkörper absenken, die Fingerspitzen berühren den Boden. Wer kann, darf auch die flache Hand auf den Boden legen. Im Schulterbereich locker bleiben.

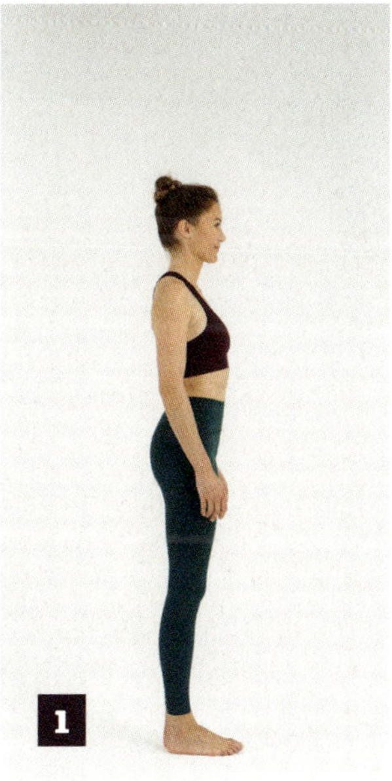

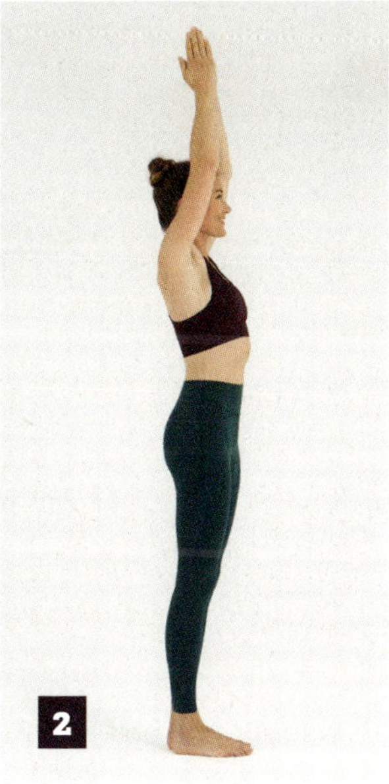

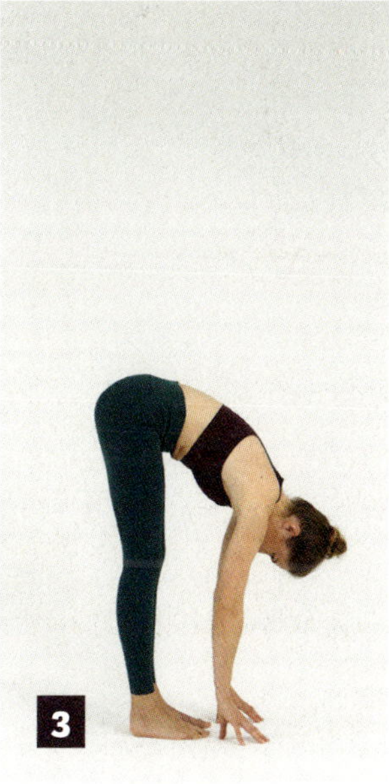

4. Schiefe Ebene: Mit den Beinen aus der Beuge nach hinten bis in die Plank oder schiefe Ebene laufen. Beine, Rücken und Nacken bilden eine gerade Linie. In dieser Haltung 3-mal tief in den Bauchraum ein- und wieder ausatmen.

5. Beine anwinkeln: Für den Übergang in die kleine Kobra die Knie absenken, dann den Körper ablegen. Fortgeschrittene können diesen Schritt auslassen und direkt in die kleine Kobra übergehen.

6. Kleine Kobra: Beine und Becken liegen auf dem Boden, die Ellenbogen unterhalb der Schultern ablegen. Den Oberkörper aufrichten, der Hals ist lang, der Blick nach vorn gerichtet. In dieser Haltung 3-mal tief in den Bauchraum ein- und wieder ausatmen.

7. Kobra: Mit den Händen den Oberkörper hochdrücken, bis Hüfte und Knie den Boden nicht mehr berühren. Die Füße bleiben mit dem Fußrücken nach unten in ihrer Position. Die Haltung von Schultern, Nacken und Kopf bleibt wie in der kleinen Kobra unverändert. In dieser Haltung 3-mal tief in den Bauchraum ein- und wieder ausatmen.

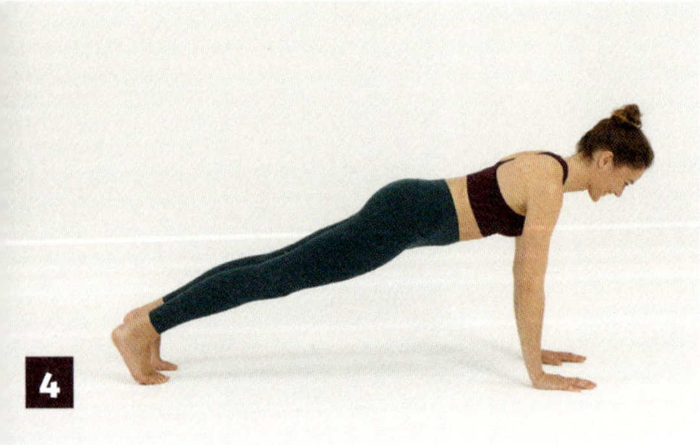

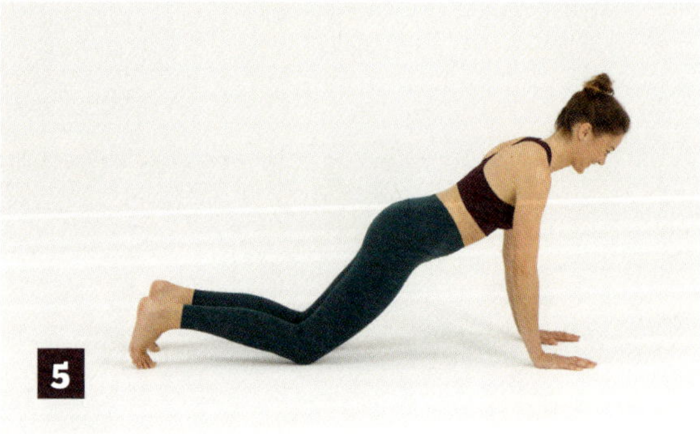

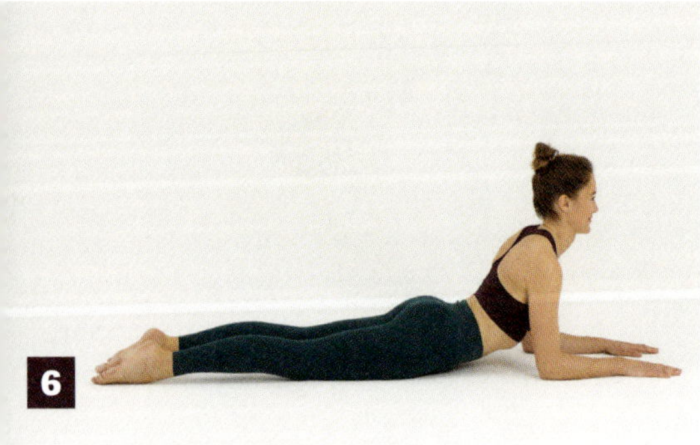

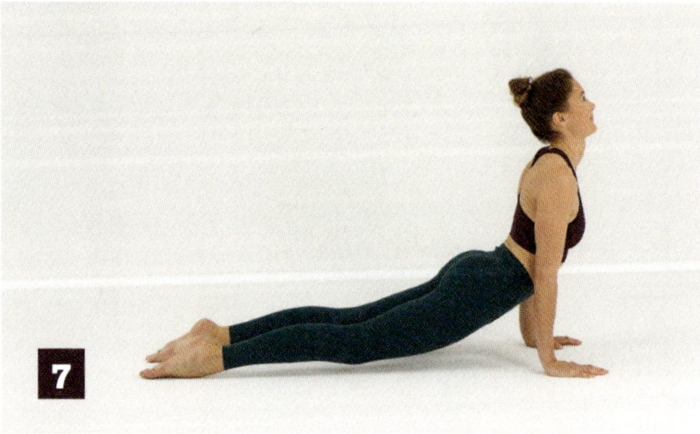

8. **Herabschauender Hund:** Mit gestreckten Armen und Beinen aus der Kobra den Po nach hinten oben schieben. Die Schultern von den Ohren wegdrücken. Rücken und Arme bilden eine gerade Linie. Die Fersen Richtung Boden drücken. 4-mal tief in den Bauchraum ein- und wieder ausatmen.
9. **Nach vorn laufen:** Aus dem herabschauenden Hund mit den Füßen zu den Händen laufen.
10. **Aufrichten:** Wirbel für Wirbel langsam den Oberkörper aufrichten.
11. **Aufrechter Stand:** Locker aufrecht stehen, tief ein- und ausatmen. Wer will, kann die Handflächen vor der Brust zusammenlegen. Lächeln, weiter geht's.

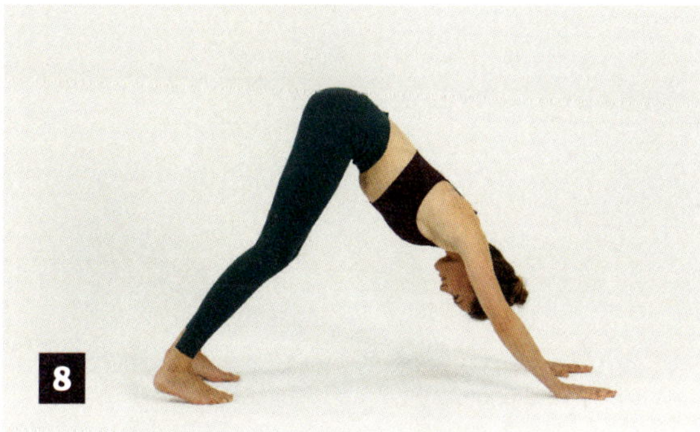
8

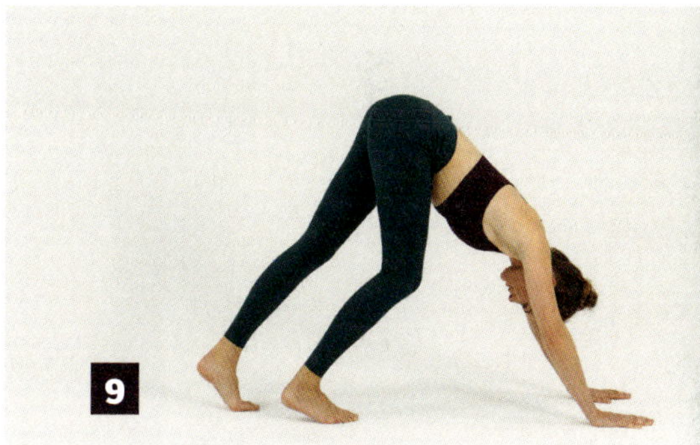
9

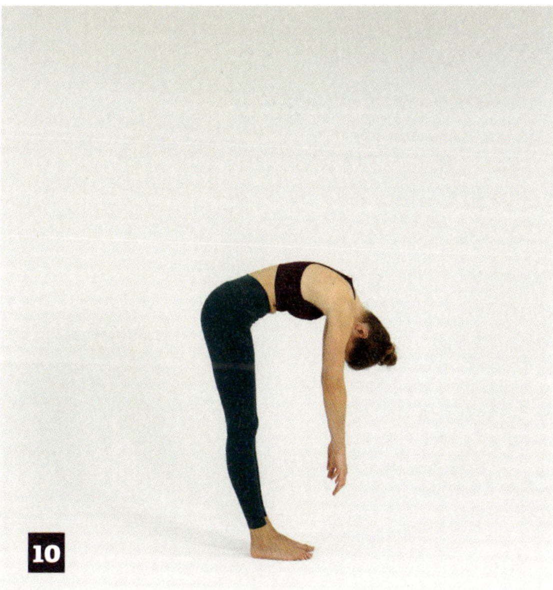
10

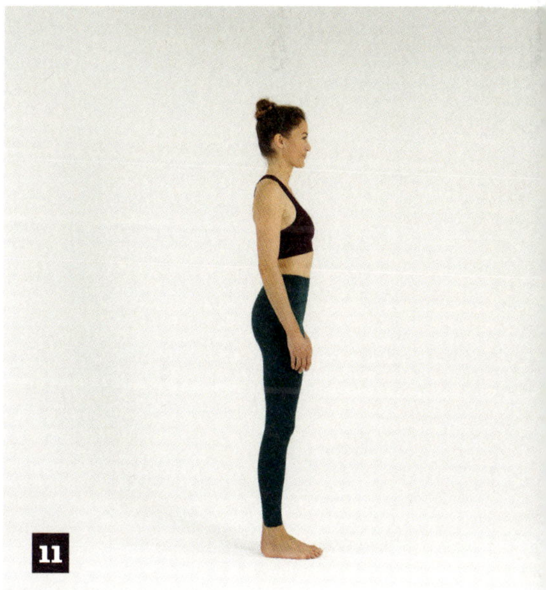
11

Jumping Jacks

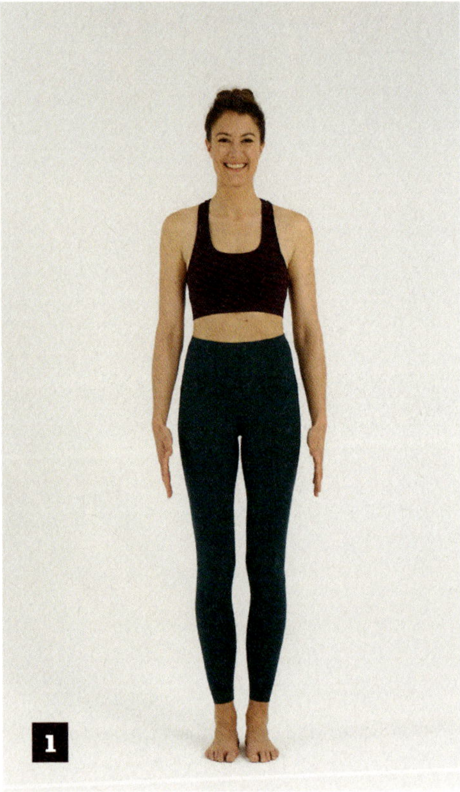
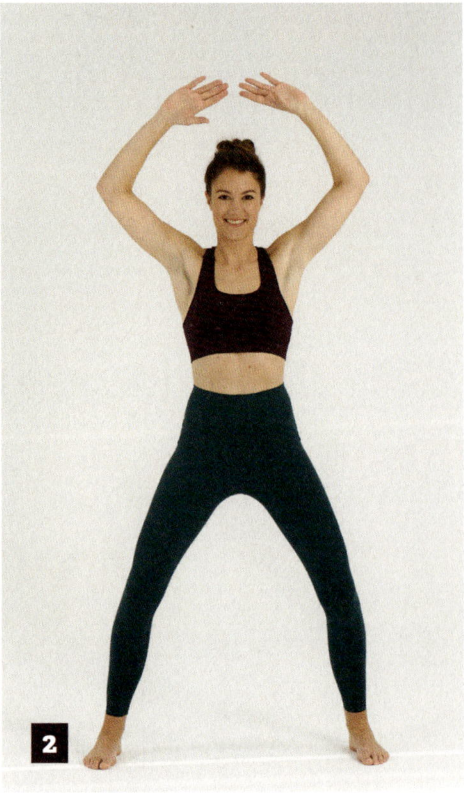

Der »Hampelmann« oder heute eher »Jumping Jack« aktiviert vor allem die Oberschenkel- und Po-Muskulatur und bereitet die größten Helfer in Sachen Anti-Bauchfett-Formel optimal auf das Training vor – und ist dabei selbst auch schon Teil des Trainings.

1. Die Ausgangsposition ist der aufrechte Stand. Die Arme befinden sich seitlich am Körper, die Armmuskulatur ist angespannt.
2. Mit den Füßen nun etwas mehr als hüftbreit auseinanderspringen. Die Arme gebeugt über den Kopf schwingen, ohne Handkontakt. Dann wieder in die Ausgangsposition zurückhüpfen.

Seilspringen

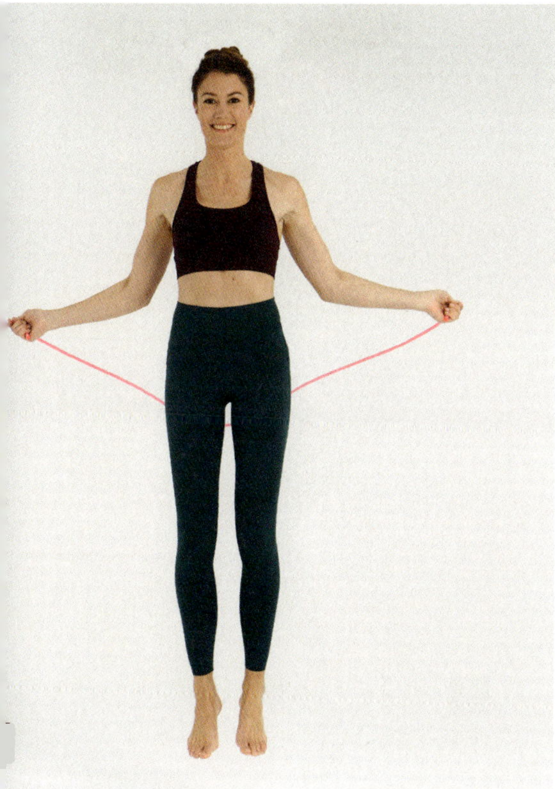

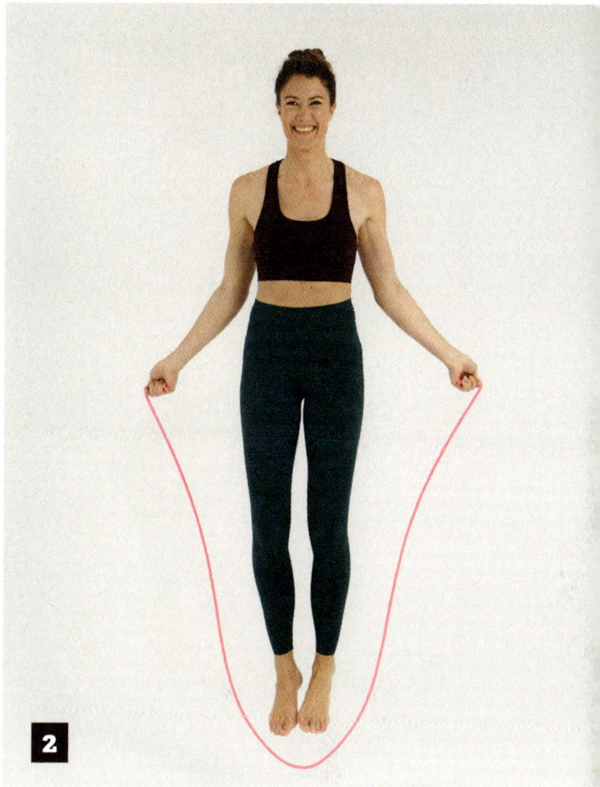

Vor allem die Sprunggelenke und die damit korrespondierenden Muskeln der Beine und des gesamten Haltungsapparates werden hier gefordert, aktiviert und auch trainiert. Das Warm-up mit dem Seil ist, wie die Jumping Jacks, eine Übung, die nahezu alle Muskelgruppen aktiviert und dabei den gesamten Körper lockert.

1. Die Ausgangsposition ist ein lockerer aufrechter Stand. Die Seilenden in je einer Hand, liegt das Springseil hinter den Füßen.
2. Das Springseil nun mit beiden Händen über den Kopf schwingen und mit beiden Füßen gleichzeitig darüberspringen.

Runnings

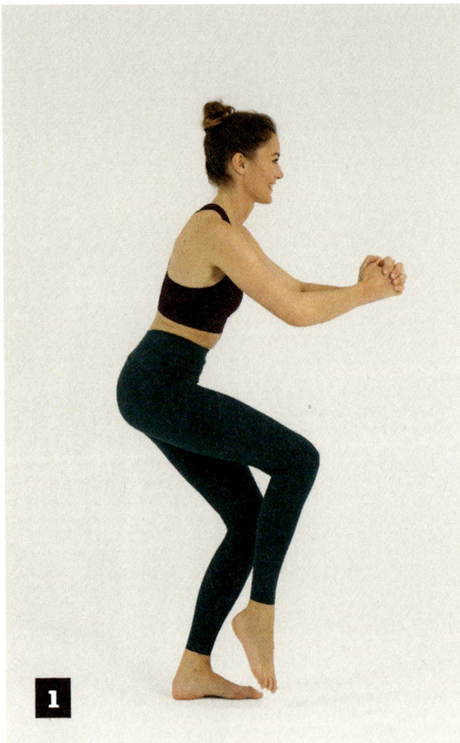

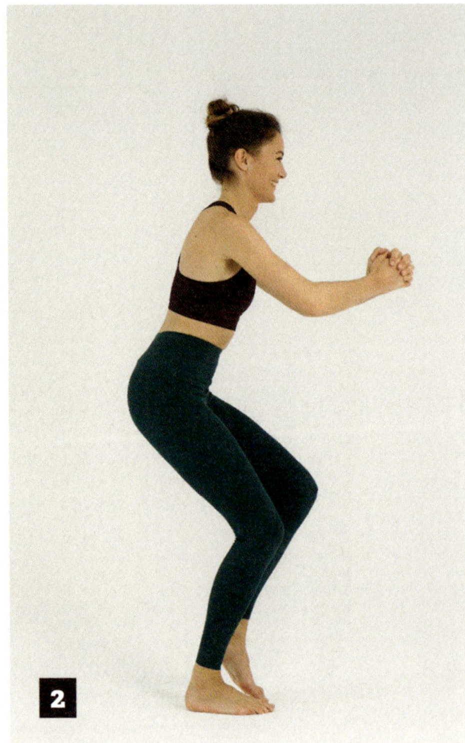

Diese Übung ist eine der effektivsten Anti-Bauchfett-Übungen überhaupt. Durch die Haltung in der Hocke werden die großen Muskeln von Beinen, Bauch und Po aktiviert, gleichzeitig wird durch die schnellen Schritte die Durchblutung stark angekurbelt.

1. Leicht in die Hocke gehen. Oberkörper etwas nach vorn beugen, die Arme angewinkelt vor der Brust halten. Die Finger sind verschränkt.
2. Jetzt im Wechsel die Füße vom Boden heben, als würdest du auf der Stelle rennen. Die Atmung anpassen, indem du 4 Schritte ein- und 4 Schritte wieder ausatmest.

Box-Runnings

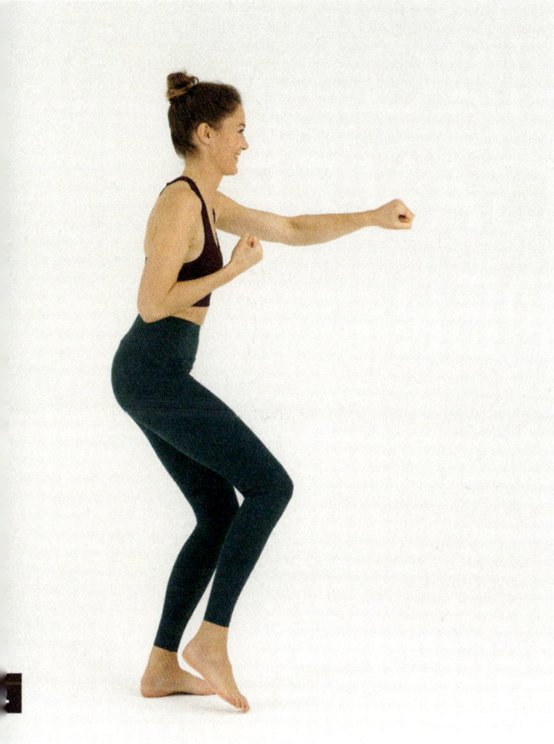

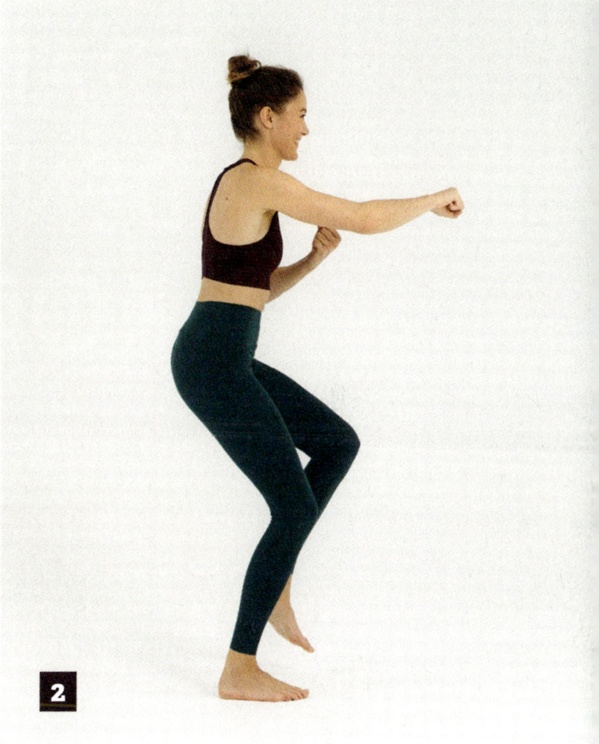

Ähnlich wie bei den einfachen Runnings werden bei dieser Übung die großen Muskeln von Beinen, Bauch und Po aktiviert, gleichzeitig wird durch die schnellen Schritte die Durchblutung stark angekurbelt. Bei den Box-Runnings werden außerdem die Armmuskeln beansprucht. Eine optimale Übung, um nebenbei die Arme zu konturieren und »Winkefleisch« entgegenzuwirken.

1. Leicht in die Hocke gehen und den Oberkörper etwas nach vorn beugen. Die Hände zu Fäusten ballen und im Wechsel jeweils zeitgleich das entgegengesetzte Knie nach vorn strecken.
2. Jetzt im Wechsel mit angewinkelten Knien die Füße vom Boden heben, als würdest du auf der Stelle rennen. Die Atmung anpassen, indem du 4 Schritte ein- und 4 Schritte wieder ausatmest.

TRAINING FÜR DEN GANZEN KÖRPER

Diese Übungen sind vor allem für die tiefsitzende Muskulatur, die großen Muskelgruppen und zur Kräftigung der Arm-Schulter-Muskulatur gedacht. Die sogenannte Core-Muskulatur erstreckt sich durch die gesamte Körpermitte. Dazu gehören Teile des Zwerchfells, Bauchmuskeln sowie kleinere Muskeln im Rückenbereich und Becken.

Plank

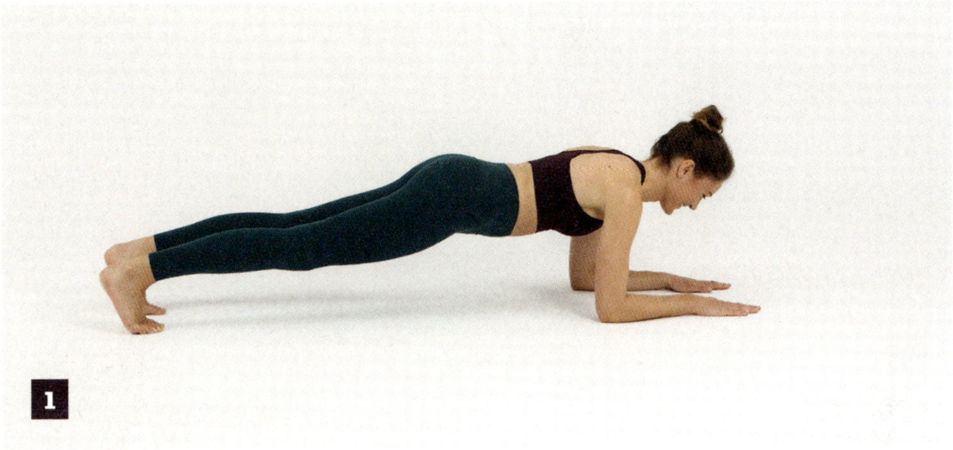

Die am meisten unterschätzte Übung ist wohl mit Abstand die Plank. Von außen betrachtet, sieht sie eher unspektakulär aus, aber wer schon mal versucht hat, diese Position fünf Minuten zu halten, weiß, was die Plank-Haltung bedeutet. Sie trainiert alle großen Muskelgruppen.

1. Bei dieser Halteübung berühren lediglich Zehen und Unterarme den Boden. Die Handflächen liegen auf und die Fingerspitzen zeigen nach vorn. Beine, Rücken und Nacken bilden eine gerade Linie. Den Blick auf die Hände richten. Die gesamte Muskulatur anspannen, dabei ruhig weiteratmen. Die Position je nach Zeitangabe im Trainingsplan halten.

Plank-Running

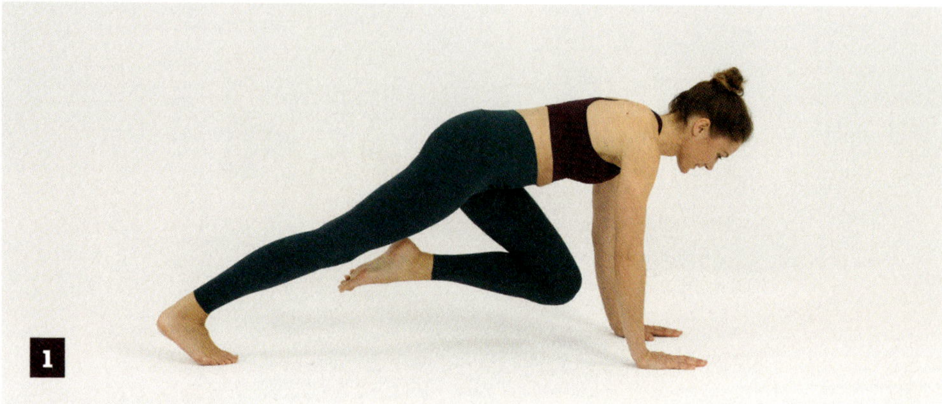

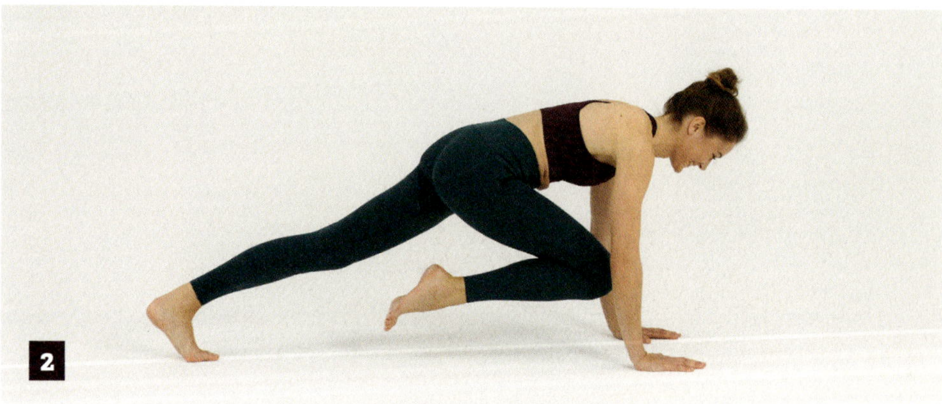

Diese Übung ist sozusagen der Liegestütz für die Beine und ein doppelter Bauchmuskeltrainer. Die Bauchmuskulatur wird zum einen durch das Halten aktiviert und gleichzeitig durch die Bewegung der Beine zu noch intensiverer Kontraktion bewegt.

1. Die Ausgangshaltung ist ein Liegestütz. Rücken, Beine und Nacken bilden eine gerade Linie. Die Arme sind gestreckt, die Fingerspitzen zeigen nach vorn.
2. Jetzt die Knie im Wechsel mit Schwung unter den Bauch ziehen, als würdest du auf der Stelle rennen. Während der Ausführung bietet sich der Atemrhythmus 4 Schritte ein- und 4 Schritte ausatmen an.

Push-up

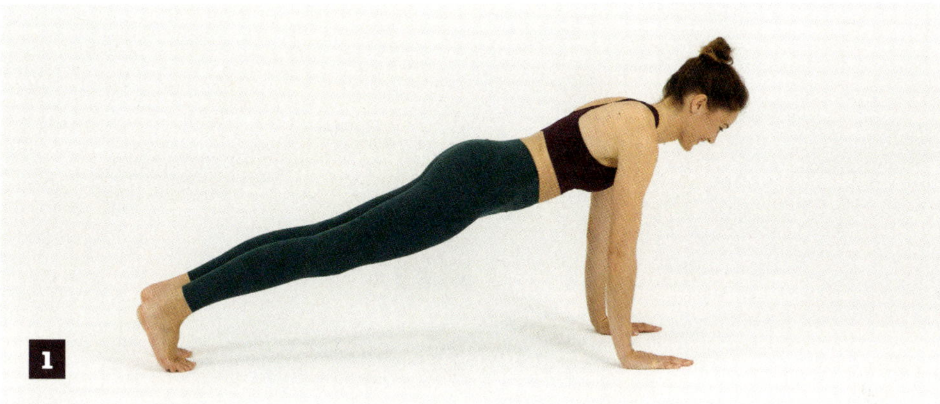

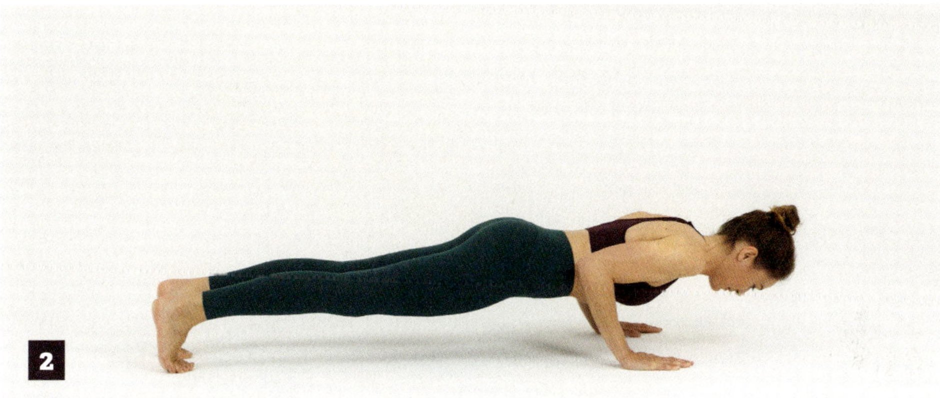

Der klassische Liegestütz ist auch Bestandteil der Anti-Bauchfett-Formel.

1. In der Ausgangshaltung berühren Zehen und Handflächen den Boden. Beine, Rücken und Nacken bilden eine gerade Linie. Der Blick ist auf den Boden vor den Händen gerichtet. Die Handflächen sind unterhalb der Schultern positioniert.
2. Um in Position zwei zu wechseln, die Arme bis drei zählend langsam beugen, die Ellenbogen bleiben dabei recht nah am Körper. Die gerade Linie von Beinen, Rücken und Nacken bleibt bestehen. Dann die Arme im selben Tempo wieder strecken. Beim Absenken ein- und beim Anheben ausatmen.

Erhöhter Liegestütz

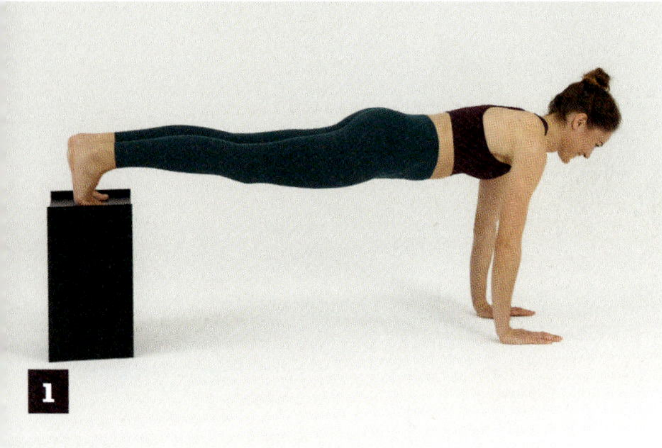

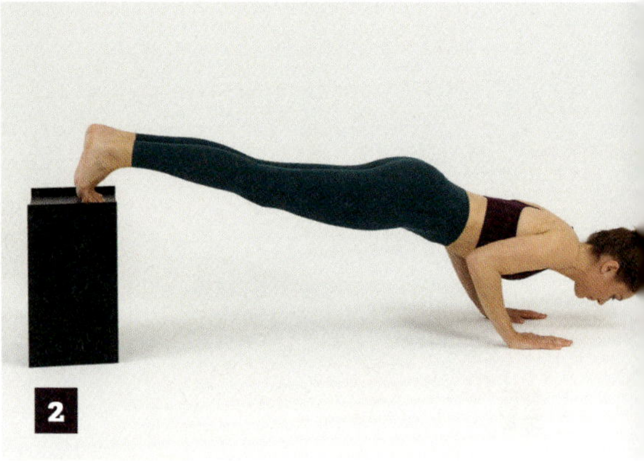

Eine Übung, die die Muskelkontraktion noch mal erhöht, vor allem in Bezug auf die Armarbeit. Aber auch die Stützmuskulatur der Beine und des Rückens sowie die gesamte übrige Core-Muskulatur müssen hier mehr leisten als bei einem herkömmlichen Liegestütz. Hierfür brauchst du einen Stuhl, Hocker oder Tritt.

1. Die Füße mit den Fußballen auf die Erhöhung setzen. Beine, Rücken und Nacken bilden eine gerade Linie. Die Arme sind gestreckt, Handflächen unterhalb der Schultern.
2. Die Arme beugen. Beine, Rücken und Nacken in gerader Linie halten. Den Oberkörper bis etwa 30, besser 20 Zentimeter über dem Boden absenken. Beim Absenken ein-, beim Hochdrücken ausatmen.

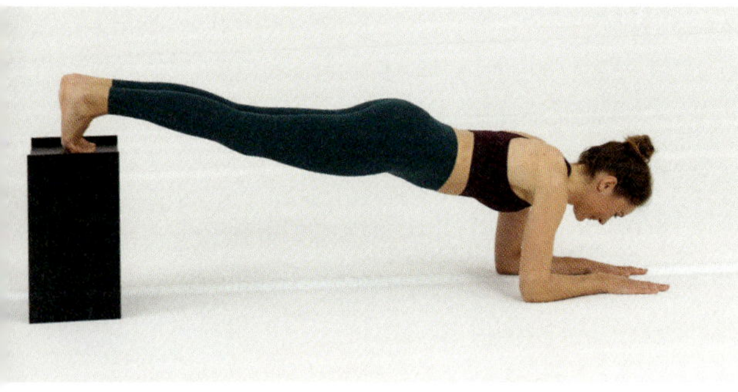

Variante Diese Variante ist eine Mischung aus Plank und erhöhtem Liegestütz. Wer Probleme mit den Gelenken hat, kann die Übung entweder auf Unterarmen oder Händen nur halten, aber nicht herabsenken.

Seitstütz-Knieheber

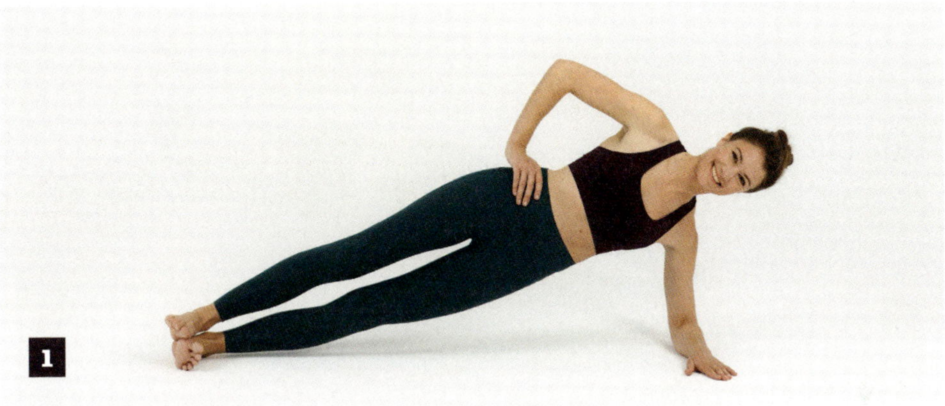
1

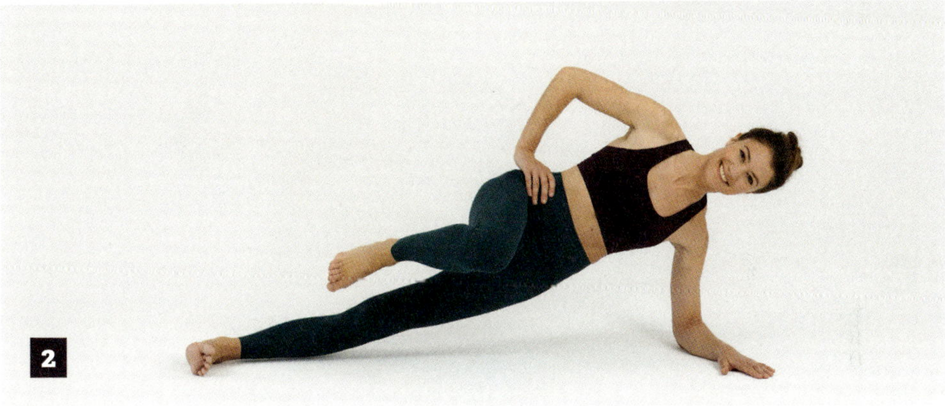
2

Diese Übung trainiert nahezu alle Muskelgruppen – hauptsächlich aber die Core-Muskulatur des Rumpfes. Durch das Beinheben, das auch mit gestrecktem Bein ausgeführt werden kann, wird die Muskelanspannung noch erhöht.

1. Im Seitstütz auf dem Ellenbogen bilden Beine, Rücken und Nacken eine gerade Linie. Die obere Hand ist in die Hüfte gestützt. Der untere Fuß berührt den Boden mit der Seitenkante.
2. Das obere Knie nach vorn ziehen, dabei ausatmen und bis zwei zählen. Dann das Knie im selben Tempo wieder zurückführen und dabei einatmen.

Seitstütz mit Hüftheber

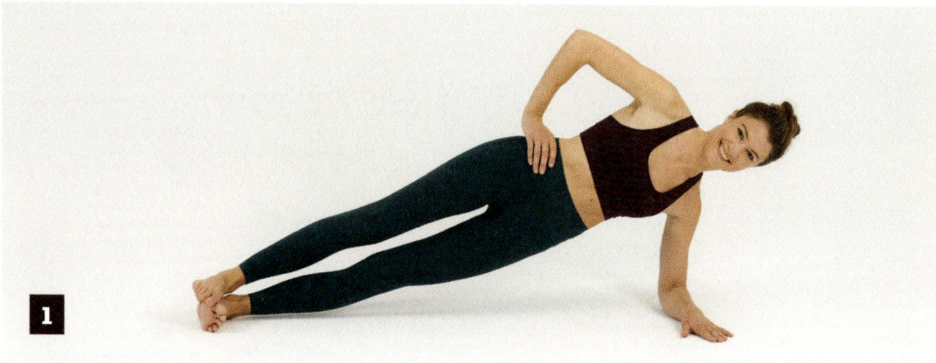

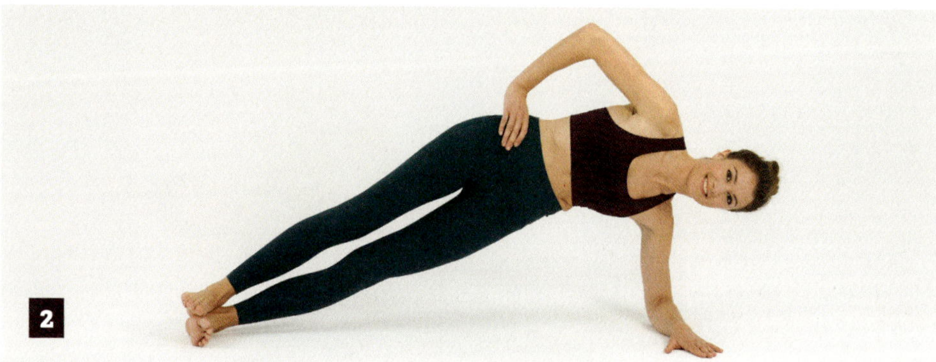

Diese Übung trainiert hauptsächlich die Core-Muskulatur des Rumpfes. Durch das Hüftbeugen wird die Arbeit der Arm-, Schulter- und Beinmuskulatur, aber auch der Bauch- und Rückenmuskulatur verstärkt. Eine Übung für nahezu alle Muskelgruppen.

1. Im Seitstütz auf dem Ellenbogen bilden Beine, Rücken und Nacken eine gerade Linie. Die obere Hand ist in die Hüfte gestützt. Der untere Fuß berührt den Boden mit der Seitenkante.
2. Die Hüfte nach oben beugen, dabei ausatmen und bis zwei zählen. Dann im selben Tempo wieder absenken, bis Rücken, Beine und Nacken wieder eine gerade Linie bilden, und dabei einatmen.

Diamant-Liegestütz

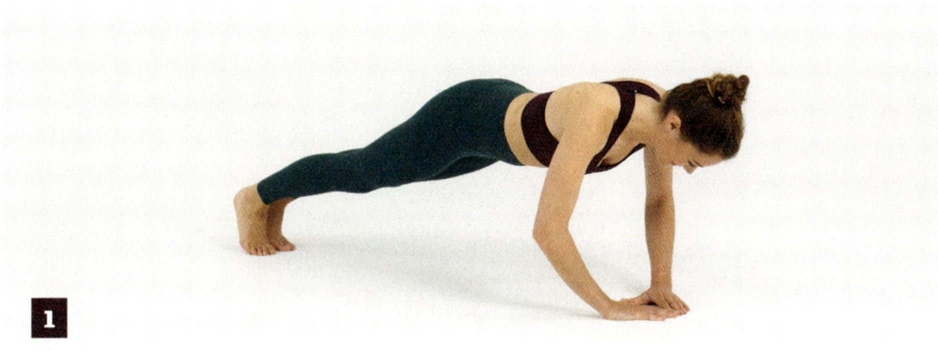

1

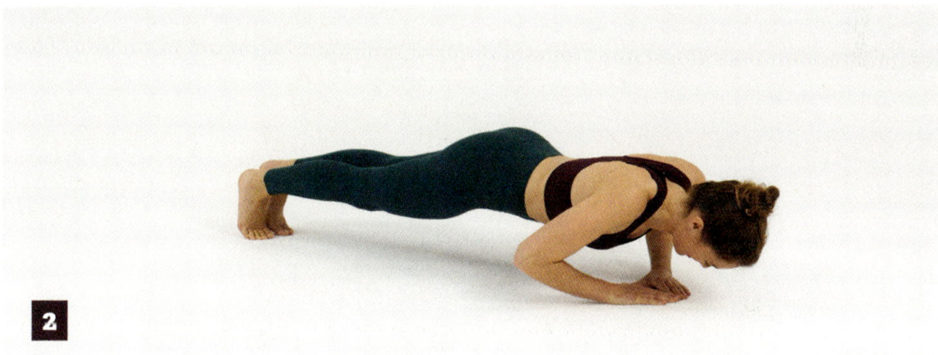

2

Diese Variante des Liegestütz trainiert, wie auch die Basisübung, alle Muskelgruppen, von Bein- über Po-, Rücken- bis Bauch- und Armmuskulatur. Durch die enge Handstellung wird der Fokus in Bezug auf die Arme etwas mehr in Richtung Trizeps, also die hintere Armmuskulatur verlegt.

1. Wie beim klassischen Liegestütz berühren lediglich Fußballen und Handflächen den Boden. Beine, Rücken und Nacken bilden eine gerade Linie. Die Hände sind enger zusammen positioniert, Daumen- und Zeigefingerspitzen berühren sich.
2. Die Ellenbogen beugen und den Oberkörper auf 20, besser 10 Zentimeter über dem Boden absenken, dabei einatmen und bis zwei zählen. Beim Hochdrücken im selben Tempo ausatmen.

Spiderstütz

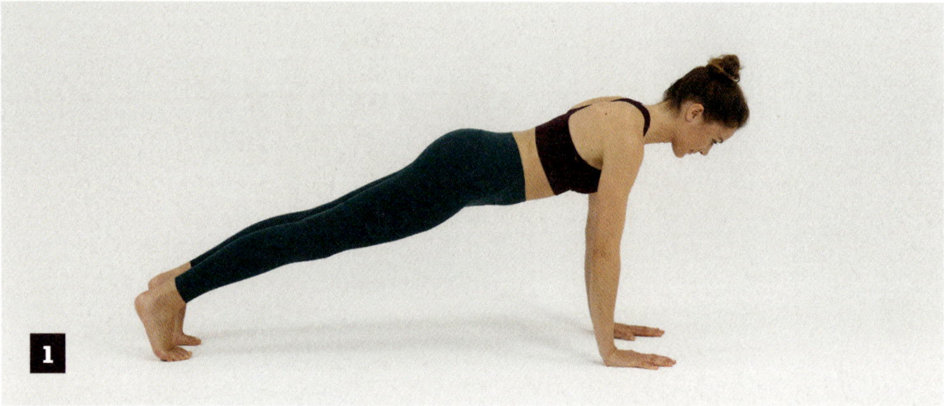

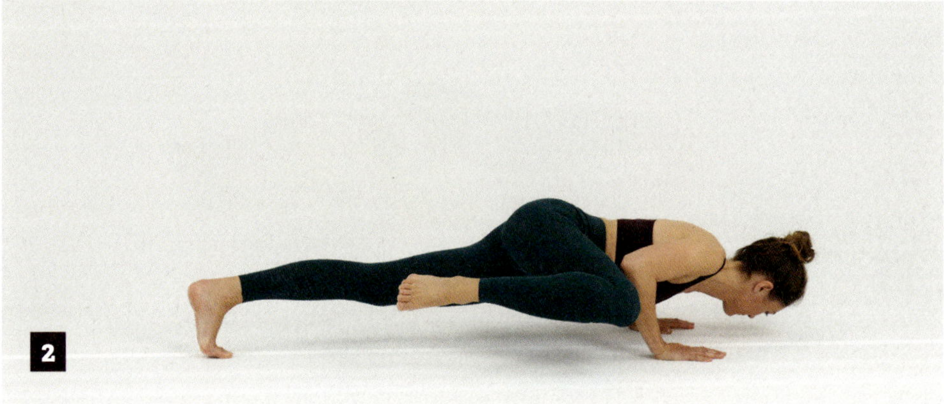

Diese Variante des Liegestütz trainiert nicht nur Brustmuskulatur, Trizeps und die Core-Muskulatur, sondern vor allem auch die dazugehörige Bauchmuskulatur und hierbei insbesondere die seitliche Bauchmuskulatur.

1. Die Ausgangsposition ist wie beim Standardliegestütz oder der hohen Plank des Sonnengrußes. Fußballen und Hände berühren den Boden, Beine, Rücken und Nacken bilden eine gerade Linie.
2. Beim Herabsenken die Ellenbogen beugen, der Körper bleibt in einer geraden Linie, das rechte Knie seitlich zum Körper anziehen, einatmen. Beim Hochdrücken das Bein wieder zurück in die Ausgangsposition bringen, ausatmen. Dann die Seite wechseln und mit dem linken Bein üben.

DAS BESTE FÜR DEN PO

Die folgenden Übungen sind vor allem für die Po-Muskulatur konzipiert und die gilt es zu trainieren, weil sie zu den großen Muskeln gehört, die dabei helfen, Bauchfett abzubauen. Sämtliche anderen Muskeln werden dabei mittrainiert, weshalb Po-Muskel-Übungen mit zum effektivsten Training überhaupt gehören.

Leglift im Vierfüßlerstand

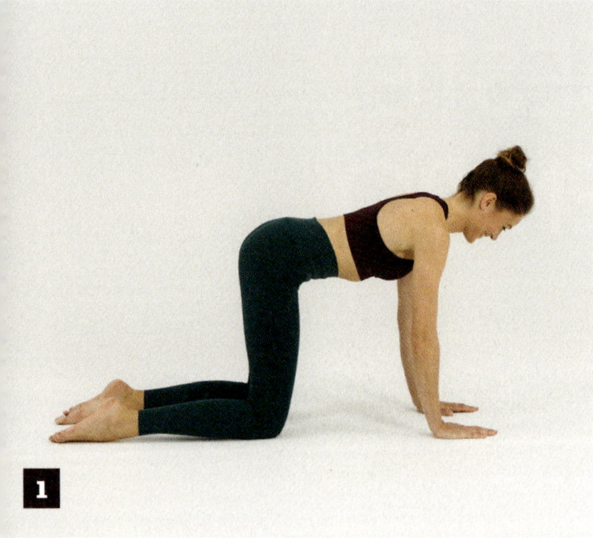

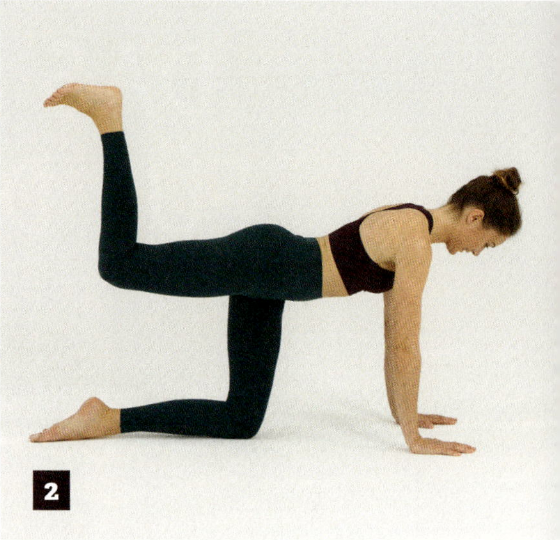

Bei dieser Übung wird vor allem die Po-, aber auch die Oberschenkelmuskulatur trainiert.

1. Die Ausgangsposition ist der Vierfüßlerstand. Schienbeine und Hände berühren den Boden, die Hände sind etwa schulterbreit aufgestellt. Rücken und Nacken bilden eine gerade Linie.
2. Für die Ausführung der Übung das Bein nach hinten oben heben, bis Oberschenkel und Rücken eine Linie bilden. Den Fuß anwinkeln. Absenken und wiederholen. Dann die Seite wechseln.

Squat

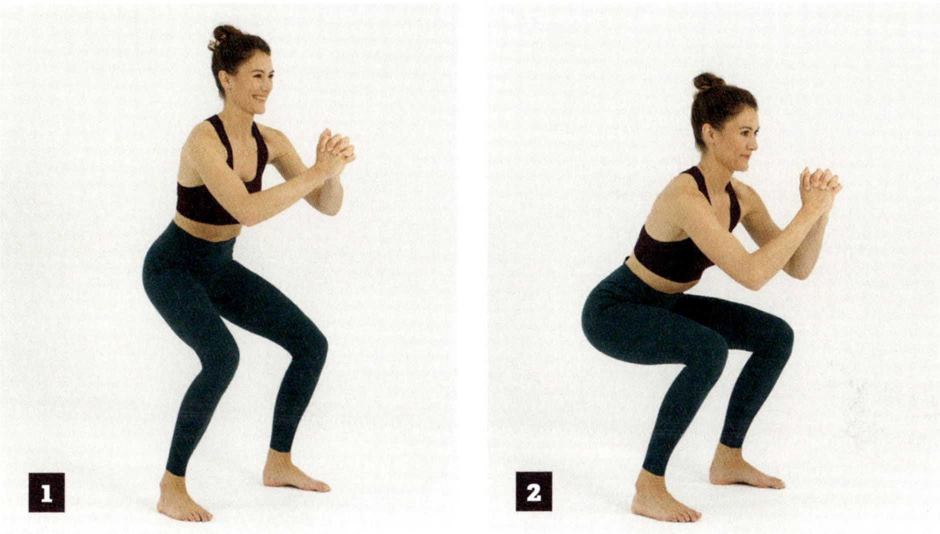

Squats (Kniebeugen) gehören zu den bekanntesten und effektivsten Po-Muskel-Übungen. Gleichzeitig trainieren sie auch Oberschenkel- und Bauchmuskulatur, also die drei wichtigsten großen Muskelpartien. Auch wenn die Übung sehr einfach aussieht, kann man vieles dabei falsch machen und sollte sich genau an die Übungsbeschreibung halten.

1. Die Füße etwas weiter als hüftbreit aufstellen. Die Zehenspitzen zeigen ganz leicht nach außen. Die Hände vor der Brust verschränken, Ellenbogen zeigen nach unten-außen.
2. Jetzt die Knie beugen; Rücken und Nacken bleiben dabei gerade. Den Po beim Absenken nach hinten schieben, als würdest du dich auf einen Stuhl setzen wollen, vorher einatmen. Beim Hochdrücken ausatmen.

Variante: Slow Squat

Beim Slow Squat führst du die Übung genauso aus wie bei einem regulären Squat, nur dass du sie sehr langsam machst. Während du deinen Körper normalerweise in 1 Sekunde absenkst, nimmst du dir beim Slow Squat 3 Sekunden Zeit für das Absenken und 3 Sekunden für das Aufrichten.

Curtsy Squat

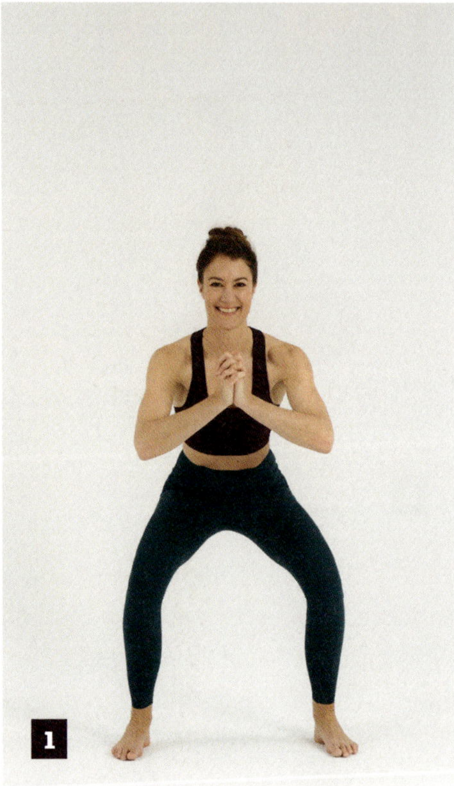

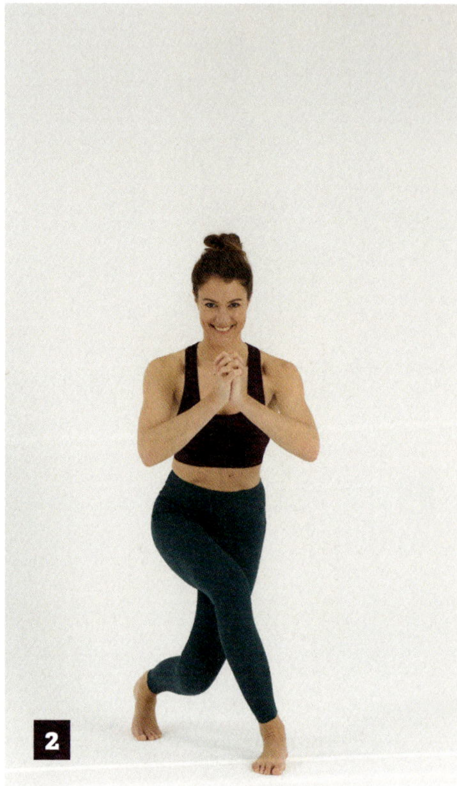

Mit dieser Übung trainierst du primär den Quadrizeps und den großen Gesäßmuskel. Unterstützend wird die Beinmuskulatur tätig. Zusätzlich wird ein Trainingsreiz in der Oberschenkelinnenseite, der sogenannten Adduktorenmuskulatur, gesetzt.

1. Die Ausgangsposition ist die leichte Hocke. Die Füße etwas mehr als hüftbreit aufstellen. Die Hände vor der Brust verschränken. Die Ellenbogen zeigen seitlich nach unten.
2. Das linke Bein hinter das rechte setzen und dabei tiefer in die Hocke gehen. Zurück zur Ausgangsposition in die leichte Hocke kommen, dann die Seite wechseln.

Schräger Kneelift

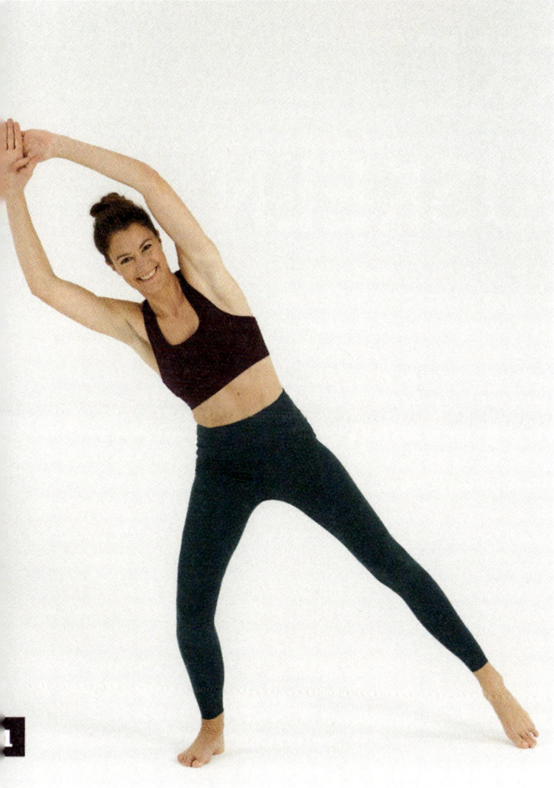
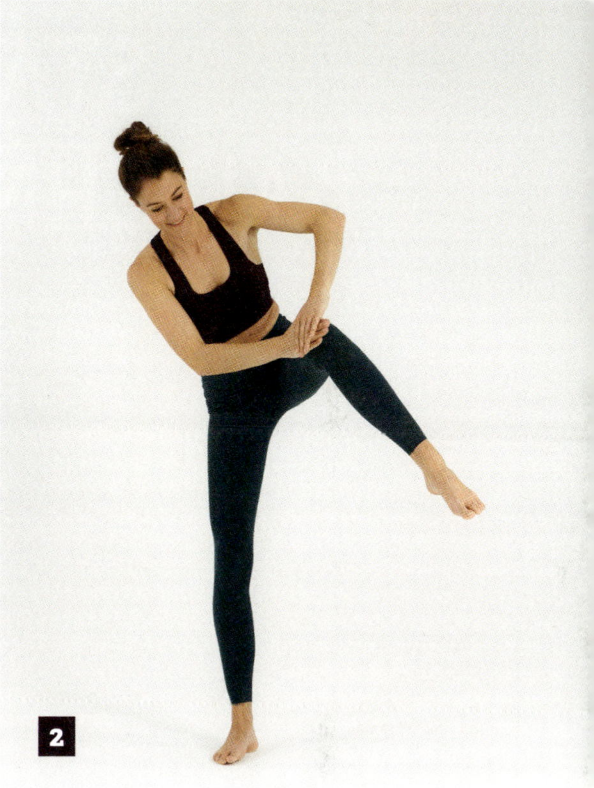

Bei dieser Übung werden die Bauch-, Bein- und Po-Muskeln besonders beansprucht.

1. Für die Ausgangsposition das Gewicht auf das rechte Bein verlagern. Die Arme über den Kopf strecken und die Hände zusammennehmen. Das Standbein leicht beugen.
2. Jetzt das Knie des linken Beines mit Schwung vor dem Körper anwinkeln und zeitgleich die Arme Richtung Knie bewegen. Dabei ausatmen. Dann die Arme und das Knie zurück in die Ausgangsposition bringen, einatmen. Mit der anderen Seite wiederholen.

STARKE BAUCHMUSKELN

Diese Übungen sind speziell zur Stärkung der Bauchmuskulatur konzipiert. Sie wurden so zusammengestellt, dass sowohl die hinteren Bauchwandmuskeln als auch die schrägen und die geraden Bauchmuskeln trainiert werden.

Sit-up

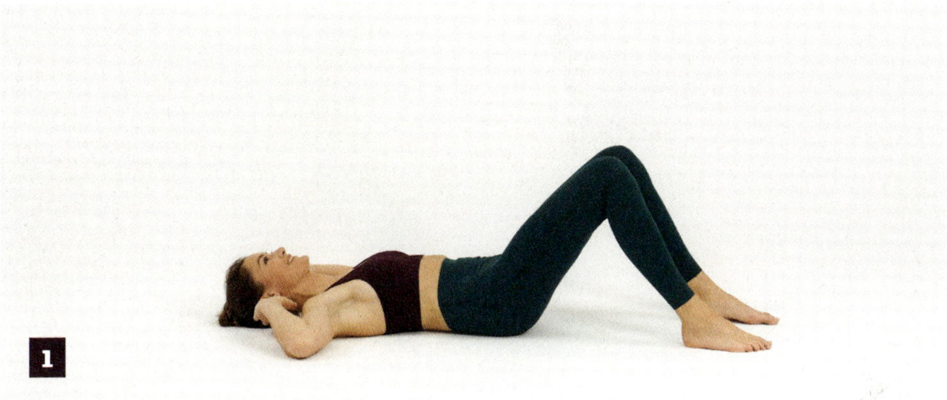

1

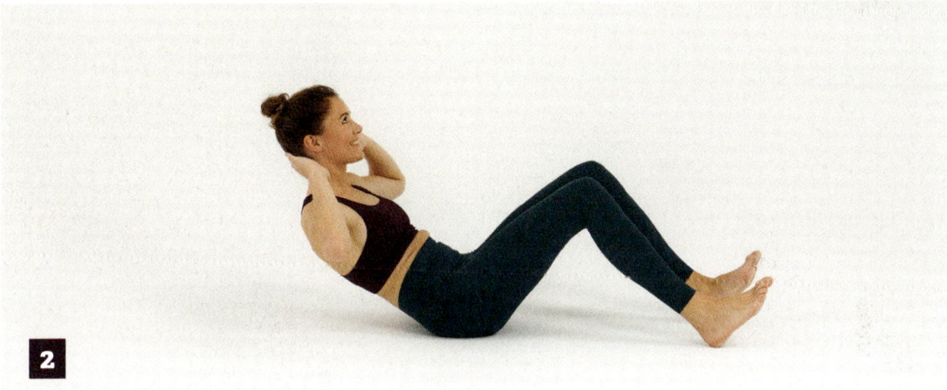

2

Diese klassische Bauchmuskelübung trainiert die geraden Muskeln – das sogenannte Sixpack.

1. In der Ausgangsposition auf den Boden legen, die Beine anwinkeln, die Fingerspitzen zeigen hinter die Ohren.
2. Jetzt die Bauchmuskulatur anspannen und den Oberkörper Richtung Beine heben. Dabei geht der Blick geradeaus, bis zwei zählen und ausatmen. Dann langsam wieder absenken, dabei einatmen.

Crunch

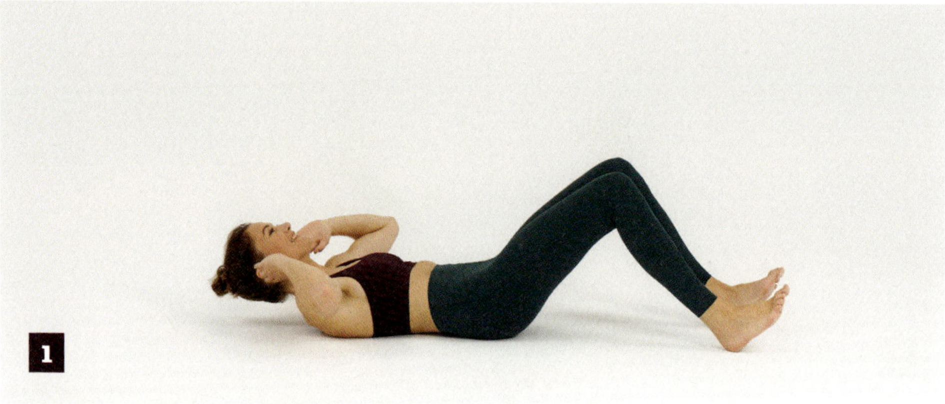

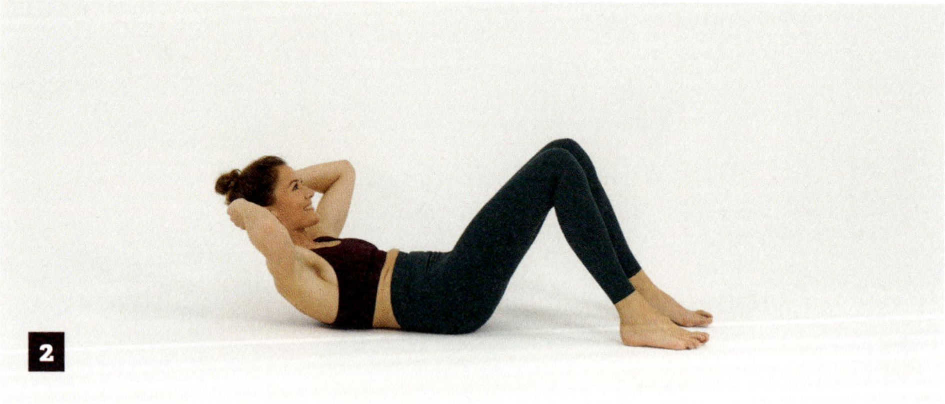

Mit den Crunches werden die Bauchmuskeln noch gezielter trainiert als bei den Sit-ups. Während bei den Sit-ups mehr Muskeln unterstützend wirken, arbeiten die Bauchmuskeln hier nahezu allein – der Feinschliff fürs Sixpack.

1. Die Ausgangsposition ist wie bei den Sit-ups: Die Beine sind angewinkelt, die Fingerspitzen zeigen hinter die Ohren, Ellenbogen nach außen.
2. Bauchmuskeln aktivieren und den Oberkörper anheben, ausatmen, den Oberkörper Richtung rechtes Knie drehen.

Twist-Crunch

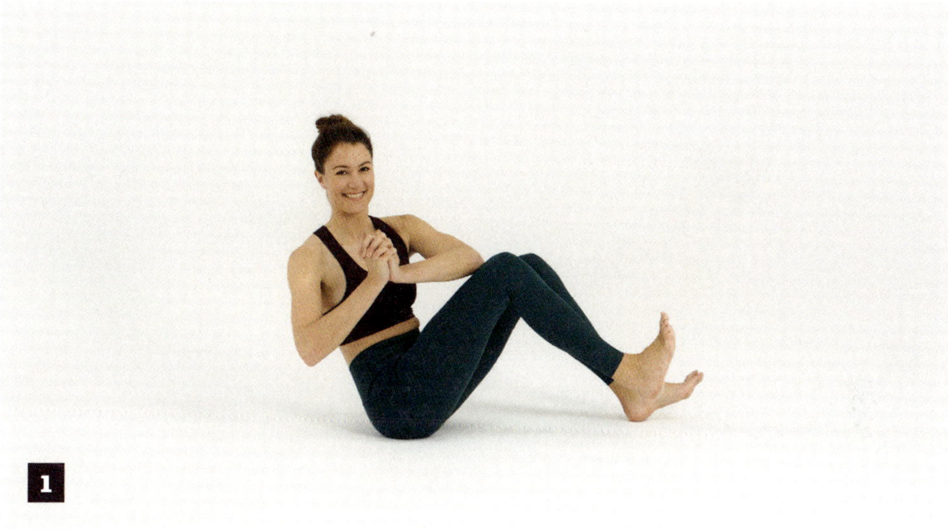

1

Ein echter Turbo für die Bauchmuskulatur sind die Twist-Crunches, da sie sowohl die seitlichen als auch die geraden Bauchmuskeln trainieren. Da der gesamte Körper während der Ausführung die Spannung halten muss, werden auch die Core-Muskeln stark aktiviert.

1. Die Beine sind aufgestellt, die Hände vor dem Körper verschränkt. Jetzt die Knie abwechselnd zu den jeweils gegenüberliegenden Ellenbogen heben. Die Ellenbogen kommen den Knien auf halber Strecke entgegen, also linkes Knie, rechter Ellenbogen und andersherum. Der Rücken bleibt dabei so gerade wie möglich, der Nacken ist lang.

Bauchwippe

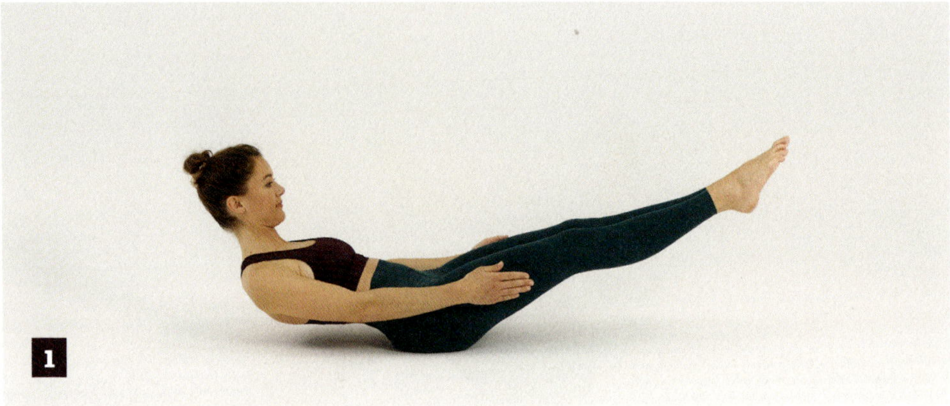

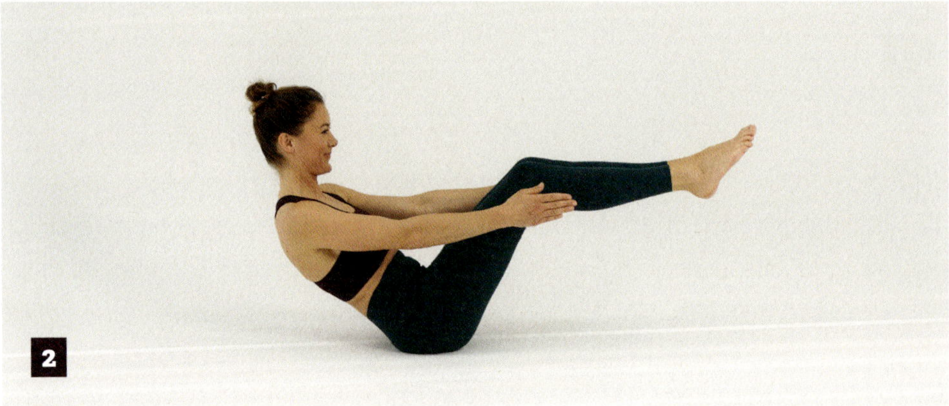

In der Bauchwippe ist wieder der ganze Körper auf Spannung. Bei der Aktivierung liegt der Fokus auf der Bauchmuskulatur, unterstützend wird die Core-Muskulatur aktiviert.

1. Während der gesamten Übung berührt nur der Po den Boden. Beine und Oberkörper werden angehoben, die Arme liegen seitlich am Körper.
2. Die Knie Richtung Bauch anziehen und den Oberkörper weiter aufrichten, dabei ausatmen. Die Waden und Arme parallel zum Boden ausrichten. 2 Sekunden halten, dann wieder bis kurz über dem Boden absenken, einatmen und wiederholen.

Bauchwippe-Rotation

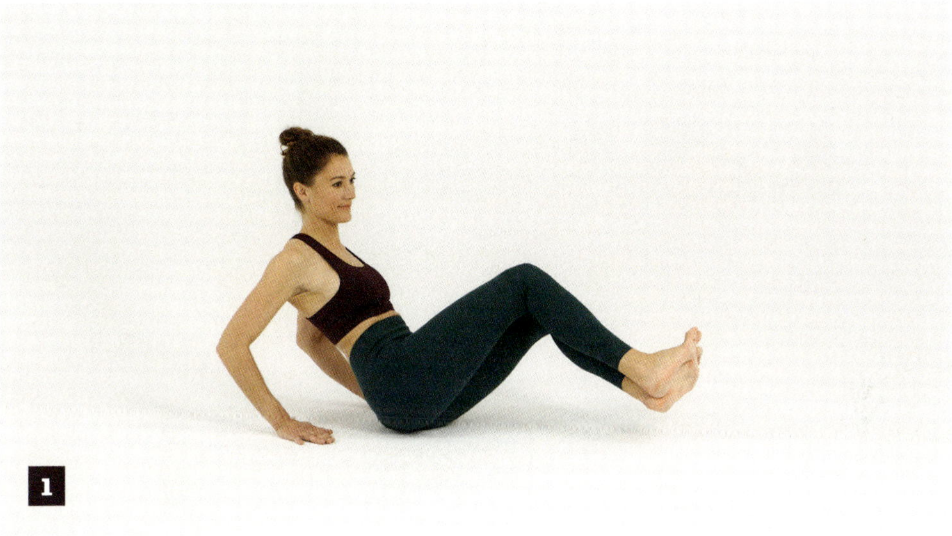

Bei dieser Variante der Bauchwippe wird die tiefe, gerade und seitliche Bauchmuskulatur beansprucht. Durch die permanente Anspannung aller die Position haltenden Muskeln zählt diese Übung gleichzeitig zu den Ganzkörperübungen, die bis in die Tiefenmuskulatur hinein effektiv sind.

1. Beine aufstellen, die Hände hinter dem Rücken aufstützen. Die Arme sind leicht gebeugt. Jetzt die Beine heben und angewinkelt im Wechsel nach rechts und links neigen.

Beinheber

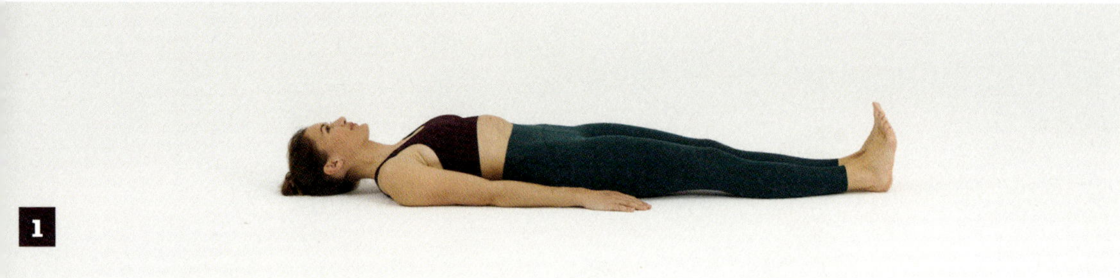

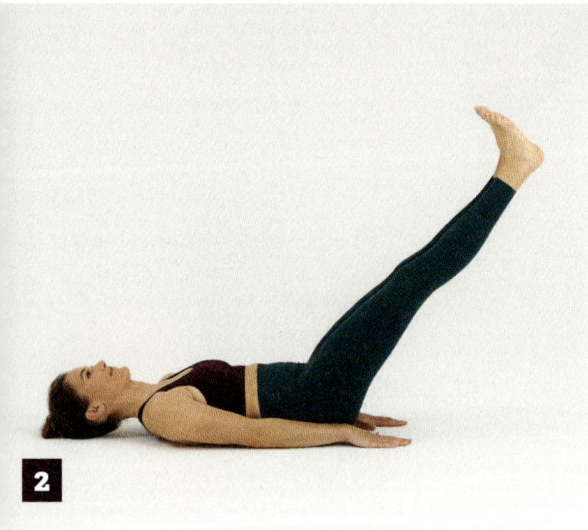

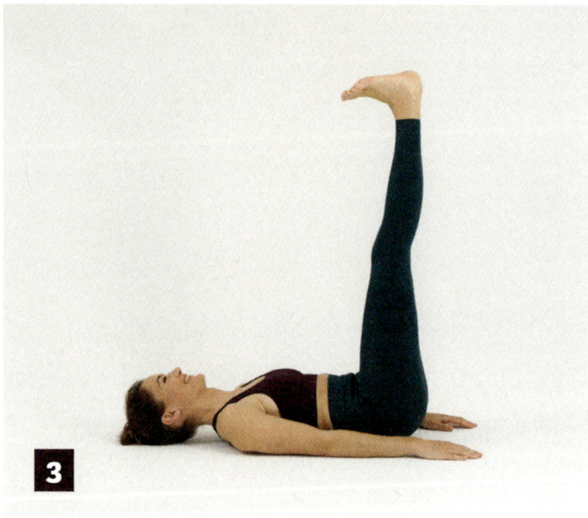

Diese Übung eignet sich ideal für das Training der Bauchmuskulatur. Die geraden Bauchmuskeln, der pyramidenförmige Bauchmuskel und auch die schräge Bauchmuskulatur werden beim Beinheben aktiviert.

1. In der Ausgangsposition flach auf den Boden legen und die Muskulatur des Bauchs und der Beine anspannen.
2. Jetzt die Beine gestreckt anheben. Die Handflächen drücken zur Unterstützung der Hebung in den Boden.
3. Die Übung ist vollendet, wenn die Beine im 90-Grad-Winkel zum Rücken stehen. Die Fußsohlen sind gebeugt. Dann die Beine langsam wieder absenken und die Übung wiederholen.

Arm-Bein-Lift

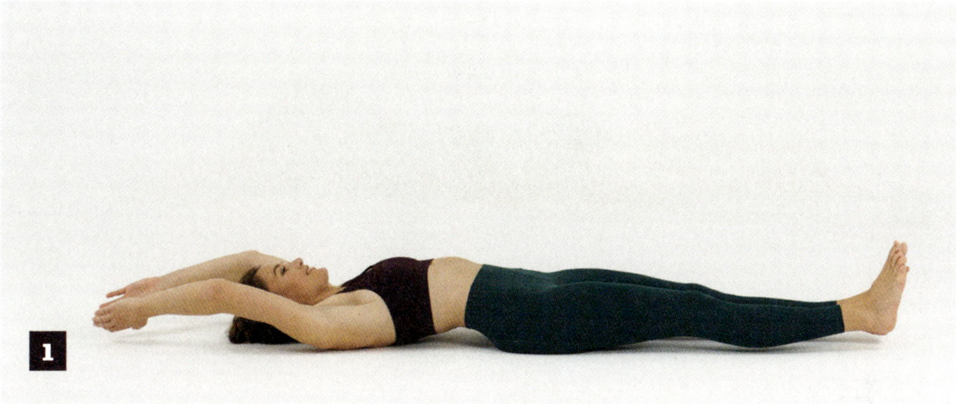

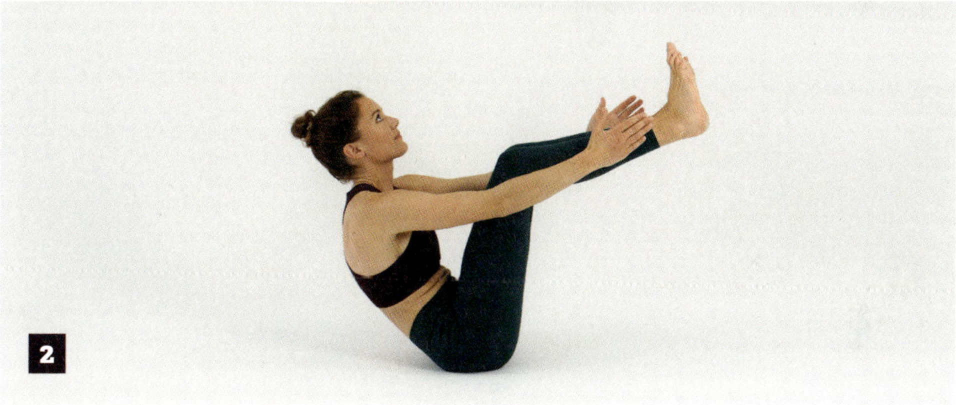

Eine Ganzkörperübung, die wie die anderen Core-Übungen alle Muskelgruppen trainiert, vor allem aber die Bauchmuskeln.

1. Die Übung beginnt flach auf dem Boden liegend. Die Arme sind oberhalb des Kopfes abgelegt. Einatmen, dann eine Grundspannung in Rumpf und Beinen aufbauen.
2. Die Arme, den Oberkörper und die Beine gleichzeitig dynamisch anheben und aufeinander zubewegen. Dabei ausatmen. Dann Oberkörper und Beine wieder absenken, dabei einatmen.

Großer Sit-up

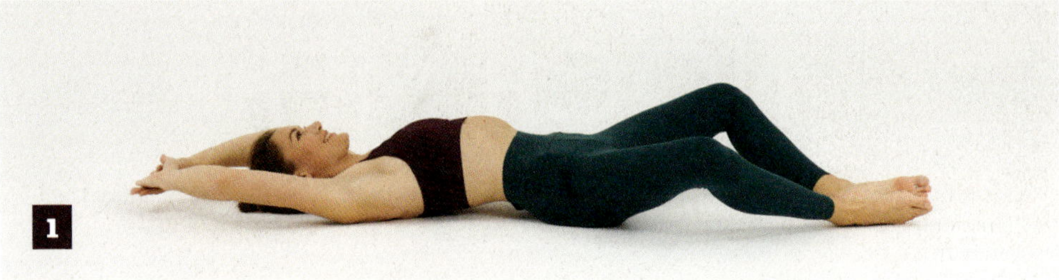

1

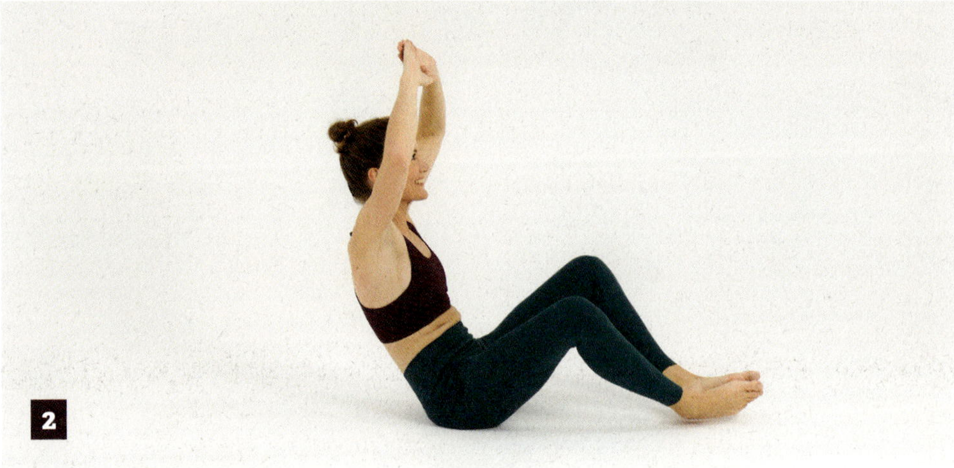

2

Der Fokus bei den großen Sit-ups liegt auf den geraden Bauchmuskeln. Die schräge und tiefe Muskulatur wird als Hilfsmuskulatur mit eingesetzt. Beim Aufrichten ist auch der Hüftbeuger aktiviert.

1. Die Grundposition ist in Rückenlage mit aufgestellten Beinen. Die Arme liegen über dem Kopf, die Hände berühren einander. Die Knie nach außen fallen lassen. Die Außenkanten der Füße berühren den Boden.
2. Bei der Aktivierung der Übung den Oberkörper wie bei herkömmlichen Sit-ups langsam anheben. Die Arme bleiben dabei in der Luft, der Oberkörper richtet sich bis in die senkrechte Haltung auf, dabei ausatmen. Die Beine bleiben in der Haltung der Ausgangsposition. Dann wieder langsam absenken und einatmen.

NOCH MEHR POWER

Die vorhergehenden Übungen hatten es schon in sich, aber wir setzen noch einen drauf. Schließlich willst du am Ende der Challenge Ergebnisse sehen. Die nun folgenden Übungen trainieren ebenfalls den ganzen Körper, also die gesamte Muskulatur, und zudem die Kondition, manche auch die Kraftausdauer, das Reaktionsvermögen oder die Explosivkraft. Das absolute Gesamtpaket. Mehr kann man nicht gleichzeitig trainieren.

Power-Kick

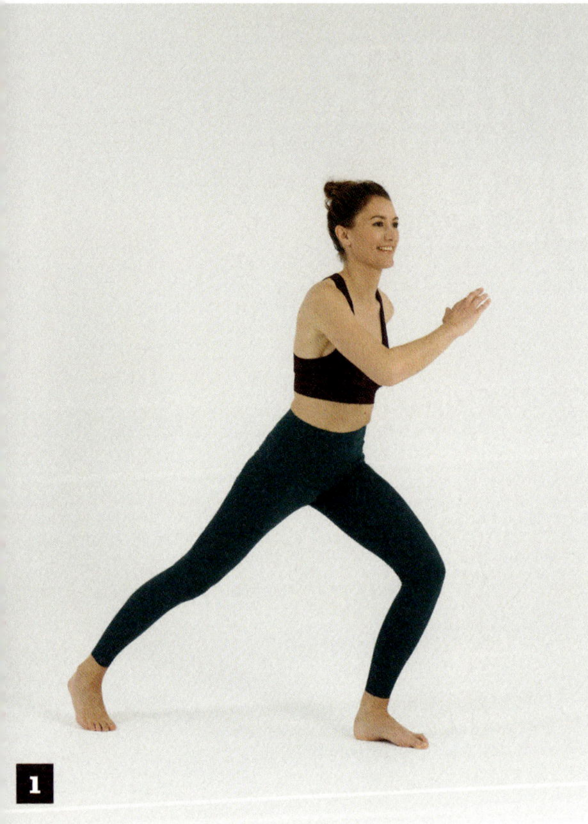

1

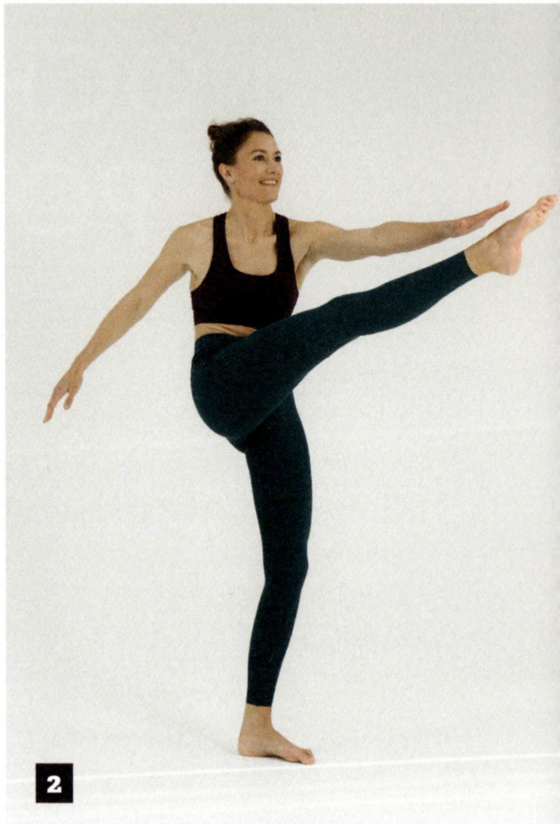

2

Mit dieser schwungvollen Übung trainierst du vor allem die großen Oberschenkelmuskeln und die Bauchmuskeln, unterstützend ein wenig die Po-, Schulter- und Armmuskulatur.

1. Ausgangsposition der Übung ist im Stand. Das rechte Bein etwas zurückgestellt, um Schwung zu holen.
2. Dann das rechte Bein nach oben vorn schwingen und gleichzeitig den linken Arm zur Fußspitze des rechten Beines nach vorn bewegen. Dabei ausatmen. Dann in die Ausgangsposition zurückkehren und die Übung wiederholen.

Squat-Jump (halber Burpee)

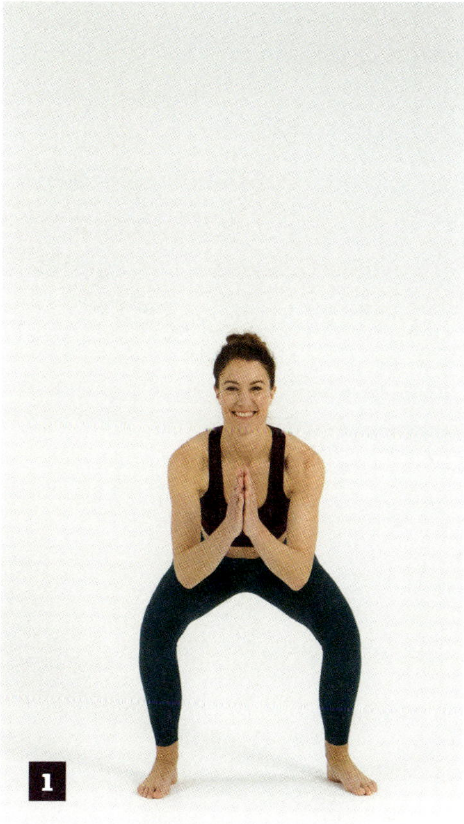

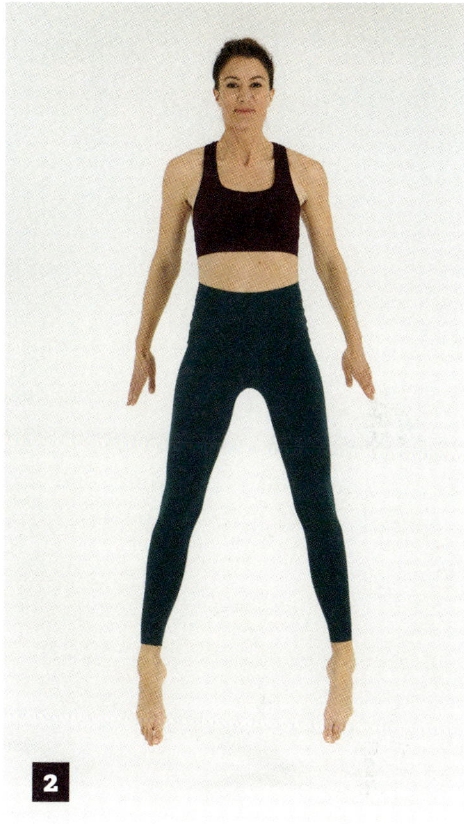

Mit dieser explosiven Übung trainierst du die großen Muskeln wie Bauch, Beine und Po. Da dich dabei alle Muskeln unterstützen, trainierst du den gesamten Körper, plus deine Explosivkraft.

1. Ausgangsposition ist die Hocke. Die Füße hierfür etwas mehr als hüftbreit aufstellen, die Hände vor dem Oberkörper zusammennehmen. Den Po nach hinten unten rausschieben, als würdest du dich auf einen Stuhl setzen.
2. Aus der Hocke in die Luft springen, die Hände dabei lösen, die Arme zeigen gestreckt nach unten. Bei der Landung direkt wieder in die Hocke gehen. Ausatmen.

Burpee

Eine der effektivsten Übungskombinationen überhaupt sind die Burpees. Der US-amerikanische Physiologe Royal Huddleston Burpee erfand den nach ihm benannten Fitnesstest in den 1930er-Jahren in New York. Später entwickelte das US-Militär die Übungen weiter. Daher kommen sie wohl auch etwas brachial daher, aber du kannst sie in deinem Tempo und im Rahmen deiner Kräfte durchführen. Du trainierst mit dem Liegestütz-Strecksprung den gesamten Körper und deine Ausdauer. Die nun folgende Übungsreihe wird fließend in Dauerschleife gemacht.

1. Ausgangsposition ist ein aufrechter Stand.
2. Dann den Oberkörper beugen, die Handflächen auf dem Boden vor den Füßen auflegen. Die Beine dürfen dabei leicht gebeugt sein.
3. Wenn du kannst, springe jetzt zurück in die Plank. Sonst kannst du auch Schritt für Schritt rückwärtslaufen, bis du in der Plank-Position bist.
4. In dieser Position nun die Arme beugen und den geraden Körper absenken, bis dein Gesicht nur noch etwa 10 bis 20 Zentimeter über dem Boden ist. Beine, Rücken und Nacken bleiben in gerader Linie. Danach wieder aufrichten, dabei einatmen.
5. Aus dem Liegestütz springst oder gehst du wieder in die Hocke.
6. Aus der Hocke folgt der Sprung. Der Körper bleibt hierbei gerade. Die Hände kannst du vor der Brust zusammennehmen oder die Arme einfach hängen lassen.

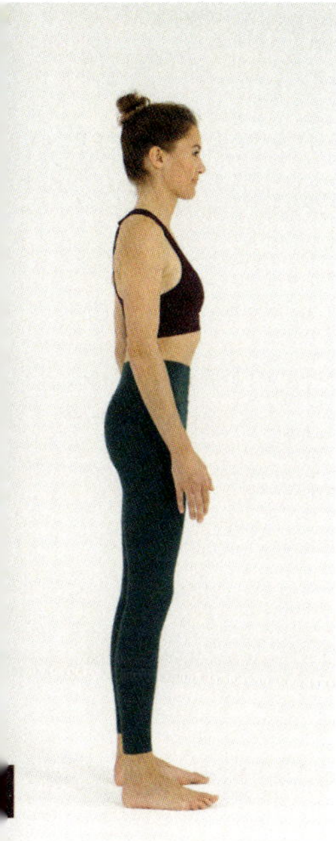

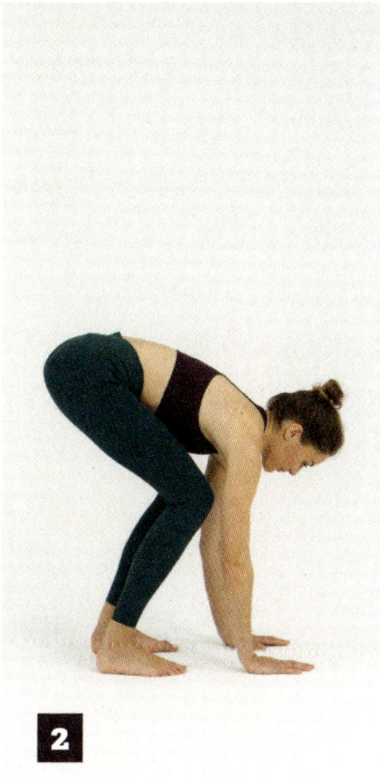

2

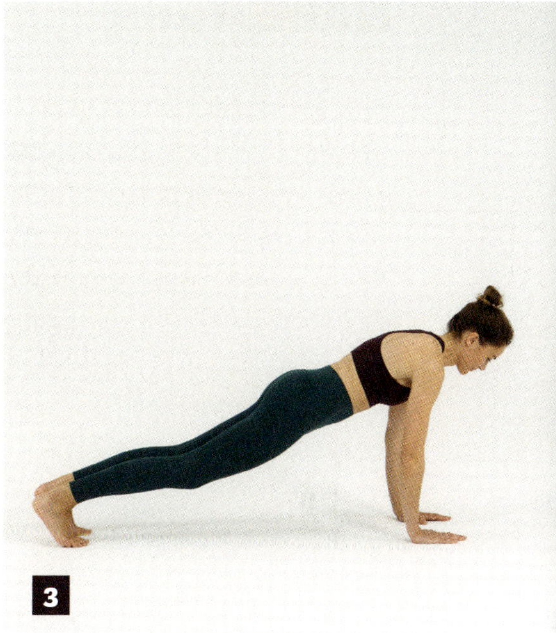

3

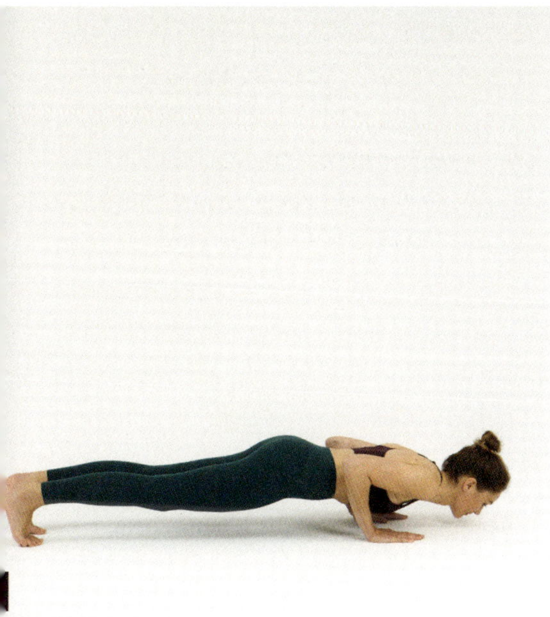

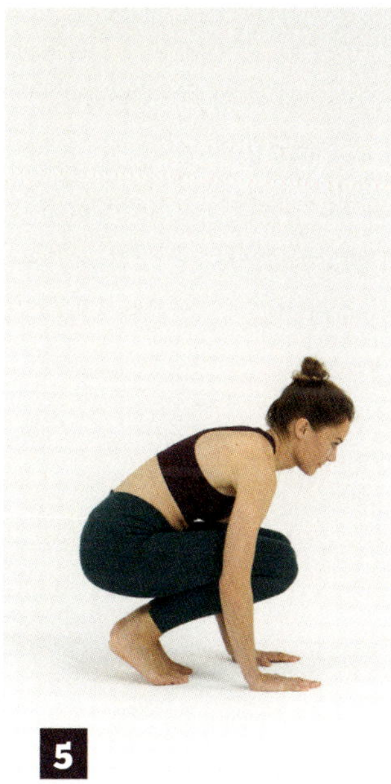

5

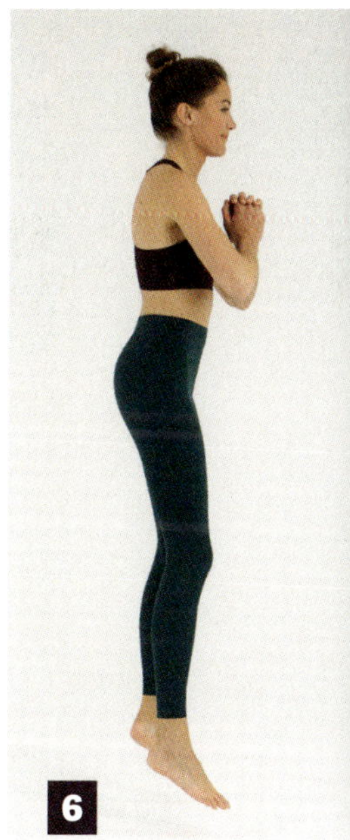

6

Handstand

Beim Handstand werden die großen Rückenmuskeln trainiert. Zusätzlich aktiviert der Handstand oder Kopfstand die Schulter- und Armmuskulatur sowie die Bauch- und Brustmuskeln und unterstützend die Oberschenkelmuskulatur, die versucht, das Gleichgewicht zu halten. Wenn du einen Handstand im freien Raum kannst – prima! Ansonsten ist der Handstand an der Wand oder der Kopfstand, den du übrigens auch an der Wand machen kannst, genauso gut.

1. **Freier Handstand:** Aus dem Stand die Hände hüftbreit auf dem Boden aufsetzen und das rechte oder linke Bein in die Luft schwingen, das andere Bein hinterherziehen. In der Luft beide Beine parallel halten. Den Blick zu Boden richten, die gesamte Muskulatur anspannen. So lange halten, wie du kannst. Gegebenenfalls wiederholen, bis die angegebene Zeit im Trainingsplan erfüllt ist.
2. **Handstand an der Wand:** Wenn du den freien Handstand nicht beherrschst, kannst du den Handstand an der Wand wählen. Die Übung beginnt im aufrechten Stand. Visiere einen Platz am Boden an, der etwa einen halben Meter von der Wand entfernt ist, und setze dort deine Hände auf. Während du den Oberkörper hinabbewegst, ziehst du, kurz bevor die Hände aufsetzen, den rechten oder linken Fuß hoch an die Wand und den anderen direkt hinterher. Halten, wie im Trainingsplan angegeben.
3. **Kopfstand:** Beim Kopfstand kniest du dich auf den Boden, deine Hände formen eine Schüssel, in die du die Oberseite deines Kopfs bettest. Dann streckst du zunächst den Po in die Luft und nimmst dann mit Schwung die Beine nach oben. Das Gleichgewicht hältst du mit den Handrücken und Ellenbogen sowie indem du mit den Beinen austarierst.

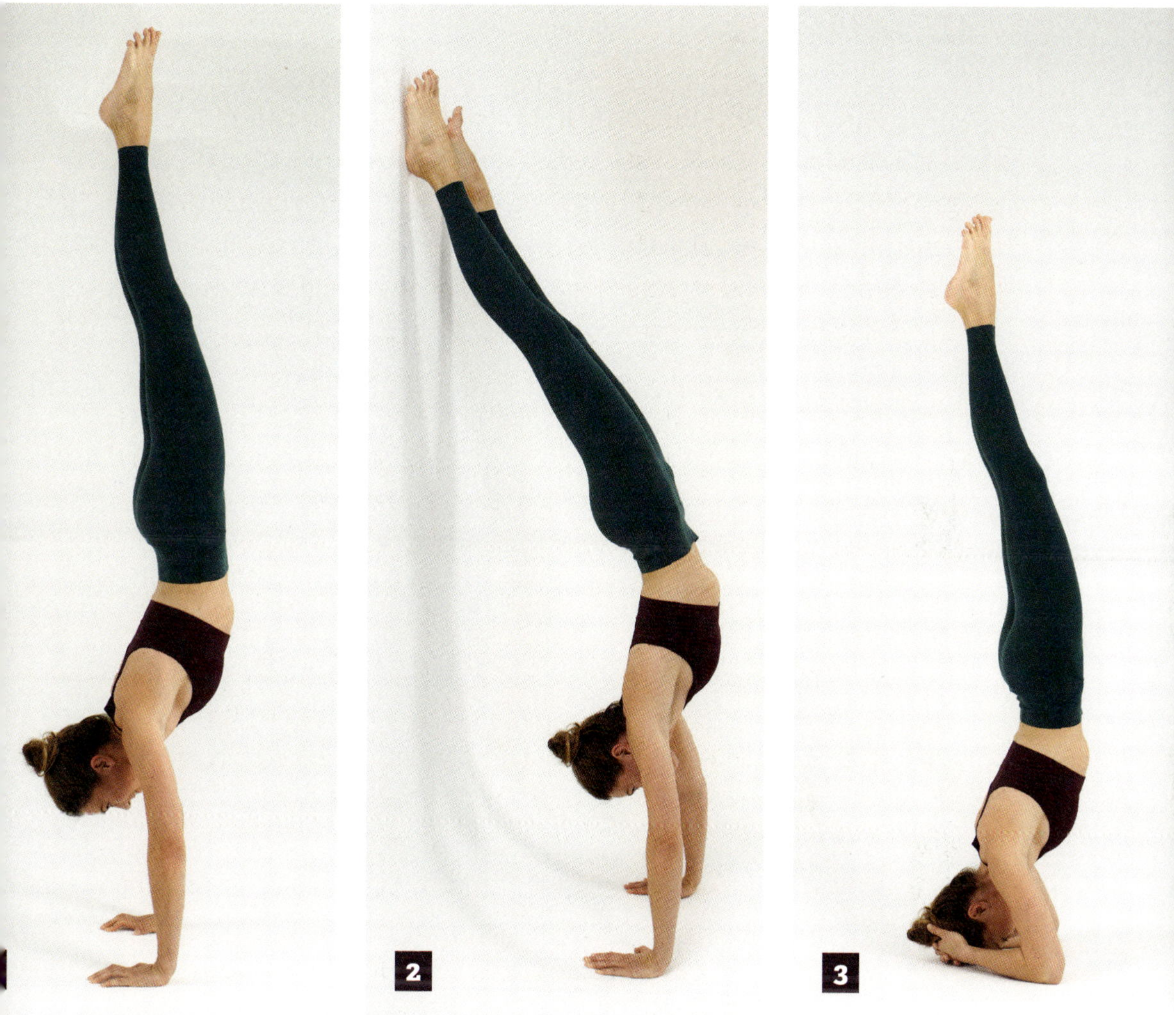
2
3

QUELLEN

1 Hottenrott, K.; Hottenrott, L.: »Intermittierendes Fasten und Sport«. In: *Schweizerische Zeitschrift für Ganzheitsmedizin* 2017/29: S. 265–268

2 LeBlanc, E. S.; Rizzo, J. H.; Pedula, K. L.; Ensrud, K. E.; Cauley, J.; Hochberg, M.; Hillier, T. A.: »Study Of Osteoporotic Fractures. Associations between 25-hydroxyvitamin D and weight gain in elderly women«. In: *Journal of Women's Health* 2012/21 (10): S. 1066–1073

3 Die Kölner Liste® ist eine Initiative aus dem Sport und listet Nahrungsergänzungsmittel (NEM) und Sportlernahrung mit minimiertem Dopingrisiko. Sie bietet Athleten Schutz und gibt Orientierung in einem intransparenten Markt mit tausenden von nicht kontrollierten Produkten. Verfügbar unter: https://www.koelnerliste.com/produkt-datenbank. Aufgerufen am 30.10.2023

4 Aykan, N. F.: »Red Meat and Colorectal Cancer«. In: *Oncology Review* 2015/9 (1): S. 288

5 Micha, R.; Wallace, S. K.; Mozaffarian, D.: »Red and processed meat consumption and risk of incident coronary heart disease, stroke, and diabetes mellitus: a systematic review and meta-analysis«. In: *Circulation* 2010/121 (21): S. 2271–2283

6 Liu, L.; Zhang, P.; Wang, Y.; Cui, W.; Li, D.: »The relationship between the use of artificial sweeteners and cancer: A meta-analysis of case-control studies«. In: *Food Science & Nutrition* 2021/9 (8): S. 4589–4597

7 Micha, R.; Wallace, S. K.; Mozaffarian, D.: »Red and processed meat consumption and risk of incident coronary heart disease, stroke, and diabetes mellitus: a systematic review and meta-analysis«. In: *Circulation* 2010/121 (21): S. 2271–2283

8 VanderVeen, B. N.; Cardaci, T. D.; Cunningham, P.; McDonald, S. J.; Bullard, B. M.; Fan, D.; Murphy, E. A.; Velázquez, K. T.: »Quercetin Improved Muscle Mass and Mitochondrial Content in a Murine Model of Cancer and Chemotherapy-Induced Cachexia«. In: *Nutrients* 2022/15 (1): S. 102

9 Richards, J.; Jiang, X.; Kelly, P.; Chau, J.; Bauman, A.; Ding, D.: »Don't worry, be happy: cross-sectional associations between physical activity and happiness in 15 European countries«. In: *BMC Public Health* 2015/15: S. 53

WEITERFÜHRENDE LITERATUR

Froböse, Prof. Dr. I.: *Der Stoffwechsel-Kompass*. Berlin: Ullstein extra, 2022

Froböse, Prof. Dr. I.: *Wer Muskeln will, muss richtig essen.* Hilden: Becker Joest Volk Verlag, 2017

Froböse, Prof. Dr. I.: *Das Muskel-Workout.* München: Gräfe und Unzer, 2014

ÜBER DEN AUTOR

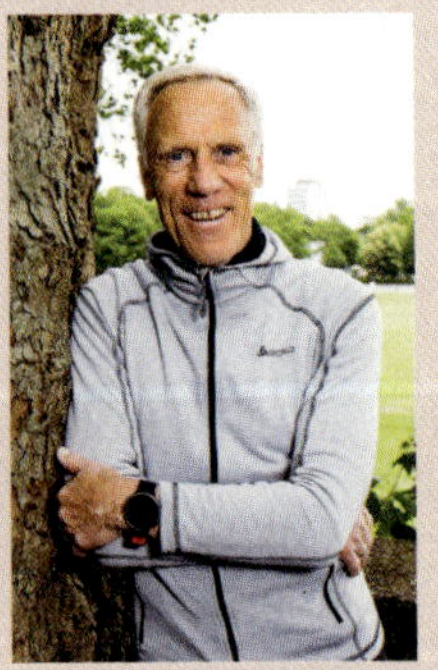

Prof. Dr. Ingo Froböse, Professor an der Deutschen Sporthochschule Köln und ehemaliger Spitzensportler, hat es sich zur Aufgabe gemacht, für das Thema Gesundheit in Gesellschaft, Bildung und Politik einzustehen. So fungiert er als Berater des Deutschen Bundestags in Fragen der Prävention, betreibt den Youtube-Kanal FormelFroböse und ist erfolgreicher Speaker und Bestsellerautor zahlreicher Gesundheits- und Fitnessratgeber. Ingo Froböse zählt zu den medial gefragtesten Gesundheitsexperten Deutschlands.